本书得到两岸清华自主科研计划基金
"海峡两岸先进医院经营管理模式对比研究"（2011Z23150）资助

非营利性医院的企业式经营：向长庚医院学管理

40-Year Journey to Excellence:
Management Lessons from Chang Gung Memorial Hospital

■ 王冬　黄德海　著

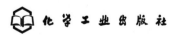

化学工业出版社

·北京·

U0234988

本书选择长庚医院作为单一研究对象，以"企业式经营"为理论主轴，通过大量实地访谈和调研，完整而系统地记录、分析和总结了长庚医院的管理思想、方法和经验，内容涵盖医管分工合治、直线幕僚组织、分科经营、分类管理、责任经营制度、品质管控，以及绩效评核与奖励制度等内容。

长庚医院系由"经营之神"王永庆先生于 1976 年捐资设立，是目前远东地区规模最大、管理精细程度最高，且经营绩效最佳的非营利性医院之一，其基本经验和方法，对于中国大陆公立与民营医院在当前医改背景下迅速提升医疗品质、经营效率和管理水平，进而实现降本增效等，均具有重要借鉴作用和参考价值。

图书在版编目（CIP）数据

非营利性医院的企业式经营：向长庚医院学管理/王冬，黄德海著. —北京：化学工业出版社，2013.9 （2024.6重印）

ISBN 978-7-122-18344-6

Ⅰ.①非… Ⅱ.①王…②黄… Ⅲ.①医院-经营管理-经验 Ⅳ.①R197.322

中国版本图书馆 CIP 数据核字（2013）第 209417 号

责任编辑：邱飞婵 张 赛 杨燕玲　　　装帧设计：史利平
责任校对：宋 玮

出版发行：化学工业出版社(北京市东城区青年湖南街 13 号　邮政编码 100011)
印　　装：三河市延风印装有限公司
710mm×1000mm　1/16　印张 17　字数 234 千字
2024 年 6 月北京第 1 版第 16 次印刷

购书咨询：010-64518888　　　　　　　　售后服务：010-64518899
网　　址：http://www.cip.com.cn

引言：长庚模式

所谓非营利性医院的企业式经营，是指医院为因应医疗资源短缺、民众医疗消费需求增长，以及管理效率不彰等问题，所积极采取的一整套借鉴利润最大化企业的经营理念和管理方法的总称。那些已成功实现企业式经营的医院，通常具备了"管理密集型企业"的相关特点。其经营者对于"大规模生产设施、销售系统和管理组织，均进行了相互联系的三重投资"[1]，从而导致了现代大医院的崛起。

特别是对"管理组织"的大量投入，为医院发展带来了丰厚的经营效益。这些医院大量雇请职业经理人负责内部管理，注重发挥管理者的协调与控制作用，从而解放了医师的生产力，使医师能够专注于提升医疗服务水平。医院每投入一份管理资源，就会为自身带来两份、三份或更多的经营效益。这种效益完全"依赖于（管理者的）知识、技能、经验和团队合作——依赖于为利用技术过程潜力所必须组织起来的人的能力"[1]。

这类医院也是资本、资源和成本节约型组织。也就是说，非营利性医院在不改变其性质的前提下，通过引入企业式经营理念和方法，其经营效益可大多来源于管理及管理效率的提升，而不单纯依靠扩充病床数或诊疗量。如果这一招用好了，医院的经营效益将会因为成本不断降低而持续上升，医师不仅可在单位时间内服务更多病患，同时其收入也会随诊疗量的增加而增加，从而在整体上推动提高一国或地区的医疗服务水平。

---

[1] 美国著名经济学家艾尔佛雷德·D·钱德勒在自己的著作中，曾用这句话来阐述美国大企业兴起的原因。通过对长庚医院的观察和研究，本书认为，这句话同样也适用于阐述长庚医院成长壮大的原因。进一步的资料请参见：艾尔佛雷德·D·钱德勒著，《战略与结构：美国工商企业成长的若干篇章》，北京天则经济研究所、北京江南天慧经济研究有限公司选译，云南人民出版社，2002年10月第一版，P12。

台塑企业创办人王永庆先生❶生前就始终坚持把经营制造业的一整套理念和方法用于管理公益事业，并取得巨大成功。早在长庚医院创立之初，王永庆先生就认为，企业兴办之公益事业不应因为经营不善而再次成为社会的负担。公益事业也应以利润为导向，走出一条自我发展壮大的低成本成长之路。尽管他的观点在那个时代，甚至在今天看来仍颇有争议，但事实是通过"企业式经营"，长庚医院的规模在不断扩大，品质和效率在不断提升，目前已然成为远东地区规模最大、医疗水平最高、技术设备最完善、管理精细程度最好，且经营绩效最佳的综合性健康医疗机构之一。

从长庚医院的经营实践看，王永庆先生比较妥当地处理了"公益性与商业性"之间的关系。他认为，企业式经营更多强调的是公益性与商业性之间的互补性，而不是各自的独立性。非营利性医院既不能过分强调公益性而不讲经济效益，也不能只讲经济效益而忽视了公益性。在他看来，公益性是指依赖商业运作的公益性；商业性是指服务于公益目的的商业性，两者是企业式经营的一体两面，是非营利性医院成功走上自我发展壮大之路的一个重要选项。

虽然医疗服务业在产业性质上迥异于石化工业❷，但王永庆先生认为两者在管理的道理上完全相通。他说："其实医院管理和一般企业管理基本上都是相通的，唯一的差异是在医院管理当中，经营者必须考虑如何促使医护人员对于患者的身心痛苦有所体会及怜悯，并基于爱心做妥善的照顾"。1976 年，王永庆先生携兄弟王永在先生捐巨资设立长庚医院，将台塑企业的组织设计和管理制度相继引入长庚医院，并在管理流程建设上做到了"管理制度化，制度表单化，表单电脑化"，遂开创了台湾医院管理的新典范，成为两岸四地各大医院竞相仿效的楷模。为叙述方便，本书将今日长庚医院管理系统所表现出的主要特色统称之为"长庚模式"。

---

❶ 有关王永庆先生生平及创办台塑集团的全部历程，请参见《筚路蓝缕：王永庆开创石化产业王国之路》一书（该书系统总结了台塑集团近六十年的演变历史。黄德海著，清华大学出版社，2007 年 5 月）和《严密组织、分层负责与效益分享：经营之神王永庆的创心管理》一书（该书详细总结并阐述了王永庆先生一生的管理经验和智慧。黄德海著，清华大学出版社，2014 年 4 月）。

❷ 1954 年，台塑企业在王永庆先生的带领下，从一个日产仅 4 吨 PVC 粉的小工厂开始，历经近六十年的艰苦奋斗，不仅完成了台湾民营石化产业的上中下游垂直整合，同时也使台塑企业跃居世界化学工业 50 强之列。正是由于企业经营的巨大成功，王永庆被人们广泛赞誉为"经营之神"。

"长庚模式"是在台塑企业管理经验的基础上发展而来的，其基本精髓和特征与台塑企业的管理系统非常相似。从整体上讲，长庚医院管理系统的关键特征也可用"1＋4"来概括❶。其中，"1"是指与科学管理思想一脉相承的管理合理化发展战略；"4"分别指"医管分工合治"的组织结构、专业管理幕僚团队、责任经营制度，以及持续性品质改善制度。从总体上说，这些关键特征代表着长庚医院的核心竞争能力。长庚医院之所以能在日后的市场竞争中取得成功，主要还是得益于其管理系统在日常管理活动中不折不扣地执行了上述各项关键特征的基本功能。

长庚医院所遵循的合理化发展战略起源于王永庆先生朴素的"追根究柢"❷和"止于至善"的哲学观，并且这一哲学观在很大程度上又契合了"科学管理之父"——泰勒（F·W·Taylor）的科学管理思想。在王永庆先生看来，所谓合理化是指"不断消除管理死角或异常的努力过程"，目的在于如何在企业管理中坚持做到好上加好、精益求精，保持企业核心竞争优势并努力实现永续经营，因而也叫管理合理化。他认为，医院管理不可能一蹴而就，管理者只有做到工作制度、作业流程、员工行为、员工薪酬等全方位的合理化，医院才能获取相应的经济收益。

长庚医院"医管分工合治"的管理架构是长庚医院取得成功的组织保障。王永庆先生按照专业化与分工原则将医疗专业管理和医院经营管理予以适当分离，并赋予医管双方不同的权力和责任，亦即"职能与职务双分工"，以便充分发挥各自的专业特长。其中，医疗专业管理由医务专业人员承担，并专责提升医疗专业水平；医院经营管理由专业管理幕僚承担，并专责改进医院管理效率。两大体系之间密切配合，共同为病人提供所需专业化服务。这一架构是王永庆在组织结构设计领域内的一项创新成果，它有别于传统的直线职能制，并为长庚医院进一步推动责任经营制度奠定

---

❶　这些关键特征基本仿效自台塑集团。后者管理系统的关键特征也可用"1＋4"来概括，其中，"1"是指发展战略；"4"分别指组织结构、幕僚团队、电脑化和基于效益分享的激励机制（进一步的论述，请参见《严密组织、分层负责与效益分享：经营之神王永庆的创心管理》，黄德海著，清华大学出版社，2013年11月）。

❷　王永庆先生特意把"底"换成"柢"，亦即"树根"，意在强调"造成高成本的魔鬼统统藏在细节当中"。他要求全体员工应以"追根究柢"的工作态度，深入剖析引致成本和费用上升的根源，进而寻求到合理的解决办法。

了坚实的组织基础。

专业管理幕僚是指专门从事管理制度化、作业标准化以及流程合理化等工作，且具有"佐官检吏"功能的职业幕僚。他们既是制度与流程的具体设计者，可为经营者提供相应的决策支持，同时又是"最接近问题的专家"，能够借以发挥管理功能，统筹医院资源，提高运营效率。1983年10月，长庚医院在原有幕僚单位的基础上成立"医务管理中心"，后又改称为"行政中心"。该中心是长庚医院的专业管理幕僚机构，主要负责整个医院的管理制度建设及专业化与流程化管理等作业。

作为专业管理幕僚，行政中心人员包括总部幕僚、驻院区幕僚以及各院区的管理部人员。总部幕僚与基层各单位幕僚在业务领域上下垂直连为一体，形成了一条独具特色的直线幕僚体系。该体系是长庚医院的一支职业经理人队伍，除专责全医院管理制度及其流程建设、集中处理各项共同事务等重责大任以外，还负责推动制度的执行和业务审核与稽核，并协助各院区、科室提升运营绩效及医院管理中的各种专案分析与改善等工作。

所谓"责任经营"，是指"管理者要担负起降本增效的责任"。为降低运营成本、提高资源使用效率、达成医院营运目标，长庚医院从建院之初就全盘沿袭台塑企业的管理制度和经验，着力推行责任经营制度。从整体上讲，长庚医院的责任经营制度主要是指三大专业性管理制度——责任中心制度、目标管理制度和绩效评核与奖励制度。几十年来，在各级专业管理幕僚团队的主导下，长庚医院将上述各项管理制度及其责任经营的基本精神贯彻至最基层的各项作业之中，是其经营绩效久盛不坠的支柱之一。

责任中心制度是指一套分权化管理制度。根据该制度，长庚医院按照事业部制的基本精神管理各个分院（也称院区）。另为配合营运需要，各分院再以专科别或组织机能别分设责任中心，并将每一责任中心都视为一个独立个体，科学合理地归属其收入，分摊其成本，明确各自的损益责任。在推行目标管理制度的同时，长庚医院还致力于"单元成本分析"，按照各成本项目的原始构成要素逐项进行深入分析，据以设定标准成本，通过异常管理方式逐月对比分析实际成本与标准成本间的差异，并最终改善差异。

长庚医院在建院不久就着手引进美国的"PF制度（即医师费制度）"，并在结合台湾医疗环境的实际情况后，总结出了自己的一整套医师薪酬设计方案——"驻诊拆账"。这一方案的巧妙之处在于"驻诊"和"拆账"

这两个关键词，其中前者是指医师和医院之间的关系类似"合伙制"。与公司制企业相比，"合伙关系"的稳定性虽然低，但合伙者却分别都是管理者，不仅双方之间的谈判成本低，医师的自主决策权大，而且医院也可在最大限度内发挥双方作为不同管理主体的知识和技能；后者是指在"驻诊"的前提下，医师与医院可按事先商定的比例分享"合伙收入"。医院为医师提供执业场地、设施和管理服务，医师则凭借其技术力提供看诊服务并获取自己的经济收入。在这一框架中，"如何拆账，以及如何确定拆账的比例"既可被看作是医院的关键性管控指标，也可被看作是医师的绩效考核指标，它是联系医院与医师之间的一个至为关键的经济纽带。

王永庆先生坚信，管理者只要照顾好了医师就等于是照顾好了病患。于是，上述经济纽带也就成为"医院企业式经营的核心要素"，是长庚医院充分调动其医师劳动积极性的根本保证。在这一纽带的连结下，那些越是能够承担困难度较高、技术等级较为复杂的病种，且工作量较大的看诊医师，其经济收入和声望相对也就越高。从这个角度看，医师不再完全是"拿多少薪水看多少病的普通打工者"，他们同时也是一群富有活力且有尊严的"驻扎在长庚院落中的个体开业者、经营者"。长庚医院的这一套做法，虽说引自美国人的经验，但实质上却与台塑企业长期推行的"基于效益分享的激励机制"不谋而合。医院管理者把医师的努力程度与医院的经营指数密切联系起来，从而使医院与医师之间分享的不再完全是"事后计算出的利润"，而是"事前确定出的效益指标——拆账比例"。

上述三项专业性管理制度之间相辅相成，是长庚医院实现企业式经营的三大法宝。其中，推行责任中心制度的结果是借此建立了"以内部市场化"为导向的分权体制与管理原则，亦即在赋予部门、医师和单位管理者更多职权的同时，也让其承担起更多的责任，以便使医师和管理者在各自决策范围内有更大的控制权与责任感，并为各自的决策负责；推行目标管理制度为医院建立了完整的责任经营目标体系，使医院的整体目标与各部门、单位和个人的目标互相协调与融合，目标达成与否可作为机构、部门或个人的绩效评核与奖励指标；绩效评核与奖励制度则是整个责任经营制度能否有效运行的最后一道保障，不仅可从根本上激发出医师的工作热情，积极与医院分享经营效益，同时也可由此增强医师的认同感、切身感，形成医院、医师和病人相互依存的多赢局面。

持续品质改善是指在日常工作中以"改善永无止境之精神"，不断精进各项作业品质。长庚医院在导入品质管理制度的同时，始终注意把患者的利益摆在第一顺位，亦即根据目标管理和异常管理原则，一方面依其办院宗旨与经营哲学，不断改善品质标准，为患者提供愈加卓越之医疗服务；另一方面则在提供医疗服务的过程中不断改善作业流程来节制医疗成本，降低患者经济负担。

常年注重将企业管理经验引入经营公益事业，使长庚医院逐渐形成了其别具一格的企业式经营模式——长庚模式。在长庚医院的影响下，台湾地区的其他民营医院皆纷纷跟进，甚至连一些公立医院也群起仿效，比如台湾大学医学院附属医院前院长李源德教授在推动设立分院时，就被多位医学界专家认为是"台大医院长庚化"❶。不过，企业式经营也确实招致了一些医学界人士的批评和责难，诸如"医疗产业不应该是生产线"、"医师不能被当作流水线式的计件工"、"要将患者的利益置于医院的利润之前"等等。

对此，长庚医院决策委员会前主委吴德朗教授❷的一席话，可以很好地回应医学界的质疑和责难。他说："长庚营运的模式，首先就是要把诊疗量冲高。过了一个'临界数目'后，台塑擅长的内部绩效竞争和成本采购管理才能发挥效果。这些节省下来的支出，就反映在比公立医院更低的就诊费用上。如以支出比例看，长庚医院的药费和医疗材料分别被控制在总支出的16％与10％之内。其住院费大约只有美国的十分之一，医药费也只有美国的五分之一。在没有严格转诊制度的体系之下，民众的自主选择使民营的长庚医院在建院后不久即成为台湾地区最大规模的医疗系统，其每年所提供的服务量（诊疗量）约占台湾总人口的十分之一"。

---

❶ 2008年10月16日，中国台湾网，"王永庆打造长庚医院，促进台湾医疗改革社会进步"。

❷ 享誉国际的心脏医学权威，长庚医院建院后不久即被王永庆先生邀请加盟长庚医院，历任长庚医院心内科主任、副院长、长庚大学医学院院长、长庚医院院长、长庚大学副校长、代理校长、长庚决策委员会主任委员，现任长庚医疗体系最高顾问、国际医院联盟理事、全台医院协会理事长。吴德朗医师亦为王永庆先生的"御用医师"，是后者生前医疗小组的总召集人，对长庚体系的发展，尤其是对长庚医学教育研究体系的发展皆做出了巨大贡献。

非营利性医院的企业式经营
——向长庚医院学管理

目录

第一章　长庚医院概况　/ 1

第一节　建立背景　/ 2

第二节　创立宗旨与经营理念　/ 5

第三节　发展现状　/ 7

第四节　长庚医院对台湾医疗卫生体系的影响　/ 11

第二章　"医管分工合治"的组织结构　/ 23

第一节　分工协作理论与医管分工合治　/ 24

第二节　长庚医院"医管分工合治"的组织结构　/ 27

第三节　"医管分工合治"组织结构的启示和意义　/ 35

第三章　医院管理中的幕僚角色及职能　/ 39

第一节　企业幕僚与医院幕僚　/ 40

第二节　长庚医院"幕僚管理医院"模式　/ 44

第三节　长庚医院幕僚角色及其职能　/ 47

第四节　长庚医院的专科经营助理制度　/ 54

第四章　责任经营制度　/ 61

第一节　台塑企业的责任经营制度　/ 62

第二节　长庚医院的责任经营制度　/ 66

第三节　分科损益管理　/ 72

第四节　分类管理制度　/ 78

第五章 成本管控制度 / 89

第一节 台塑企业的单元成本分析方法 / 90

第二节 长庚医院的作业整理与单元成本分析 / 93

第三节 长庚医院的成本分析与改善流程 / 98

第六章 持续性品质改善 / 111

第一节 长庚医院品质管理理念与品质管理作业 / 112

第二节 长庚医院医疗品质管理运作程序 / 118

第三节 长庚医院持续性品质改善 / 139

第七章 绩效评核与奖励制度 / 151

第一节 长庚医院绩效评核与奖励制度的精神 / 152

第二节 长庚医院医师绩效评核与奖励制度 / 164

第三节 长庚医院非医师人员绩效评核与奖励制度 / 186

第八章 长庚模式：医院企业式经营的成功经验及启示 / 205

第一节 长庚模式的成功经验 / 207

第二节 医院的企业式经营 / 219

第三节 对大陆医院经营的相关启示 / 225

附录 / 233

附录一 长庚医院大事记 / 234

附录二 林口、台北长庚医院 2011 年上半年院长信箱检讨实例 / 236

附录三 长庚医院根本原因分析方法应用实例 / 243

附录四 长庚医院医疗供应作业改善实例 / 249

鸣谢 / 261

第一章
长庚医院概况

第一节　建立背景

第二节　创立宗旨与经营理念

第三节　发展现状

第四节　长庚医院对台湾医疗卫生体系的影响

第一节 ┃ 建立背景

20 世纪 70 年代初，台湾当局持续将主要资源大量投入到工业与基础设施建设领域。虽然经济发展突飞猛进，但投入到医疗领域的资源却相对较少，医疗供给远不如经济的发展速度，致使当时台湾的医疗设施十分匮乏，整体医疗水准较低，再加上医疗体制不健全，民众生病就医常遭遇重重困难。

1971 年台湾每一万人口只有 7.3 位医师及 8 张病床❶，病床总数的 77％属于公立医院，仅有台湾大学附属医院、荣民总医院、三军总医院可以执行脑部和心脏等重大手术。各式医疗保险，如劳保、农保与公保的覆盖率仅约占总人口的一半。当时的公立医院经营方式老旧、服务态度不佳、医师收入比照公务员实行固定薪资制，且无成本资源控管观念。民众一旦罹病几乎一床难求，大医院"红包文化"盛行，"三长一短"现象严重❷，致使很多患者无法获得良好的诊疗。此外，由于当时台湾医院少，不但台湾本地的医学院毕业生欠缺适当的实习场所，甚至就连赴欧美进修的优秀医师学成回台后，也因医院太少，苦无服务大众的机会，于是又纷纷去岛外执业，造成医学人才外流。

曾参与创建长庚医院的首任行政副院长张锦文先生❸在其回忆录中描述了王永庆先生创办长庚医院时的台湾医疗环境。他说："长庚医院建院时，台湾医院仍严重不足，规模较大的荣民总医院及军方医院，并未开放

---

❶ 参见林口长庚医院网站。

❷ "三长一短"现象即挂号、取药、交费时间长，医师诊疗时间短。

❸ 张锦文（1934.3.4—2012.11.12）先生作为长庚医院的首任行政副院长，是帮助王永庆创建台湾长庚医院的台湾医管界元老级人物。他是台湾第一位留美取得密歇根大学医务管理硕士学位并致力于台湾医务管理的推动者，不仅引进先进的医院管理理念，还不断培养医院管理专业人才，是台湾医师费制度的设计者。

一般民众就医；设备称得上较完备的，只有台大医院；公立医院，设备一般仍嫌简陋，且仅一、二百床规模而已。私立医院方面，只有高医附设医院❶及马偕医院❷较具规模，但亦称不上'大'，设备也是一般水准。台北医学院等在当时都还未附设医院服务民众，及供学生或毕业生临床实习及训练用。医疗资源如此严重不足，公保、劳保发展亦十分迟缓，如果打造台湾60年代经济奇迹的王永庆能有这份善心，要建造一所设备完善的医院，供更多的台湾病苦众生求治，培养更多的医疗人才，当然是国家幸甚、社会幸甚、人民幸甚！"

台塑企业创办人王永庆先生出身贫寒，父亲王长庚是农民，因肠套叠没有钱交押金和送红包，在王永庆怀抱中死亡，让王永庆抱憾终身，也由此激起他兴办平民医院的念头。

为避免悲剧再度上演，也基于回馈社会的使命感，本着提升台湾医疗水准，培训卓越医护人才，为病患提供最佳医疗服务的宗旨，王永庆不惜巨资，毅然先行捐款22亿元新台币，于1976年12月创设了兼具医疗服务、教学与研究功能的综合性医院❸。为纪念父亲，王永庆引用父亲名讳中的"长庚"二字为医院之名，成立"财团法人长庚纪念医院"（2009年3

---

❶　高医附设医院即为创办于1954年的私立高雄医学院附属医院，后来时任高雄医学大学董事长、高雄市长陈启川为了纪念其父亲陈中和而改为现在的高雄医学大学附设中和纪念医院，简称高医附院。

❷　即为财团法人台湾基督长老教会马偕纪念社会事业基金会马偕纪念医院，一般简称马偕医院，是台湾基督长老教会属下的医院。医院前身为1880年北部台湾基督长老教会的马偕牧师在沪尾（现今新北市淡水区）为进行医疗传道所设立的沪尾偕医馆。1911年宣教师宋雅各医师提议迁址台北市，1912年12月26日医院落成，教会派宋雅各医师担任首任院长，改名为马偕纪念医院，以纪念马偕牧师。目前除台北总院外，还有淡水院区、新竹分院、台东分院。

❸　王永庆1968年就委托台大教授准备筹备建设医院，1973年在听取张锦文建议后的第二天，即召开内部会议，宣布着手兴建医院，新医院以王永庆父亲王长庚先生为名，随即向相关部门提出申请，在地方法院登记，正式成立了"财团法人长庚纪念医院筹备处"。当时台大多位教授和医师都认为应该把医院建立在人口密集、交通方便的台北市区，但王永庆用其前瞻的眼光，大手笔的气势，独排众议，接受张锦文的建议，在当时"鸟不生蛋"的桃园县龟山乡公西村兴建林口长庚医学中心，台北院区作为门诊中心，台北、林口两地一起动工。

月改名为"长庚医疗财团法人")❶。后来王永庆与王永在两兄弟又陆续捐给长庚体系 700 多亿台币的市价股票，却不曾从长庚医院拿走一分钱。王永庆曾说过："若能为整个民族做几件重要的事，这一生也算没有白活，就算血本无归，又何足惜之!"长庚医院的建立打破了当时台湾公立医院一统天下的局面，深刻地改变了台湾的医疗环境和制度，改写了台湾医疗的发展历史。

王永庆希望长庚医院是一个全新打造的医院，不只是医院是新的，观念、管理也都要是全新的。王永庆不想让长庚医院成为台大医院、荣民总医院势力竞逐的角力场，长庚医院也不能化身成其他医院的版图，故不仅聘请的医师来源要广阔，管理者也要具有医院管理的新思路。医院创办初期，除了积极礼聘当时台湾的一流医师之外，王永庆更亲自延请海内外各个专科领域的权威医师，如：张昭雄❷、吴德朗、廖运范❸、范宏二❹、洪瑞松❺等，上述医师在王永庆的理念与愿景的感召下，积极加入长庚医疗团队服

---

❶ 台湾当地有关法律规定：财团法人医院指以从事医疗事业办理医疗机构为目的，由捐助人捐助一定财产，经主管机关许可并向法院登记的财团法人。一般而言，财团法人医院由企业机构、医学院校或宗教团体创办，经营理念以非营利为导向，所得不属个人或私人团体所有，医院对外投资总额也依法设限；在社会责任方面，需依法每年各提拨年度医疗收入结余 10% 以上，办理有关研究发展、人才培训、健康教育及医疗救济、社区医疗服务等其他社会服务事项。各财团法人医院皆设有董事会监督医院业务经营的健全发展，并确保其是否达成公益目的。长庚医院是以非营利性的财团法人设置，不以营利为目的，医院经营有所盈余时，不得归私人所有，必须用于医院本身的医疗研发工作，会计报表需呈主管机关核备。

❷ 张昭雄，台湾大学医学院毕业，曾任长庚医院心脏外科主任、医学教育研究委员会主席、长庚医院院长、决策委员会主任委员等职。

❸ 廖运范，台湾大学医学院毕业，1976 年来到长庚医院，是长庚医院开拓者之一。历任台大医院住院及总医师、兼任主治医师，荣民总医院主治医师，长庚医院内科主任，长庚医院肝脏研究中心主任，长庚大学教授等。

❹ 范宏二，台湾大学医学院毕业，大肠直肠外科知名专家，曾任高雄长庚医院院长，并担任其永久名誉院长。国际及美国外科学会院士、大肠直肠外科院士，现为宏德外科诊所院长。

❺ 洪瑞松，享誉国际的心脏医学权威，曾任美国加州大学洛杉矶分校 Kern 医学中心主治医师，1978 年被延揽到长庚医院，任心脏内科主任、内科部主任、副院长，并任长庚大学医学院内科教授。他是全亚洲第一位完成经桡动脉冠状动脉扩张术的心脏权威医师。

务民众。在管理方面，长庚医院成立之初，王永庆请来马偕医院院长罗慧夫❶医师、台湾医院管理大师张锦文分别担任首任院长及行政副院长。

第二节 │ 创立宗旨与经营理念

据长庚体系现任最高顾问吴德朗医师回忆，王永庆先生兴办医院的核心想法有三：一是规模要大；二是主要服务中低阶层百姓；三是要有学术研究能力，并导入台塑企业的企业管理模式。

据王永庆的想法，长庚医院在建院之初即定位为非营利性财团法人医院，以落实医疗平民化，提供充裕、经济、低成本、良好质量的医疗服务，造福社会一般民众为建院初衷。在"以人为本"的精神指导下，长庚医院不断改善作业流程及制度，开创许多医疗界先例，如禁收红包、废除住院保证金等，落实病患优先的服务理念，同时做到全面制度化、信息化管理，遂开创了台湾医院管理的新典范。

长庚医院不以营利为中心，而是以促进社会公益福利为宗旨，以"取之社会，用之社会，人本济世，病患优先，勤劳朴实，深耕生根"为理念。推动医疗服务、教学与研究三者共同发展，坚持"要做就做最好的"的经营目标，医院管理上秉持以患者为中心，追求合理化，追根究柢，止于至善，规划最符合患者需要的制度，坚持制度化管理，激发人的潜力，兼顾效率与品质提升。以下是王永庆先生关于长庚医院"经营管理"理念的精彩论述：

---

❶ 罗慧夫（Dr. Samuel Noordhoff），为美国医师、宣教士，1927 年 6 月 29 日出生于美国艾奥瓦州橙镇，1959 年应台湾马偕医院邀请来台。曾担任马偕医院院长，长庚医院院长等职。主导成立台湾第一个加护病房（ICU，重症监护病房）、灼伤中心、唇腭裂暨颅颜中心、生命线等机构。在医学院主攻外科及整形外科，于 1989 年 12 月捐款成立罗慧夫颅颜基金会（Noordhoff Craniofacial Foundation，NCF）以帮助患者。曾于 1994 年获得 MALINIAC 特殊贡献奖。

长庚医院自开院以来即大力推动研究工作，并且费尽心力，从海外聘请学有专精的医师及研究人才返台，协助推动临床及研究工作，因而获致相当的成就。又因为在经营上注重医疗成本及收费的降低，以利减轻病患的负担，在管理上不断改善医疗服务作业办法及流程，以便利病患就医，减少等候之苦。

由于长庚医院采行上述种种措施，处处为病患着想，所以自开院以来病患年年增加，门诊容量及病床数乃配合服务的需要而持续扩充。对于以提高良好医疗服务为其主要宗旨的财团法人医疗机构而言，其在经营管理上采行如上种种措施，乃属极其自然而又合理。但是可能因为长庚医院引进了追求办事效率及杜绝无谓浪费的企业经营的精神，和传统作风有所不同之处，遂引发了所谓"商业化"的评语。其实"商业化"所意味的是提供价廉物美的产品，以此招徕顾客。长庚医院通过合理化的追求，提供"价廉物美"的医疗服务，以此吸引更多病患前来，为社会人群作更大贡献，这样的"商业化"有何不妥之处呢？对于长庚医院病床数的逐年扩充，也有某一医界宿老批评说"病床多不一定是好事"。这样的批评也显得言不及义。因为长庚医院扩充病床数，实际是为了配合病患增加的需要而设，并非为了扩充规模而增加病床数。社会有此需要，长庚医院基于服务宗旨，愿意尽其所能，尽量满足实际的医疗需求，这一动机及做法，应该是无可批评的。

财团法人长庚医院一切资金来自捐赠，经营目的是为了回馈。另外也有人批评长庚医院追求利益气息太重，实际情形究竟如何呢？首先，长庚医院是财团法人组织，一切财产均属社会所有，不得以任何方式提供利益给任何特定之私人。当此一财团法人医疗服务机构成立时，必定是已有此常识性之了解，凡是投入于这一法人机构的所有资金，永远都不要求回收。因此就其成立之基本目的而言，绝不可能是为了利益。退一步言，若撇开这点不谈，而只讲究利益，则医疗服务事业不但极其繁复困难，而且如果和经营企业比较，可以说是无利可图。若是为了利益的考量，任何成功的经营者都将不会涉足医疗事业。

其次，长庚医院毫无预算补贴，营运上必须自给自足。然而尽管如此，长庚医院的各项收费，举凡药品、检查、检验及诊疗等，较诸受到补贴的公立医院皆属偏低，若是为了利益着眼，长庚医院大可酌量提高其收费水准，以此获取更多利益。但是长庚医院并不这样做，经营商所讲求的是如何通过管理合理化来杜绝浪费，降低成本，并且在此基础上从低收费，以减轻病患的经济负担。对于长庚医院而言，讲求管理促使成本降低，实际并非为了利益，而是为了合理经营，并以此造福病患。

医院亏损才算为病患谋福祉？一般对于财团法人机构，尤其是对于医院的经营，都存有似是而非的观念，总认为这类机构在其营运上应该承受亏损，才是名副其实的财团法人，真正在为病患福祉设想。财团法人医院若是收支平衡，甚至有所盈余，往往被认定是违背财团法人宗旨及忽略病患福祉。尤其是长期以来，公立医院必须依赖补贴才能平衡发展，欧美国家的医疗支出也大多形成政府的沉重负担，更造成一般人肯定上述似是而非的观点。其实任何性质的机构，在营运上皆必须顾及长远发展，才能发挥最大功能，医疗服务机构也不例外。对于财团法人医疗服务机构而言，唯有其组织能够长远存在，并且累积良好经验，提升医学水准，才能充分发挥医疗服务的功能。为了达成此一目标，财团法人医疗机构即不能处在亏损的情况下营运。若是为了免于亏损，又要兼顾病患福祉的照顾，则除了合理化经营的追求之外，别无他图。美国极其重视病患医疗福祉，过去一直认为，即使为了病患福祉而耗费庞大医疗资源亦在所不惜，然而此一态度在最近几年已经有所矫正，认为医院应该朝向企业化的经营方式发展，以追求良好经营绩效来达成医院正常营运及照顾病患福祉的双重目标。由此当可证明，长庚医院在经营上的追求方向应该无所偏差。

第三节 | 发展现状

长庚医院台北分院于 1974 年破土动工，1976 年 12 月 1 日正式开业，至今已近 38 年。如今的台湾长庚医院不仅遍布于台湾各地，分别在基隆、台北、嘉义、云林、桃园、林口和高雄等地建立分院，并已进入中国大陆：厦门长庚医院❶于 2008 年 5 月 6 日开业；长庚医院援建的北京清华长庚医院❷也预计于 2014 年 10 月正式运营。如今，长庚医院的业务范围已从医疗领域扩展到养生、居家护理和养老等健康领域。现已拥有台北长庚医院、林口长庚医院、基隆长庚医院、高雄长庚医院、嘉义长庚医院、桃园长庚医院、云林长庚医院、厦门长庚医院等综合性医院，病床数达到 1 万余张，超越台大、荣总两大公立医疗体系，成为台湾最大的医学中心和亚洲，甚至全世界数一数二的大规模医疗机构（表 1-1 为长庚医院各院区床位数）。除医院外，长庚医院的业务范围已从医疗领域扩展到养生、居家护理和养老等健康领域，在桃园和嘉义设立两所护理之家、一个养生文化村❸。此外，为建构完整的医疗照护体系，使长庚体系的教学、研究、服务更能合而为

表 1-1　长庚医院 2013 年 5 月各院区床位数

机构名	建立时间	床位数
台北长庚医院	1976 年	259
林口长庚医院	1978 年	3686
基隆长庚医院	1985 年	1102
高雄长庚医院	1986 年	2715
嘉义长庚医院	2002 年	1307
桃园长庚医院	2003 年	694
云林长庚医院	2009 年	139
厦门长庚医院	2008 年	501
高雄院区凤山医院①	2000 年	109

① 高雄市立医院，2000 年由长庚代管。

（本表数据来源于长庚医院网站）

❶　厦门长庚医院于 2005 年 5 月获准筹设，于 2008 年 1 月 15 日获评为三级医院，开放床位 501 张并开始提供门诊、急诊及住院服务。2008 年 5 月 6 日台塑创办人王永庆先生亲自莅临医院进行开业剪彩。

❷　清华大学为发展生命科学和医学，创建世界一流大学，与台湾长庚医院合作，并由长庚医院捐建清华长庚医院，作为清华大学附属医院。医院选址在天通苑，初期规模为 1000 床，目标确定为融医疗、教学、科研于一体的高水平三级甲等综合性非营利医院，该医院将全面引入台湾长庚医院管理模式和信息系统，建立现代化的医院管理体系，为公众提供持续改善的高品质医疗健康服务。

❸　养生文化村建立于 2004 年，2005 年 1 月 2 日，正式开放营运，现已入住 706 户。

一，王永庆还捐资设立长庚大学❶和长庚科技大学❷，专门培养医疗和护理专业人才（长庚体系分布见图1-1）。

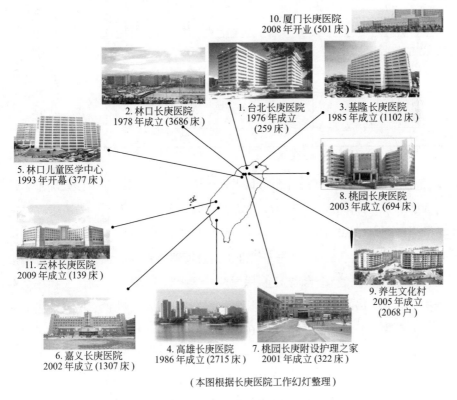

10.厦门长庚医院
2008年开业（501床）

2.林口长庚医院
1978年成立（3686床）

1.台北长庚医院
1976年成立（259床）

3.基隆长庚医院
1985年成立（1102床）

5.林口儿童医学中心
1993年开幕（377床）

8.桃园长庚医院
2003年成立（694床）

11.云林长庚医院
2009年成立（139床）

9.养生文化村
2005年成立（2068户）

6.嘉义长庚医院
2002年成立（1307床）

4.高雄长庚医院
1986年成立（2715床）

7.桃园长庚附设护理之家
2001年成立（322床）

（本图根据长庚医院工作幻灯整理）

图 1-1　长庚体系分布示意图

长庚医院（不含厦门长庚医院）总人力近 2 万人，其中主治医师占 9％，住院医师占 6％，护理人员占 39％，医技人员占 18％，行政管理人员占 18％。表 1-2 为长庚医院人力现状统计。

---

❶　长庚大学建立于1987年，原名为长庚医学院，于1993年更改校名为"长庚医学暨工程学院"，1997年8月改制为"长庚大学"。现有7141名学生。

❷　长庚科技大学建立于1988年，1983年7月长庚医院与明志工专建教合作成立二年制护理科，为长庚护专前身；1988年6月成立长庚护专；2002年8月长庚护专改制为长庚技术学院；2011年8月长庚技术学院升格为长庚科技大学。现有桃园和嘉义两个院区，分别有5819名和1833名学生。

表 1-2　长庚医院人力现状统计　　　　　　　单位：人

院区＼人员别	主治医师	住院医师	护理人员	医技人员	行政人员	其他人员	合计
台北＋林口	848	573	3439	1472	1389	1204	8925
基隆	202	113	686	344	313	124	1782
桃园	99	30	378	266	530	123	1426
云林＋嘉义	183	111	977	412	477	118	2278
高雄	492	295	2217	920	790	459	5173
全院（不含厦门长庚医院）	1824	1122	7697	3414	3499	2028	19584
厦门	61	68	433	93	311	8	974

（本表根据长庚医院提供资料整理）

现阶段，长庚医院医疗服务量占全台湾 8％～10％，门急诊人次每年超过 800 万人次，住院每年 55 万人次，手术量每年 15 万人次。长庚医院已全数取得台湾当局规定的 26 个专科医师培训资格，可培训 12 类医事人员并核发资格证，另还可提供各类医务管理、信息管理等管理培训等业务，每年接受台湾 7 家医学院（全台湾 11 所医学院）学生和 12 类医事人员长期来院接受实习训练。1997～1999 年共有 2 万余医学生、护生、药剂、医技、医务管理等人员来院接受实习训练。2010 年培训住院医师 1132 人，实习医师 306 人，职员 310 人，全台湾有四分之一的医学院毕业生在长庚进行过住院医师培训。2001～2010 年共接受过世界各地 1471 位学者访问。

为培育优秀医护人才、厚植教学及研究实力以提升医疗质量，长庚体系先后设立长庚大学及长庚科技大学，进一步使临床医学、基础医学研究、护理教学与实践相结合，使长庚医院成为一所高质量的医学中心。在科研领域，长庚体系设立研究员制度，其发表于 SCI 期刊的论文年平均达到 1000 余篇，超过台大、荣总，居全台湾医院之冠。2010 年研究项目数量达 2092 项，经费总额高达 28.58 亿新台币。林口长庚的颅颜整形外科、心脑血管、显微重建中心，高雄长庚的肝脏移植中心，更是闻名世界，不论在技术与学术上，皆居于领导地位。

长庚医院自创院以来，汲取台塑企业的管理经验，实施"企业式"管理模式，追根究柢，止于至善，加强成本管控，加大激励力度，依靠严密的制度化管理，取得了极大的经营效益，即使在医保总额支付额越来越少的现阶段，其每年依然能够取得近 5 亿元人民币的净医务收益（不包括其他的投资收益，如基金收益等）。其近年来的医务经营绩效见表 1-3。

表 1-3　长庚医院 2006～2010 年医务经营绩效

单位：亿元（人民币）

项目	2006 年	2007 年	2008 年	2009 年	2010 年
医务收入	78.72	84.74	89.14	89.54	93.31
医务成本	71.70	75.27	78.09	80.47	85.90
医务毛利	7.02	9.48	11.05	9.07	7.41
管理费用	2.33	2.34	2.64	2.63	2.84
医务利益	4.69	7.13	8.42	6.44	4.57
医务利益率(%)	5.97	8.42	9.44	7.20	4.90

（资料来源于《长庚医疗财团法人报告》，2009—2010）

第四节 ｜ 长庚医院对台湾医疗卫生体系的影响

在长庚医院的发展过程中，除了持续扩大医疗规模及扩展医疗服务项目外，其从创办初期即秉持"以人为本"、"病患优先"的经营理念，借由持续流程与制度改善，落实"患者优先"的服务理念，陆续缔造许多先例，逐一打破当时台湾医疗界普遍存在、且沿袭已久的种种陋习。其中的每一件都产生了导引台湾医疗卫生走向良性发展的明显效果，对于增进病患福祉裨益良多。

1. 严禁收红包，禁绝医疗陋习

民众罹患重病住院时要送医师红包，在台湾医疗界曾经是非常普遍的现象，给病患带来了极大的额外经济负担。长庚医院从创院开始，就制订了一套完善的薪资制度，医师从事本职工作就可以获得合理的酬劳，医院明令任何人都不得收受红包，凡有违逆者，立即革职，决不宽贷。因此，长庚医院从开院之初就彻底禁绝红包，患者只要缴纳医疗费用，完全无须挂念红包问题。在长庚医院的带动下，这个过去使台湾医疗界及民众习以为常的事情，如今已经基本禁绝。

2. 开创门急诊先看病后缴费制度，废除"住院保证金"

医院从不接受赊欠是过去的传统习惯，即使发生紧急伤病，也往往是先缴费才提供医疗服务，缴足保证金后才准住院或手术。贫困病患常因为这个规定，不能得到适当医疗服务。但对长庚医院而言，救治患者比收费更重要，王永庆创办人一再宣示，千万不可因医疗费用问题而影响患者的医疗。

从1980年起，长庚医院急诊改为先施行医疗，到患者要离开急诊时才结账收费。就一般门诊而言，过去民众到医院看病都是先缴挂号费，看完病后再缴医疗费，重复排队缴费，既不方便又浪费时间。1986年10月17日，长庚医院改为患者挂号后，先不缴挂号费，直接到诊室看医师，事后才一并缴纳医疗费用与挂号费。这一改革措施，因为虽然免除了患者缴交挂号费的麻烦，但医院却有可能面临发生费用漏账的风险，在当时被视为是十分大胆的新举措。长庚医院事前对此进行了妥善的防范，结果漏账金额极其微小，引致同侪医院纷纷仿效。

1983年2月13日，长庚医院再次创造了台湾医疗界的先例，废止住院保证金制度，凡经医师诊断需要住院治疗者，即予安排住院治疗，医疗费用另行通知患者家属缴纳，若有家境贫穷无法承担医疗费用者，则由社服人员评估其困难后，按其经济处境的困难程度，由长庚医院设立的社服基金，适度补助其医疗费用，协助渡过难关。本来业界以为长庚医院此举会造成大量经济损失，但后来发现，90%以上的患者出院后都能主动缴住院费用，而真正不缴费用的病患实际上占极小比例。在此措施的影响下，台湾各医院纷纷也取消住院保证金制度。1986年8月，台湾相关部门决定正式取消医院收取住院保证金相关规定。

3. 坚持平民路线，带动企业投资办医

长庚医院坚持平民路线，帮助当地政府照顾弱势群体，从对原住民家庭的兴学救助、先天心脏病的治疗、颅颜缺损儿童的重建、听神经缺损儿童安装人工电子耳，到为老年人接种肺炎链球菌疫苗，都可以看到长庚医院的贡献。据现任长庚体系最高顾问吴德朗医师回忆称，王永庆建立长庚医院的真正原因，是因为他看到当时一半以上的台湾民众没有社会或医疗保险，日常就医极其困难，因而决定开办以中低收入为对象的长庚医院，希望医疗费用能够降到最低。从1976年开院，长庚医院就积极延聘一流的医师，购置最先进的医疗仪器，引用企业管理的方式经营医院，订立低廉的收费标准，让一般民众都能够以最少的费用，获得最高品质的医疗服务。当时任长庚医务管理中心主任的庄逸洲❶先生曾指出，王永庆多次指示要力求大众化，因此设立长庚医院时，头等病床占的比例不到2％。

平价收费、高超医术、便捷服务及"企业式"经营等特色，让长庚医院迅速成为台湾最赚钱，同时也是最令患者满意的医院。开业第三年就获得了15％的利润率，这一成绩大大鼓舞了其他社会力量投资办医。自此，其他企业、慈善机构都认同医疗事业乃是企业回馈社会的一种好方式，于是纷纷效仿台塑企业投资医疗产业，并最终改变了台湾医疗体系的产业格局：台湾公立医院和私立医院的比重，从当初的8∶2倒置为今日的2∶8。

4. "鲶鱼效应"激活医疗改革进程

长庚医院的发展显示了民营医院的高效率，提升了台湾医疗水平，充实了公众福利，从而激活了台湾的医疗体制改革。这一做法已成为古典市

---

❶ 庄逸洲，长庚决策委员会前副主任委员、长庚医院行政中心（前身是医务管理中心）前主任，精通医院管理理论与实务，对台湾医疗与健康保险制度改革贡献良多，是长庚医院决策核心人物。在长庚及台塑企业服务36年，秉承董事长王永庆的经营理念，笃实执行，使长庚成为台湾最大的医院体系，是打造长庚医疗帝国大功臣。2006年3月21日因突发脑卒中病逝于林口长庚医院，时年58岁。

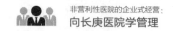
场经济原理中的一个典型案例。

1978 年，长庚医院林口医学中心开幕前夕，时任"行政院院长"的蒋经国前去参观。他对于各项先进的软硬件设施倍感震撼，对民间自筹资金的能力，以及医疗专科分工精细及专科人才齐全等印象深刻，赞许有加。但他同时也感受到了长庚医院给台湾医疗界带来的强大竞争压力。

蒋经国视察后不久，台当局相关部门便前后各拨出上百亿资金，分别补助公立的荣民总医院和台大医院，供其大举扩充设备。在之后的好几年中，台当局动辄以数十亿资金补助各公立医院，使老旧的公立医院焕然一新。经由长庚医院参与，不但促使相关部门大手笔拨出经费，强化公立医院的设施，同时也刺激各私立医院致力提升其医疗服务品质。在这样一股相互激励及向上提升的良好风气带动下，长庚医院的做法不论是对台湾医疗水准的提高，还是对民众医疗福祉的充实，都产生了深远的影响，促使相关部门对公立医院的补助大幅降低，并最终改为要求公立医疗机构自负盈亏。

5. 实施医师费制度合理测算医师酬劳

过去台湾医师都是按照公务员薪资制度，支领固定薪水。张锦文教授在 20 世纪 70 年代将美国医师费制度加以修订，结合台湾医疗环境，以指定医师费（Private Physician Fee，PPF）的方式引进马偕医院实施。张锦文接受王永庆邀请负责筹建长庚医院后，医师费制度即从长庚医院建院伊始实施。长庚医院现任行政中心主任龚文华说，医师在长庚医院不是员工，而是合伙人。全院医师不像公立医院那样拿固定薪资，而是与医院拆分，共同享有收益。

长庚医院主治医师费是基于人性及经营管理合理化的思想，设立以医师技术力计酬的医师费制度，通过综合评估医师提供服务项目所付出的个人努力，如处置时间、技术困难度、病患平均严重度，以及执行服务项目所需的体力与精力等，计算各个诊疗项目的相对劳动价值，再结合服务量和服务费用总预算，测算医师在该项服务项目中应获得酬劳，也就是说医师和医院根据不同医疗服务项目按比例拆分医疗收入。同时为了达到服务品质与水准提升目标，避免过分追求个人价值而失去医疗的群体合作价值，这些提拨的医师报酬并不直接归入医师个人的薪资账户，而是归属到整个科室层级，以科为单位，将整个月医师诊疗收入集中起来，再依"三三三"的分配方法计算点数❶，重新分配，计算个人薪酬。这种制度使医师酬劳落实到每个诊疗项目，与劳动价值挂钩，与药品和检查收入脱钩，又综合医师年资、服务量、研究、教学、行政等方面贡献，避免科内冲突、激励年轻医师，强化群体医疗的团队精神，确保医疗品质。

另外，每一位医师又依其年资或职级设定上限，超过上限部分，归入全院主治医师的共同基金，作为日后医师退休时的退休金、医师出国开会进修的补助金，以及给收入较不理想而又为医院所需要的某些科的医师补助金。这样的薪资制度，使得长庚医院医师免除后顾之忧，一方面有较高的薪水，另一方面有充分机会进行科研教学和再教育而不必担心收入减少。这个制度在"一开始也被骂"，备受责难，但现在已被台湾很多中大型私立医院所采用。

6. 将企业式经营模式导入医院管理

长庚医院的首任院长罗慧夫医师有一套理论：医院的生意就是患者，医师的责任就是把患者照顾好，以有效率的方法符合患者的需求；院长就是"店经理"，负责给员工加油打气。罗慧夫觉得这样商品化的比喻没有什么不好，只是医院这种"店"，照顾的是上帝创造的、无法取代的生命，而不是普通商品。一个好的医院应该设身处地为患者着想。

长庚医院引进台塑企业管理模式，把医院当成企业来经营。王永庆非常重视医疗事业的经营，在医院开办之初就引进企业管理概念与经验，亲自带领医师与行政主管检讨医院营运问题，深入彻底进行作业整理，建立

---

❶ "三三三"分配方法是根据年资积分、收入积分和科内积分进行重分配，每位医师的年资积分占三分之一，教学贡献、研究贡献、行政、职务等科内积分占三分之一，以实际诊疗收入计算的收入积分占三分之一。具体讨论请参见本书第七章中的有关内容。

各项医院管理制度，建置医院组织运作系统。据张锦文回忆：长庚医院开业仅一年，台塑企业总管理处总经理室就开始指派企业管理幕僚到台北长庚分院调查医院作业流程，他认为这些人在深入了解医院各项业务、流程、经营方式后就不必依赖他这样的外来者。我们且不论张锦文的个人感受，但就这个事实而言，台塑企业的管理方式很快便被移植到长庚医院。1983 年 10 月，长庚医院成立长庚"医务管理中心"，负责整个医院管理制度建设和经营管理，并推行多项改革措施如首创以各科为独立经营个体的"责任中心"体制，采取分科经营制度等，其根本目的是在服务患者前提下，有效控制成本，提高效率。

现任长庚医院行政中心主任龚文华先生说："全院有 2.1 万名员工，其中将近 1.1 万人会参与成本的控制管理。虽然医院的医务工作与行政管理相互独立，但按照企业化的管理模式，将每个分科作为独立的成本单位进行利润核算，以人力绩效考评检讨医护人员的工作情况。行政部门会根据医院运行需要，经过严密核算，合理配置人力、设施等，根据就诊患者情况有效控制医院运行的成本，并将成本控制任务具体到个人。这也是为什么长庚医院会有一半以上的人员参与管理的原因。在长庚医院发展早期，管理者曾拿着秒表来统计每一个工作岗位上的工作量，并以此测算每一个岗位需要多少护士、主治医师才合理。初看起来，这种管理方式缺乏人性，但这些数据为医院的合理用人提供了重要的参考。"

7. 全面实施信息化，提升效率和品质

王永庆多次强调说，仅仅有一流的管理制度还不行，那只是一副漂亮的空架子，还要有先进的电脑化管理。台湾所谓的"电脑化管理"即为大陆所说的"信息化管理"。长庚医院自创院之初起，就注重在医院使用电脑作业，使长庚医院成为台湾第一个全面实现电脑化作业的医院，走在了台湾各大医院的前列。长庚医院有效运用电脑信息与网络科技，由开始仅运用于会计账目报表，再从医务管理到医疗作业，从最基本做起，不断的检讨改善，一步一个脚印地建立起了自己的医院资源计划系统（Hospital

Resource Planning，HRP，见图 1-2)。

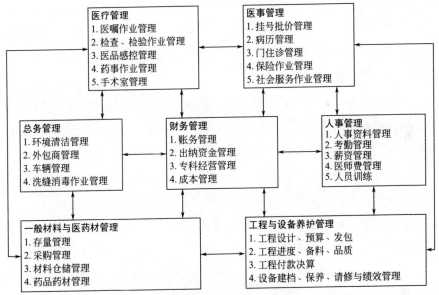

(本图根据长庚医院工作幻灯整理)

图 1-2　医院资源计划系统（HRP）关联图

　　医院全面采用数字化医疗仪器设备，病历记录以及检查的影像与图形都以数字化的档案储存，医师便可以利用电脑得到病患完整的医疗资料，无须调阅纸本病历，节省成本；医院可以通过网络迅速获得转诊病患完整的医疗信息，予以妥善治疗；医院也可以从电脑迅速取得医学研究所需的资料，并嵌置统计分析软件方便统计分析。长庚医院严谨的信息安全管制系统，确保了信息安全与病患的隐私。其电脑管理由最初使用在库存、资材管理、设定需要量及安全存量上，后来又陆续使用于门诊挂号、结账、药品、检验、诊断、病历记录、影像等，通过信息化作业系统，医院已经成为无纸化、全面电脑作业的电子医院，可提供科技化的高品质与高效率医疗服务。仅在会计账务结算方面，现在就可以做到在每个月报表结算日后的第二天（即实现"一日结算"），行政中心主任就可看到全院上个月的全部财务报表。

8. 创设全方位整合的医疗照护体系

长庚医院建院之初，即强调团队医疗照顾。长庚医院名誉院长陈敏夫医师在建院 35 周年时曾这样评价说"我们没有超级明星医师，我们有的是坚强完整的医疗团队"。

有鉴于科际整合治疗的重要性，长庚医院于 1998 年起开办联合门诊，由各科主治医师联合诊察，以提升服务品质，目前已经成立的有：头颈部肿瘤联合门诊、乳房肿瘤联合门诊、糖尿病联合门诊、骨质疏松联合门诊等。比如开办"糖尿病"、"关节炎"、"鼻咽癌"、"宫颈癌"等疾病的中西医联合诊疗业务，结合中西医诊疗服务，由中医内科、风湿过敏免疫科、妇产科、放射肿瘤科主治医师共同诊察病患。

长庚医院采取以患者为中心的水平整合性医疗服务，建立多元医疗专业团队，各院区整合医疗资源设立各种疾病的医疗中心。2004 年 1 月，长庚林口总医院整合了 19 个癌症治疗团队成立癌症中心，随之又整合形成急症外伤中心、脑卒中心、睡眠中心、微创中心、糖尿病中心、遗传咨询中心、器官移植中心及儿童医院等几十个整合性医疗中心。各医疗中心以跨专业合作的形式存在，比如遗传咨询中心包含妇产科医师、儿科医师、检验师、遗传咨询师、营养师和其他相关科系医师。其工作内容是制订标准化治疗指引，设立完整的质量管理指南及监控机制，实施个案管理制度，以便落实全人关怀，亦即由医师、护理人员、社会工作员、营养师、复健师❶等共同提供服务，以达到全面照护的理念，兼顾病患的生理、心理、社会各层面的照顾，图 1-3 为癌症医学中心服务内容示意。医疗行业有个普遍的认识："专科医院赚钱，综合医院不赚钱"。但长庚医院却通过发展医疗中心，使综合医院在大综合内有大专科，相当于由多个"专科医院"组成，从而跳出了传统综合医院的制约，迈入赚钱医院的行列。

---

❶ 即康复师（Occupational therapist），台湾称复健治疗师，简称复健师。

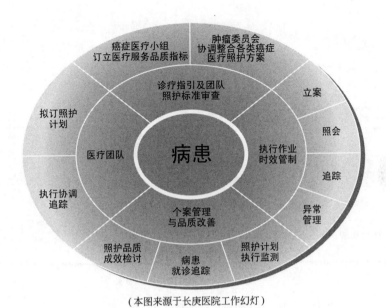

（本图来源于长庚医院工作幻灯）

图 1-3　癌症医学中心服务内容示意

另外，随着老龄化社会到来以及疾病谱变化，长庚医院针对社会发展趋势所衍生的医疗服务需求，不断扩充服务规模，建立垂直整合的完整医疗体系，提供持续性完整医疗照护。从急性疾病到慢性疾病再到长期照护及安养服务，建立全系列的医疗机构，提供民众健康服务。如设立守护儿童健康的"儿童医学中心"，发扬中国传统医学的"中医医院"，专业照顾慢性病的"桃园分院"、"护理之家"，以及提供老年人安享天年的"养生文化村"等一系列垂直整合的完整医疗照护体系，提供民众自幼儿到老年的"全面照护"、"全程关怀"及"全面健康"的完整医疗照护，见图 1-4。

9. 首创专科医师和护理师制度

在台湾早期，除台大、荣总和三军总医院三所医院外，其他医院几乎极少有能力训练住院医师，绝大部分医学生毕业后只能远赴海外或自行开业，只有少数能够留在大型医院接受专业训练。长庚医院的创立，立即改

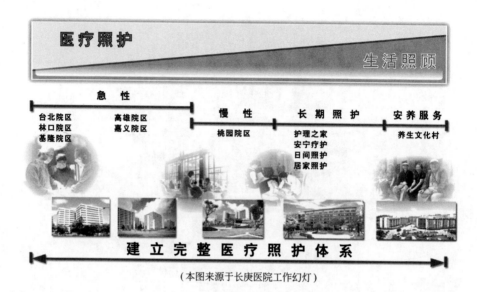

（本图来源于长庚医院工作幻灯）

图 1-4　长庚医院垂直整合医疗体系

变了这一状况，开始大力培训住院医师。建院之初，王永庆就责成吴德朗医师负责推进医学研究和教学，参考美国的医学、医院和医疗制度，创立了长庚医院住院医师和次专科医师的完整训练计划、项目及标准流程。这一体制建立后，台湾各大医学中心及教学医院纷纷起而效尤，为台湾医院住院医师的训练制度立下了重要的基石。

　　长庚医院建院之初即设立专科医师制度，使得每位专科医师可专注于自己领域的技术精进与相关研究。不久，公立医院感受到了这一竞争压力，遂开始跟进。同时台湾当局有关部门深感分科训练对医疗水准提升与人民健康的重要性，也开始通过立法形式推动专科医师制度建设。另外，1982 年长庚医院创立了护理人员专业分级制度，基础护理人员职级包括 N1～N4。当基础护理人员晋升到 N4，便可选择护理行政管理（包括护理长、督导、主任）或进阶护理角色，进阶职级分 NP1～NP5 五级。基层及进阶护理人员相关职级晋升资格，如考核、年资或经历、著作及其他要求等，皆有明确的规定。受训后的进阶护理人员称为专科护理师，台湾地区多数的专科护理师是通过医院培训方式所产生的，最早是在 1986 年因住院医师人力短缺，为了提升医疗照护质量，于1986年9月由长庚医院医务管理中心庄逸洲主任与护理部杨丽珠副主任倡导设立专科护理师制度，并由长庚医院率先培训专科护理师，之后各大医院才纷纷跟进。有鉴于各医院的培训课程缺乏统一标准，加上师资参差不齐，影响培训的质量，台湾地区护理学会于2000年委托林口长庚医院及台北荣民总医院代训内外科专科护理师，希望统一培训课程内容，提升台湾地区专科护理师的质量。近十年来，台湾卫生部门也开始推行专科护理师制度。

10. 对台湾健保❶费用的影响

台湾健保费用的成长幅度比其他国家或地区低，这其中的功劳有大部分要归功于长庚医院。据报道，在台湾健保体系目前一年高达4500亿元新台币的医疗费用中，长庚医院的服务量就占到了8%～10%。由于服务量大，长庚医院的药品采购就具有议价优势，往往能够杀价到比健保价格还低，亦即采购药品价格往往低于健保价，这样就形成了健保药价抑制机制，使得台湾健保费用的增长幅度没有其他国家或地区那么快。

参考文献

[1] 王永庆. 走自己的路. 台北：联经出版事业公司，1989.
[2] 张冉燃. "长庚"艰难登陆. 瞭望新闻周刊，2010-08-30.
[3] 李淑娟. 望医心切——张锦文与台湾医院的成长. 台北：允晨文化实业股份有限公司，2002.
[4] "经营之神"旗下台湾长庚医院印象. 华夏经纬网，2004-10-14.
[5] 吴德朗. 理想的国度——吴德朗医师回忆录. 第4版. 台北：典藏艺术家庭股份有限公司，2005.
[6] 赵安平，马淑燕，陈婧. 寻找医改"次优解". 健康时报，2012-12-24.
[7] 梁玉芳. 爱，补人间残缺——罗慧夫台湾行医四十年. 台北：天下远见出版股份有限公司，2002.
[8] 钟志朗. 长庚医院的成功分析. http://blog. sina. com. cn/s/blog _ 49243e410100oz5w. html.
[9] 黄尚玉. 不断进步，持续成长，体现长庚核心价值——长庚体系35有感. 长庚医讯，2011，32（12）：12-13.
[10] 高川琪. 海纳百川，登峰造极——长庚35迈向世界级顶尖医疗中心的期许. 长庚医讯，

---

❶ 健康保险制度，等同于大陆的"医保"。

2011，32（12）：16-17.

[11] 唐婉如. 台湾地区专科护理师的发展. 中国护理管理，2009，9（4）：24-26.

[12] 台湾长庚医院管理经验：近距离感受长庚特色. 华夏经纬网，2011-7-28.

[13] 黄尚玉. 待病犹亲，视院如家——我与长庚35年. 长庚医讯，2011，32（12）：14-15.

[14] 高川琪. 服务人群，迈向顶尖——期许长庚另一个35周年. 长庚医讯，2011，32（12）：20-21.

第二章
"医管分工合治"的
组织结构

第一节　分工协作理论与医管分工合治

第二节　长庚医院"医管分工合治"的组织结构

第三节　"医管分工合治"组织结构的启示和意义

诺贝尔经济学奖得主西蒙（H. A. Simon）指出，科学的组织结构是有效开发社会资源的第一个条件。科学的组织结构可以明确单位职责、改进作业流程、提高团队力量，同时也可发挥各单位潜力、降低营运成本、提高运营效率、提升组织核心竞争力。组织在战略意义上的所有变革，都必须首先在组织结构上展开。医院组织结构是医院为实现组织整体目标而划分职责范围、责任和权力等所形成的结构体系。通过科学设置医院组织机构，优化管理体系和劳动组合，能够使医院各组织要素良性互动和高效运转，提升经营绩效并保障患者安全。

随着医疗市场的逐步开放、医院间的竞争程度不断增强，以及医保费用总量控制的逐步实施，如何在合理成本下为病患提供最有效率且高品质的医疗服务，便成为医院能否持续发展和赢得竞争优势的关键。若仅依赖医疗专业技术人员从事医院管理，较难应对医院发展面临的挑战，因而专业管理幕僚或参谋人员在医院管理中的重要作用逐渐得到重视。由于专业管理人员和专业技术人员所受的专业教育各不相同，因而其工作性质差异较大，思考问题的角度也有差异，两者之间必然会围绕管理问题产生分歧，影响着医院运作效率和效能的发挥。因此，有必要科学设计组织结构，整合两种力量，发挥二者合力，达到提高医疗品质和成本控制的目的。

早在1986年即有日本学者提出，由高级职员组成的、管理功能强大的参谋部门是长庚医院组织结构设计的首要特点。台湾长庚医院沿袭台塑企业的直线生产责任体系和直线幕僚体系而建立的医疗专业管理与行政幕僚管理相结合的组织结构，是长庚医院取得成功的组织保证。

第一节 | 分工协作理论与医管分工合治

1. 分工协作理论

组织结构的本质是员工的分工协作体系。组织结构是指组织成员为完成工作任务，实现组织目标，在职责、职权方面的分工、协作体系，是实现组织目标的一种手段，对于医院的组织结构和公司治理具有重要借鉴价值和参考意义。

柏拉图认为，分工的第一个本质特征就是工作的专业化。在他看来，专业化的含义在于人们只做适合干的工作。人们只专门从事一种工作时，才能熟练并高质量地把事情做好。

亚当·斯密又把对分工的理论探索推到了一个更高的阶段。他是这样论述的："有了分工，同样数量的工作者能完成比过去多得多的工作量，其原因有三：第一，工人的技巧因专业化而逐日改进；第二，由一种工作转移到另一种工作，通常会损失不少时间，有了分工，就可以免除这种损失；第三，许多简化劳动和缩减劳动的机械的发明，使一个人能够做许多人的工作。"

分工的产生必然导致协作的出现，分工的发展也必然要求协作跟进。参与了分工的个体之所以愿意进行协作，其根本原因在于协作能够增加个体收益❶，这种收益的增加是个体劳动者所无法创造的。今天的社会，人们大多通过团队协作完成产品的生产，而非个人独立生产，其重要原因之一在于协作增进了劳动间的协调程度，提高了资源的配置效率。一般而言，专业化的分工程度越高，协作活动也就越多、越复杂，由此导致的交易费用也就越高，但进一步研究又发现，在专业化分工水平既定的条件下，高效协作可以降低交易费用，因为预先有计划地协作避免了许多不确定性，降低了协作中的交易费用，并且协作以管理者的绝对权威为前提，管理权威的存在对个体行为产生约束，可以降低协作中的交易费用。

2. 医管分工合治

Harris 指出医院是由医疗专业部门和管理部门两个部门结合而成，二者之间的互动关系非常复杂，而且可能面临利益冲突的问题。专业技术人

---

❶ 这里的"收益"不仅指货币收入，还包括消费满足、休闲时间增加、生活质量提高等，可用经济学中的效用概念衡量。

员执行着医院中的主要功能，管理人员执行着医院中的次要活动，扮演协助医护人员完成主要目标的角色。但随着医疗产业内、外环境的大幅度变迁，使得管理部门逐渐成为影响医院发展的关键，其在组织结构中的地位，将会影响医院的经营决策及战略模式。

医疗服务专业的特点决定医院需要医疗专业实现自主管理。医院作为高度技术性的专业性组织，其运营依赖于专业人员的技术和专业知识。医疗专业技术人员是组织的"作业核心"，其他组织单位如管理部门、服务部门等都属于"作业核心"的辅助单位。由于医疗工作流程复杂，作为技术分支的管理部门不可能自行直接制订标准，只能由医疗专业技术人员根据相应的专业知识，针对病患情况，制订合适的标准处理程序，不需要太多的直接督导，比如医师在手术方案制订、病情诊断等方面都享有很大的控制权。但由于医疗专业技术人员在提供医疗服务过程中，医疗工作的知识性和专业性加上患者的个体特征和疾病特点，使非专业人员无法判断所采取的诊疗方案是否正确，医疗专业人员自身也无法确保诊疗方法和措施绝对正确，那么如果没有相应的监督、控制和指导，必然会产生医疗品质或效率低下等问题。因此，医疗专业人员享有的这种自由不等于完全的自由，这种自由是在专业控制下的自由，要受到这一行业已定标准的限制，一般由自我规范的规章或公约和各专业委员会达成自律来实现，如各级医疗专业人员对患者采取的诊疗方案，应由相应专业委员会进行审定。

另外，医院的组织性质决定医院需要科学而精细化的管理。医院作为一个经营实体，即使是不以追求利润为目标的非营利性医院，为了合理补偿成本支出，也必须合理使用有限资源、控制服务成本、提升作业效率、追求绩效。随着医院规模的扩大，患者数量、病种的增加，工作复杂性的加剧，加上医疗保险总额支付制度的逐步推行，医院科学精细化管理水平的高低成为医院生存发展的关键。为实现以最小成本获得最优质的医疗服务目标，需要管理部门和人员专门从事流程标准制订、检讨改善和监督实施的工作，追求各项工作的合理化。这种部门在完成工作合理化、制度化与标准化的过程中扮演了幕僚、参谋的角色，一般称为参谋或幕僚组织，他们对上是决策者咨询的对象，对下则为发动、统筹、整合各项作业规划的推动执行者，在成本管控等合理化运作上协助医疗专业技术人员，确保医疗服务的高品质。

由于医师作为病患代理人，基于本位主义，坚持"患者至上"的理念，为提升医疗品质，需要不计代价治疗患者，但医疗资源又是有限的，因此如何发挥有限医疗资源的最大功效，在合理成本下提供最有效率且高品质的医疗服务愈发重要，但这些仅仅依赖医疗专业技术人员恐较难以胜任，需要专业管理人员的精细化管理方能毕尽其功。另一方面，如果单纯依靠管理人员制订制度标准，并由医疗专业技术人员机械执行，则又不符合专业性强、知识和科技含量高的医院组织特点，不利于发挥医师的积极自主性，从而影响到医疗品质的提升。只有医疗专业管理和科学精细的企业式管理的两方面拉力保持平衡，医院才会持续高效发展。因此，针对医疗技术精益求精的专业技术管理，与针对流程改善、成本管控、合理化经营的科学精细化管理应在医院中并存，即"医管分工合治"。

第二节 │ 长庚医院"医管分工合治"的组织结构

1. 从台塑企业组织结构谈起

自 20 世纪 60 年代中期到 70 年代中期，王永庆在台塑企业刚刚初具规模时便发动了一场持续 10 年之久，且以"建立严密组织并实施分层负责"为战略思路的组织变革。这场变革的结果是，企业的组织结构跟随其战略发生了蜕变，彻底摒弃了以往的"直线职能制"，转而新创立了一个以"生产和幕僚两个直线体系联结和互动"为骨架的管理系统，并经由信息化得到了全面加强，在台塑企业之后几十年的日常管理活动中始终发挥着基础性作用。

直线生产体系是一条真正意义上的直线生产责任体系。从董事长王永庆开始往下，依次有总管理处总经理、各公司总经理、事业部经理、厂长和课长等经营管理层级。台塑企业首先按产品类别将旗下各公司划分成若干个事业部，并以事业部为责任经营主体，事业部经理全权负责本事业部的产销事务；其次是为确保责任经营制的顺利推行，台塑企业又在事业部的基础上，把产销单位再细分为责任中心。

直线幕僚体系则是一条富含科层制哲理的专业管理责任体系。从董事长王永庆往下，依次有总管理处总经理室、各公司总经理室、事业部经理室、工厂厂务室等相对应的幕僚层级。为有效管控各事业部及责任中心，1966 年 6 月，王永庆下令将原有的总部办事机构改名为总管理处，作为集团企业内部的一个管理机构，并首先集中了一批幕僚专门负责处理各公司的财务、法律、采购、发包、营建、出口、物业等共同性事务。后又在总管理处下设立"专业管理幕僚机构"——总经理室，并在该室之下再设立若干个机能小组。这一结构使得幕僚人员能够以"建制单位"的权威方式参与并主导企业的经营管理。

从更宽广的理论视野看，台塑企业设置具有相对独立性的专业管理幕僚体系是一项重大企业组织设计创新。与西方企业的"参谋制"不同的是，台塑企业的幕僚队伍没有完全集中于总部，而是沿各公司、事业部、工厂和生产课等层级向下延伸，在业务领域上下串成一线，就近服务于相应层级的经营主管。这一组织设计方案完善了企业的正式管理系统，使企业成长不再依靠个人功绩，改以"充分依靠组织的力量，并在顺畅的制度通道中成长"。同样为加强对专业管理幕僚的管理，台塑企业也按照责任中心的基本原理，将各级幕僚单位划分为利润中心和成本中心，使其不再是往日的"成本支出部门"，而是演变为一条能够为企业"直接创造价值"的服务团队。这一设计也是日后台塑企业各基层单位执行力强的主要原因。

长庚医院引进台塑企业的管理规范，把台塑企业的管理模式应用于医院管理中，以"医管分工合治"原则设置组织结构，并赋予"医管"双方不同的权力和责任。正是借助于这样一个"以'止于至善'作为终极目标，为此而勤奋不休"的理念推动管理合理化的组织结构，使得长庚医院的医疗专业管理和行政幕僚管理之间能紧密合作，不断提升管理精细化水平，取得了极佳的经营绩效。

2. 长庚医院"医管分工合治"组织结构的形式

长庚医院建院时，担任院长的是由马偕医院引进的医学专家罗慧夫，担任行政副院长的是非医学专业毕业的医院管理专家张锦文。当时的医师来自于三个系统，一是台大系统，二是马偕系统，三是美国留学归来的。1978 年 12 月，台北长庚开幕两年后，也就是林口院区开院后的第十二天，长庚医院的行政体系进行了大改组❶，由外科主任张昭雄任院长，吴德朗任副院长，其下设三个部，其中医务部负责医疗业务，医教部负责医学教育及研究，医事部负责 X 线科、放射肿瘤科、检验科的诊疗业务。并且设立医务执行委员会，负责政策制定、规划和督察，由范宏二医师担任主席，每个月开会一次。此次改组结束了长庚医院开业后的不稳定期，并由此进入快速成长期。

1984 年年底，基隆长庚院区已经开业，高雄院区及长庚医学院正在筹备中，此时王永庆为了强化组织，决定设立长庚决策委员会，由张昭雄任主任委员（随后为吴德朗，现为陈昱瑞❷），委员有吴德朗、范宏二、洪瑞松、李汝浩❸；并且为统合林口、台北、基隆及高雄院区筹备处的行政工作，于 1983 年 10 月成立长庚"医务管理中心"（现在称"行政中心"），作为整个医院的"总管理处"，负责整个医院的经营与管理，并于各院区设立管理处或管理部；首任主任由黄谦信担任（随后为庄逸洲，现为龚文华），林口院区管理处则由庄逸洲接任。至此基本上形成了长庚医院"医管分工合治"的组织结构，医疗专业技术人员负责提升医疗专业水平，专业管理幕僚负责经营管理和效率改进，重大战略问题均上报决策委员会决策。这一结构有别于传统医院的直线职能制，为长庚医院进一步推动事业部制度、责任中心制度，以及目标管理制度等一系列责任经营制度，提供了坚实的组织保证。

在以这套组织结构为基础的运作模式下，长庚医院在经营管理上高度集权，在医疗专业上高度分权，两者共同追求医院合理化运营的新格局。行政幕僚人员施展合理化的拉力，通过标准化工作程序，使医院的组织结构趋于"机械化"形式。与此同时，医疗专业人员则施展专业化的拉力，以专精的力量，把组织结构拉向专业化形式，两种力量在协调中取得平衡。此种组织结构，充分发挥了专业分工所形成的比较优势，既避免非专业人员管理医疗业务，又有专门管理人员从事合理化经营工作，极大提高了医院的营运效率。

3. 医院总部层面上的"医管分工合治"

长庚医院在性质上属医疗财团法人，实行董事会治理模式，董事会成员由台塑企业及各核心关系企业负责人、各院区院长等多人组成。长庚医院的经营责任可由此向下层层分解并分别承担。董事会下设有"决策委员会"，负责研拟重要决策与发展方针、拟订医务及教学发展与推动计划、审订各项医务规章、审议讲师级以上主治医师职位评定及晋升条件、审订人事及薪资制度、审议其他重大决策事项等，成员由各院区正副院长、行政中心主管和部分高级专员❶，以及大学校长❷等组成。如图 2-1 所示，决策委员会下设有两个平行机构。

一个是作为技术支撑机构的跨部门的各专业委员会，即医疗专业管理体系。长庚医院在整个医院层面成立医疗质量与伦理审议委员会、手术暨

---

❶ 幕僚人员的一种职务，全称为高级专员，属一级主管，相当于台塑企业的厂处长级主管。
❷ 指台塑关系企业旗下的大学校长。

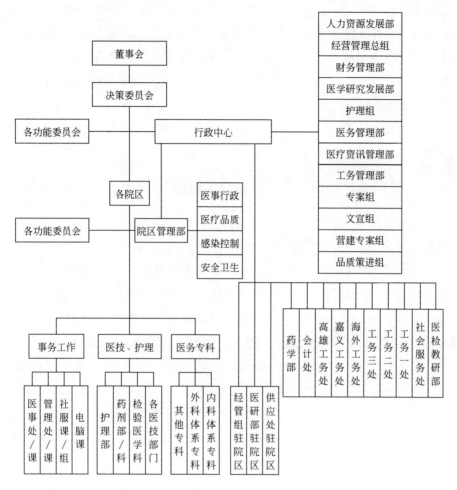

图 2-1　长庚医院组织结构图

病理组织审查委员会、感染管制委员会、输血委员会、药事委员会、病历管理委员会、手术室管理委员会、医学教育委员会等数十个跨院区专业委员会。这些专业委员会作为技术支撑机构，在性质上属于功能性委员会，构成医疗专业体系，由院长、科主任为代表的医务专业人员组成，主要负责配合特定任务拟订及执行方案、制订医疗技术作业程序、推动医疗照护质量，及与医疗安全和教学科研等有关的其他业务和技术水平的提升工作。

另一个是作为整个医院参谋及服务机构的行政幕僚管理体系。整个医院层面设立"行政中心"，作为整个医院运营的"总参谋部和控制中心"，也可被视为"共享管理服务中心"，目的在于有效管控各院区、科室及责任中心。与功能性委员会不同的是，行政中心主要担负管控责任，由医务管理部、人力资源发展部、经营管理总组、财务管理部、资讯管理部等构成，除从事管理推动及项目改善工作外，还同时负责医疗制度的拟订、信息化规划及推动、业务稽核、原物料采购、资金调度、工程营建、法律事务及公共关系等工作，集中处理各项共同事务，协助各院区、科室提升运营绩效。

4. 医院院区层面上的"医管分工合治"

长庚医院按地域可划分为 8 个院区，各院区以事业部方式运行，因此在经营管理上有很强的自主性，可各自实行独立核算。各院区组织结构除医务专科外（最大的院区林口长庚医院有 109 个医务专科），还设有院务委员会掌管全院重大决策及作业制度的检讨与修订。另依"医管分工合治"原则，设有 20 多个系列功能性委员会及院区管理部，其中前者负责院区医疗业务和技术水平提升；后者负责院区各项管理制度拟定、工作稽核、检讨与改善。

院区管理部作为院区院长的幕僚机构，由医事行政组、感染管制组、安全卫生组和品质管理组等专业管理幕僚团队组成，负责院区医疗行政、医疗品质、感染控制和安全卫生等方面的医疗制度拟订、业务稽核、异常检讨及管理改善等工作，其中医事行政组业务相对庞杂，主要包括空间规划、营建工程管理、医疗作业分析、人力资源管理、医院评鉴、满意度调查及专案改善。

凡不涉及院区间会签的内容均汇至管理部，由管理部审核后报院区院长核准。作为专业管理幕僚的一部分，管理部也和行政中心一样对院区医疗体系的"产销作业"——医疗作业不拥有直接指挥权，但却拥有诸如沟通、协调、审核、稽核等管理权限。值得一提的是，为保证院区运营分目标与医院整体总目标相统一，管理部负责人由行政中心派驻。

5. 专科层面上的"医管分工合治"

在院区内，长庚医院将科室等医疗及非医疗单位再进一步细分为利润中心和成本中心，以科作为经营主体，实施责任经营制度。科主任被赋予经营专科医疗服务项目的权力和责任，负责科室医疗服务、教育训练、学术研究、及医务行政等规划、执行推动与辅导考核等。为辅助科主任管理，保证执行和推动医院各项管理制度，长庚医院特别采取专科经营助理制度，设立驻院区的专科经营助理。这些经营助理全面负责所在科室规章制度细则拟订、经营分析、设备资材动用分析及管理、项目改善工作等，为科室主任的决策提供参考和建议。

专科经营助理由行政中心直接派驻各科室，这批幕僚直接隶属于行政中心，不接受院区院长和管理部的领导。这种组织结构设计有助于落实医院发展战略，在结构上采取派驻方式，使总部行政中心可以直接管控各科室的日常经营活动。

6. "八位一体"的医疗服务模式

在深入细致分析与医师有关的所有工作内容的基础上，长庚医院根据工作内容的技术性、可替代性、对医师成长的价值等因素对各类工作或工序进行分类与组合，精简出只能由医师完成的关键工作或工序。然后，医院又为医师配备不同领域、不同技术等级的人员，协助、分担或是与医师共同组成工作团队，共同进行医疗服务、教学、科研等工作。

具体到每一个患者所享受的医疗服务，比如从入院到出院以及出院后的随访，长庚医院皆实施主治医师负责制下"八位一体"的医疗照护模式（如图2-2所示）。该模式中虽然只有一位主治医师负责患者的诊疗，但其背后却有一个全方位的支持团队，除专科护理师、临床药师、营养师、个案管理师、一般护理人员等专业资质人员外，尤其重要的还有负责行政业务的专业人员，包括专科经营助理、行政助理，以及协助从事科研工作的科研助理等。在这种"以主治医师为中心"的分工合治模式下，主治医师作为医疗专业人员，专责患者诊疗工作，其余工作则由其他专业资质人员完成。这一模式可把医师从繁琐的、不能充分发挥其自身价值的其他工作中解放出来，让他们能把有限的时间、精力投注到最能体现其劳动价值的医疗、教学和研究工作当中去。

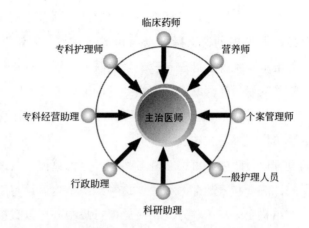

图 2-2　长庚医院主治医师负责制下"八位一体"的医疗照护团队

主治医师查房时，专科护理师、临床药师等专业技术人员也会一同跟随，了解患者的病情、用药、治疗状况，并积极发挥自身专业优势，对主治医师予以协助。个案管理师则会从患者收治入院到出院，全程跟踪，引导帮助患者办理相关手续，患者出院后，个案管理师也会电话随访，根据医嘱嘱咐患者出院后的注意事项，并了解患者用药、康复等情况，及时向负责医师汇报患者动态。而经营助理、行政助理则积极协助主治医师，分担科内行政、经营管理等事务。

全方位的团队支持，使得主治医师从传统意义上的埋头苦干、万事缠身的"救火员"，变成了集中精力、掌控核心、谋求发展的"领导者"，而接下来的就是需要他们"华丽地绽放"。据统计资料显示，长庚医疗体系主治医师的数量仅占医院总人数的 9%，而中国大陆平均每所三级甲等医院医师的数量却占总人数的 30%。进一步的对比显示，长庚医院主治医师的人均年门诊人次数是大陆同级医院医师的 2～3 倍，人均年出院人次数是同级医院的 1.5～2 倍❶。这在很大程度上要归功于采取了医管分工合治这一组织形式。

---

❶　该部分根据周萍等发表于《医药经济报》的"有'解放'才有'绽放'"一文整理。

第三节 │ "医管分工合治"组织结构 的启示和意义

组织结构研究伴随着组织理论的研究而兴起。自 20 世纪初泰勒（F. W. Taylor）提出在组织中专门设置计划部门起，有关组织结构和组织有效性的研究就一直没有中断过。

以伯塔朗菲（Ludwig Von Bertallanffy）、巴纳德（Chester I. Barnard）、卡斯特（Fremont E. Kast）、罗森茨维克（James E. Rosenzweig）等为代表的系统学派和以钱德勒（Alfred D. Chandler）、费德勒（Fred Fiedler）为代表的权变学派，以及以社会学为基础的组织结构理论学派，如汉南（Hannan）和弗瑞曼（Freeman）的总群生态理论、阿尔瑞契（Alrich）、普费弗（J. Pfeffer）的资源依赖理论，迈耶尔（Meyer）、罗万（Rowan）和祖克尔（Zucker）的制度理论，则抛弃了古典组织结构理论中的关于"存在一种最优组织结构"的假设，转向"组织结构应该适合诸如环境、技术等多种变量"的观点。于是，"适合"一词便成为组织结构设计中的一个核心理念。他们认为，诸如环境、技术等影响变量，使得组织结构与组织有效性的关系变得复杂，并据此提出了不存在一种普遍适用的组织结构，组织结构设计要适应环境、技术等多种因素，如此才能实现组织的有效性。

随着组织结构理论的进一步发展，人们逐渐认识到组织结构与组织有效性之间并不存在如同函数一样的一一对应关系，而是动态的非线性关系，并非组织结构设计适合了各种影响因素后就能实现其有效性。组织的有效性取决于组织内部多种要素的合理组合，其中，组织的自我学习、自我调整能力是决定组织成败的最关键因素。因此，能有利于组织培育和保持这种能力的组织结构才是最有效的组织结构。亨利·明茨伯格（Henry Mintzberg）的组织结构理论认识到，组织内部自生的力量以及这些力量的相互作用对组织发展的影响，已使学者们开始把组织当做一个动态系统来对待，提出了组织结构与组织有效性之间动态关系的理论框架。正是由于这种自适应性特点，组织能够通过自我完善机制，建立不同于传统的组织结构形式而实现组织的有效性。在这种情况下，组织结构与组织有效性之间的关系变得更为复杂多变。因此，只有构建适合自身组织性质，并与各种影响因素产生良性互动的组织结构，医院才能发挥组织结构的作用，使组织高效率运转。

"医管分工合治"的组织结构已在长庚医院得到长期推行，并取得良好经营绩效，其经验表明，按照分工协作原则，在机构建制和管理机能上，使医疗体系和管理体系各司其职，各建其功，再辅之以完善的激励机制，必定会提升医院的经营绩效。

1. 医疗专业管理和医院经营管理相分离

所谓的"专家治院"，并不是指由医疗专业人员管理医院，而是指通过医疗专业人员自律等形式打造医院声誉，并通过医疗专业人员参与管理来打造医院服务能力。医疗专业人员可以做学术性院长和科室主任，但医院经营管理却必须依靠职业经理人来担任。美国医院的管理者多数不是医师出身，95％以上的院长毕业于公共卫生、经济或管理专业。在英国，院长基本上也是管理、经济或法学专业毕业并通过培训的专职管理人员。法国法律规定，国家综合医院的院长必须经过卫生管理专业培训，并取得合格证书。魏东海和美国学者 Louis Rubino 认为医院院长职业化会使医院发展更好，并指出医学专业人员管理失败的因素有缺乏管理愿望、不具备管理才能、缺少管理培训和不善于领导等等。

长庚医院借鉴海外医院管理经验，逐步培育和打造医院专业管理团队，把医院的医疗业务、学术活动与医院的行政管理、经营管理相分离，凡是临床诊疗、医学科研、临床教学等医疗专业业务，均由医疗专家团队即各委员会负责管理，而医院在财务、人事、后勤等方面的行政管理和经营管理，则由专职的经营管理团队负责运作。这样，医院可在一定程度上既解放了医疗专家，保证其有更多的时间和精力投入到提高医疗专业水平上，同时又有助于提高医院的管理效率和经营能力。

2. 幕僚机构负责医院运营管理

幕僚的权责是一种参谋作业，即向所属行政主管负责各项制度的建立、修订、审核及考核等工作。幕僚对于下级职能单位并无工作指挥权，其主要功能是"佐官"和"检吏"。因此，长庚医院设立有"佐官检吏"特点的幕僚机构，并由其负责推动医院的合理化经营与管理。医院各科室也设有不隶属于所在科室的经营管理助理。这些幕僚直接向上级幕僚管理部门负责，主要发挥沟通联系作用，与由资深医疗专业人员担任的科室主任一起经营管理科室业务，随时观察科室营运情况，协助科室解决问题。若发现问题，经营助理会积极求证，全面研讨解决方案。方案实施后，经营助理还会负责跟踪分析方案的实施结果。当涉及医院重要事项时，一般会先由幕僚机构进行研讨，最后再送至决策委员会决策。通过幕僚管理，长庚医院有效减少了高层管理者和医疗专业人员的管理负荷，实现"把时间还给高层管理者，把科主任、护士长还给患者"的经营理念。

3. 医疗专业体系实行自我管理

由于医院专业性组织的特点，医师的诊断和治疗方法会因患者和病情采取不同的处置方法，单纯靠非医疗专业的幕僚管理人员，很难监督、规范医疗人员的行为和医疗质量，也难以审核医疗资源运用是否得当，因此为保障患者权益，长庚医院积极推行医疗专业体系人员的自我管理，亦即分权化管理：成立一系列由医学领域专家组成的相应功能委员会，负责医疗人员的资格审查、授予院内执行医业业务的权利范围、监督及规范医疗人员工作质量及行为、审核医疗资源的运用是否合理、排解专业间执业范围认定的冲突等工作。与长庚医院相类似的，比如在医疗领域享有盛名的梅奥诊所，也成立有多达 80 多个委员会，管理着遍及整个医院的所有医疗专业体系的各项事务。

4. 医院决策实行集体作业

为避免组织的官僚化倾向，提高沟通效率，降低成本，推动医院健康、可持续发展，为社会提供更优质高效的医疗服务，长庚医院设立有最高决策委员会。该委员会负责制定医院发展战略、战略实施、财务审计和内部控制及重大事件的裁决处理，由医院专家和行政中心领导组成，该委员会位居行政中心、各类功能性委员会和院长之上，并对医院董事会负责。由行政管理部门与各分委员会提出的议案，经决策委员会审议认定后即可形成政策制度，由院长负责向各职能部门下达，并由各职能部门负责具体落实。

参考文献

[1] 顾春景. 企业组织结构发展概述. 沿海企业与科技，2006，（2）：46-48.

[2] 何有振. 医院组织结构设计探讨. 中国卫生经济，2007，（11）：23-24.

[3] 艾尔弗雷德·D·钱德勒. 战略与结构——美国工商企业成长的若干篇章. 北京天则经济研究所、北京江南天慧经济研究有限公司选译. 昆明：云南人民出版社，2002.

[4] 王瑞瑜. 提升企业核心竞争力——以台塑网科技公司为例. 台北：台湾大学管理学院，2002.

[5] Harris J E. The Internal Organization of Hospitals: Some Economic Implication. Bell Journal of Economics，1977，80：467-482.

[6] 亨利·明茨伯格. 明茨伯格论管理. 北京：机械工业出版社，2010.

[7] 吴德朗. 理想的国度——吴德朗医师回忆录. 第4版. 台北：典藏艺术家庭股份有限公司，2005.

[8] 周萍，黄葭燕，杨珺文. 有"解放"才有"绽放". 医药经济报，2012-10-26（A05）.

[9] Anfuso D Pepsico. "Shared Power and Wealth with Workers". Personnel Journal，1995，6：42-49.

[10] 弗莱蒙特E·卡斯特，詹姆斯E·罗森茨维克. 组织与管理：系统方法与权变方法. 北京：中国社会科学出版社，2000.

[11] 周文成. 国内外组织结构理论研究综述. 江苏商论，2010，（2）：126-128.

[12] 亨利·明茨伯格. 明茨伯格论管理：洞悉我们奇特的组织世界. 北京：中国劳动社会保障出版社，2004.

[13] 魏薇薇，闻德亮. 职业化院长的涵义及实践进程. 中国医院管理，2007，（8）：37-38.

[14] 魏东海，Louis Rubino. 为什么职业院长做得更好. 中国医院. 2002，6（8）：59-60.

[15] 王琼，蒲川. 推动我国医院院长职业化进程——国外医院职业化管理模式对我国的启示. 中国卫生事业管理，2009，（10）：676-679.

[16] 石应康，程永忠，王兰兰，郭肖宁，薛凡. 医院组织架构和组织运作改革的几点体会. 中华医学杂志. 2005，85（46）：3249-3251.

[17] 贝瑞，赛尔曼著，张国萍译. 向世界最好的医院学管理. 北京：机械工业出版社，2009.

[18] 亚当·斯密. 国富论（上卷）. 北京：商务印书馆，1972.

[19] 宋亦平. 分工、协作和企业演进——一个一般理论及对知识社会企业规制的分析. 上海：复旦大学，2002.

第三章
医院管理中的幕僚角色及职能

第一节　企业幕僚与医院幕僚

第二节　长庚医院"幕僚管理医院"模式

第三节　长庚医院幕僚角色及其职能

第四节　长庚医院的专科经营助理制度

为实现以最小成本获得最优经营绩效的目标，企业需设置专门机构及专职人员长期从事管理制度化、作业标准化以及流程合理化等工作。由于文化背景不同，西方企业把参谋定位于政策制定与决策支持服务的提供者；而海外华人企业对幕僚的理解则要宽泛许多。他们既把幕僚看作是制度与流程的设计者，希望其发挥参谋职能，为经营者提供相应的决策支持服务，同时也把幕僚视为是"最接近问题的专家"，希望其发挥管理功能，统筹企业资源，代为行使管理职权。

美国著名社会学家艾兹奥尼（A. Etzioni）认为，在某些专业性较强的组织中，如实验室、医院、大学、报社、设计性企业和咨询公司，参谋甚至取代了传统的直线职能。弗莱蒙特·卡斯特（Fremont E. Kast）也指出："那种认为直线职能具有指挥权，参谋职能仅有顾问建议作用的观点，不再那么符合实际了。参谋专家由于具有某一专业领域内的知识和技能，常常被人看做是组织内职权和影响力的源泉。在参谋人员具有职能权力的地方更是如此。职能权力寓于对别的作业单位进行控制的具有专门知识的参谋人员身上。"上述论断基本说明了幕僚在战略决策和运营管理中的重要作用。

长庚医院秉承"追根究柢"和"止于至善"的精神，为追求经营管理合理化，采用集权式管理制度，以严密控管为特色，其较高的服务品质和管理水平，不断得到世界同行业的广泛关注和赞许。其成功经验表明，由高级职员组成的，管理功能强大的参谋部门对提升医院品质和效率发挥了基础性作用。整个医院行政和幕僚总人数占医院总人力近五分之一。这批幕僚接受院方委托，行使代理人职责，完成医院管理目标和使命。

第一节 │ 企业幕僚与医院幕僚

1. 幕僚角色的演变

何谓"幕僚"？"幕"是指"以幕而围"的组织机构；"僚"是指与幕

主相对应的佐治者。从有记载的文献看，幕僚最早产生于中国春秋战国时期的军事、政治领域，是指那些在幕府中辅助幕主决策或处理事务的人。在西方，也有与幕僚职能类似的机构和人员，而且其产生的时间也比较早。作为职能人员，幕僚进入企业管理主要源自大型工业组织提高决策效力的需要。

19 世纪后期，随企业经营呈现纵向一体化和横向多元化的发展趋势，企业的计划、组织、协调和控制功能越来越复杂，管理者不仅要关注企业的长期健康成长，还必须关注企业日常的平稳有效运行，解决即时出现的问题。在这种背景下，由企业创始人统筹一切的决策模式难以为继，传统的以军政领域为主要志业的幕僚开始成规模地进入现代工商组织之中，幕僚逐渐职业化。

20 世纪 20 年代，通用汽车公司开始雇佣大批企业参谋。由于这批人侧重于政策设计，支持战略性决策，以顾问为主要身份，故又被称为"政策型幕僚"。20 世纪 60 年代，台湾台塑企业也在企业中建立幕僚组织。但与通用汽车公司不同的是，台塑企业的幕僚被称之为专业管理幕僚，除承担政策设计及决策支持功能外，其工作内容侧重于统筹资源、分析改善、审核稽核等业务管理活动，以职业经理人为主要身份。

台塑企业创办人王永庆意识到传统的纯金字塔形管理结构存在巨大的弊端，必须引入一个新的单位——专业幕僚管理机构，来协调整个组织的日常工作。在西方企业界，将这种金字塔结构外的单位称之为技术结构。技术结构由分析者组成，通过影响他人工作的方式为组织服务。这些分析者独立于具体业务的运作流程之外，设计、规划和改进工作流，或者培训参与工作流的人员，但其本身并不参与工作流。技术结构的作用就在于运用分析技能提高组织工作效率。结合具体情况看，王永庆的灵感来自于中国古代组织中的幕僚制，与西方的经典管理理论可谓不谋而合。

与重视产品多样性、极为关注顾客最终需求的通用汽车公司相比，以台塑企业为代表的重化工业厂商更加追求大规模生产和低成本成长。面对由企业快速成长带来的管理压力，台塑企业更倾向于采取首先建立作业标准，然后再点点滴滴追求管理合理化的经营策略。为消除管理异常并改进管理效率，台塑企业建立了一整套严密的管理制度。在今天看来，这套制度的成功设计、推动执行及审核稽核，在很大程度上就是幕僚团队的功劳。王永庆强调说："绝大多数公司都有其制度，但最重要的是制度设定时有无经过深入检讨，实施后有无再行研议、是否有窒碍难行之处，并即予改善修订。只有专精之幕僚人员负责推动，始能获致良好效果，否则将事倍功半，甚至徒劳无功。"

2. 台塑企业的专业管理幕僚

幕僚在顾问生涯中以辅助决策为上限，在职业经理人生涯中则以细节改善为下限，其间所蕴藏的广阔发挥空间，已使专业管理幕僚成为当代华人企业幕僚角色的主流形态。台塑企业是最早确立专业管理幕僚角色及其职能的集团企业，幕僚团队的管理角色及职能是台塑企业健康运转以至于不断壮大的关键所在。从历史视角看，专业管理幕僚的诞生经历了两次功能裂变。

1968 年，基于通过制度建设提高企业经营绩效，王永庆在总管理处下成立"专业管理幕僚机构"——总经理室❶，并在该室之下再设立若干个机能小组，一批专业管理幕僚应运而生。这是王永庆推动幕僚角色发生的第一次功能裂变，即把"专业管理幕僚从一般幕僚群体中分离出来"。紧接着，为强化幕僚的管理机能，他又推动了第二次功能裂变，促使幕僚角色实现从"制度幕僚"向"管理幕僚"转变，即在各公司设公司总经理室，各事业部设事业部经理室，工厂设厂务室等幕僚单位，并使之在业务领域上下联为一线，构成一条独具特色的直线幕僚体系，见图 3-1。

这一结构使得幕僚能够以"建制单位"的权威方式参与并主导企业的经营管理，标志着台塑企业由此迈入管理密集型企业之列。幕僚人员是台塑企业的一支职业经理人队伍，除专责全企业管理制度及流程建设等重要

---

❶ 有关幕僚角色的两次功能裂变的全过程的进一步的资料，请参见《严密组织、分层负责与效益分享——经营之神王永庆的创"心"管理》，黄德海著，清华大学出版社，2014 年 4 月.

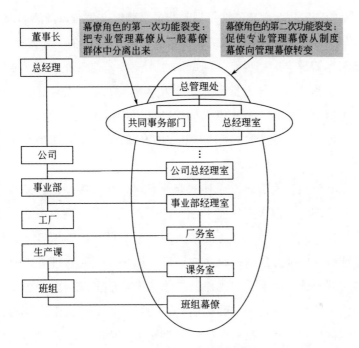

图 3-1　台塑企业的直线幕僚体系

任务以外，也为规范公司治理结构、理顺组织关系、深化内部控制，以及经由分析与改善活动实现异常管理机制等立下了汗马功劳。

专业管理幕僚的基础性作用可归结为一点，亦即：将管理重心下移，强力推行责任经营制，并使个人目标与企业目标紧密相连。这一措施拓宽了专业管理幕僚的活动空间，增加了其权威性，使其能真正蹲下身来，以便在必要时刻为直线生产体系提供必要的服务。为进一步发挥专业管理幕僚的管理功能，并在长期内保持其工作积极性，台塑企业加大了对幕僚人员的绩效评核力度。例如就管理改善而言，台塑企业按照专业管理幕僚所提供的"服务件数及其时效、品质和数量"在全企业内"论功行赏"。同时，专业管理幕僚对于直线生产体系没有直接指挥权，但却拥有绝对的建议权和稽核权。因此，幕僚的工作不是被动的，而是积极发掘问题，针对各项异常研拟改善方案，定期追踪执行情况，确保各项改善方案得到切实执行并取得效益。

对全体幕僚人员的管理改善功绩，王永庆这样评价说："台塑企业95％

的利润都是内部管理合理化的结果。若非各级幕僚人员点点滴滴追求各种事务的管理合理化，那么台塑企业的十个事业部中，就会有九个出现亏损。"

美国著名管理学家德鲁克（Drucker）认为，企业中的幕僚人员应该越少越好，但王永庆却不仅大量雇请幕僚人员参与或主导企业管理，他甚至还用他超绝的管理智慧，将幕僚机构的功能发挥得淋漓尽致。今日台塑企业的这只幕僚团队已成为"台塑管理三宝"❶的设计者、推手及执行情况的稽查者。

著名战略分析家大前研一在其《企业参谋》一书中指出，不少企业也都设立了总经理室，但大多从属于业务部门，或从事协调业务部门之间关系的日常工作。大前认为，理想的模式应该是：把高层管理者下面的人员分成两个部分，一部分从事参谋工作，专门服务于高层管理者，制订各项管理制度，另一部分从事支持工作，具体负责各项管理制度的推动执行及事前事后的审核稽核。这种"理想模式"描述的正是"台塑式"的幕僚管理模式。这种模式具有相当的经验性和特殊性，因其在台湾最早发生、最为成熟且最有代表性，后又被引入长庚医院，故可将其作为理解长庚医院专业管理幕僚体系的突破口。

第二节 | 长庚医院"幕僚管理医院"模式

医院作为专业性组织，其主要管理功能一向被医学专业人员承担和执行。由于医师作为病患代理人，往往从医学专业角度出发，不计代价治疗患者。但在当今医疗资源十分有限的情况下，这种做法必然会影响到医院

---

❶ 20世纪80年代，台塑企业开始实施目标管理制度和绩效考核制度，并结合以往总结的经验，提炼出台塑企业管理制度的"三宝"：一是上上下下彻底制度化，王永庆认为宁可靠制度管人，绝不靠人管人，人管人会气死人；二是彻底地执行KPI绩效考核制度，员工需要用成绩换考绩，用考绩换薪水，用薪水换新的职位；三是要持续地推动作业改善。

的长期发展，从而最终影响治疗人数和医疗品质。因此，随医疗产业内、外环境的大幅度变迁，如何发挥有限医疗资源的最大功效，在合理成本下，给病患提供最有效率和最高品质的医疗服务愈发重要。显然合理的做法是适当引入专业管理幕僚，专职从事医院精细化管理。

本书将由幕僚承担医院管理职能的做法，称之为"幕僚管理医院"模式，其含义是指在遵循劳动分工与专业化原则的前提下，通过设立与医疗体系并行的幕僚体系，并由幕僚人员承担管理医院的基本职能。幕僚体系高度集权，专责医院管理制度建设，统筹医疗资源，并向直线医疗体系提供各种决策支持及专业管理服务。

在实际运行中，长庚医院又对"幕僚管理医院"的模式进行了深化和创新。主要按照"医管分工合治"原则，在各个管理层级设置相应的幕僚机构，并赋予"医管"双方不同的权力和责任，见图3-2。其具体做法是，在整个医院层面设立总部幕僚单位，根据不同职能划分不同管理部门，由一批专精幕僚分别承担并执行不同的管理机能；在各院区层面，也设立相应的专业管理幕僚部门，隶属于总部幕僚单位；在各科室层面，由总部幕僚单位派驻专业管理幕僚人员，与科室主任合作，专责科室经营管理等各项事务。

幕僚作业方式大都采用集体作业的方式，其成员包括行政主管、幕僚单位及相关单位，根据事件发生单位报告的作业情形，由几个单位共同作业，幕僚起稿，再经数次修改讨论，形成提案报行政中心。由行政中心与专业功能委员会提出的议案，经决策委员会进一步审议认定形成政策后，再由院长负责向各相关部门下达，由各负责部门具体落实。当基层职员提出议案时，先由专业管理幕僚审查研讨，由院区院长裁决。如建议内容涉及跨院区重要事项时，院长需转递至行政中心研讨，最后送至决策委员会。幕僚审查在长庚医院的组织运作中起到举足轻重的作用，此举可提高主管核决的效率，并保障制度的执行。

幕僚管理在早期的推行过程中，也曾遇到过不小阻力。其原因在于提出制订目标与执行目标不是同一个部门：提出、推动并监督制订目标的部门一般是幕僚部门，而执行者则是医疗专业部门或其他业务部门。幕僚人

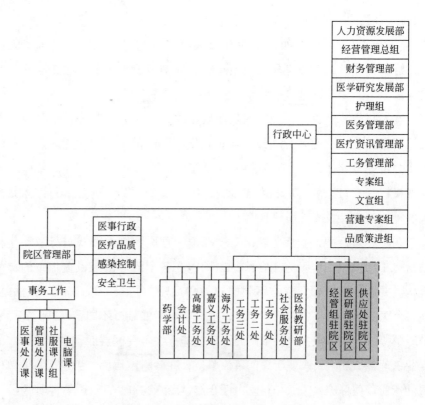

图 3-2　长庚医院幕僚体系组织结构

员大多是知识丰富且精明强干的管理人，其职阶通常都是专员或高级专员。如同台塑企业实行幕僚管理的早期，幕僚给产销部门的印象是在"找缺点，找麻烦"。同样在医院，许多科主任一开始并不愿意接受专员们的"来访"，加上许多专员年纪较轻，而科室主任则大多年纪较长，且是医学专家，因此要让一个学管理的年轻人来给一个学医学的老专家设定目标，纠正其错误并监督其执行，那么不难想象双方的情绪波动和心态调整的难度。

　　对此，长庚医院行政中心经常以各种形式要求年轻的幕僚们必须就事论事，对医疗专业人员既要有礼貌，又要坚持原则。当然教育只是辅助性手段，关键的问题在于，还要用制度来激励和约束。时间不长，各临床专科发现，幕僚"上门服务"的做法对自己有好处，不仅通过节省人力等方法使得成本逐渐降低，同时也由于绩效提高而使得奖金增加，遂渐渐认同了由年轻幕僚们制订政策并负责推动执行的管理制度。如今，各临床专科一有问题，首先想到的就是求助于幕僚人员，既省时方便，又高效快捷，何乐而不为！

第三节 │ 长庚医院幕僚角色及其职能

1. 总部幕僚及其职能

长庚医院总部设有行政中心，作为整个医院的总幕僚机构及服务部门。行政中心主要担负管控责任，其管控责任可沿幕僚体系向下层层分解。成员均由高级管理职员担任，人员按照作业机能分为"专业管理幕僚"与"共同事务幕僚"。这些幕僚除从事管理推动及项目改善工作外，还同时负责医疗制度的拟订、信息化规划及推动、业务稽核、原物料采购、资金调度、工程营建、法律事务及公共关系等工作，集中处理各项共同事务，协助各院区、科室提升运营绩效。

首先是"专业管理幕僚"。这批人主要集中于人力资源发展部、经营管理总组、医务管理部、财务管理部、医疗资讯管理部、驻院区经管组等十多个专业职能部门，编制人数近400余人（含驻院区各机能组等），不仅专责全医院管理制度设计、制订、推行、审核和稽核等工作，还经常深入基层担负重大专案的分析、改善等工作，目的在于全面优化各项管理制度、流程、操作规范和办事细则并电脑化，确保医院能在制度化的轨道上平稳运行，各部门职能见表3-1。

例如肾透析成本改善案例，就足以说明长庚医院专业管理幕僚在专案改善中的重要作用。台湾民众的肾病发病率较高，治疗方法一般采取肾透析来解决。过去因为设备、管理以及服务跟不上等原因，肾透析价格高达每人次6300元新台币，而且一个患者一周只能透析两次。有鉴于此，长庚医院便组织幕僚团队深入调查研究，结果发现透析效率十分低下，每天

表 3-1 长庚医院行政中心各部门职能

序号	职能部门	职能
1	人力资源发展部	一、编制、设(修)订、审核及用人效益检核； 二、招募、任用、薪资核叙相关制度设(修)订及案件及案件审核； 三、人事、考勤管理相关制度设(修)订、案件审核及加班、租借休、特休运用查核； 四、职务分类、职务培养路线、教育训练相关制度设(修)订及全院共通性训练课程规划； 五、在职进修制度设(修)订及国内、外进修审核及管理； 六、晋升及调任办法设(修)订、相关人事异动案复核； 七、考核、调薪、退休、抚恤作业制度设(修)订及案件审核、处理； 八、主治医师任免、职务行使、职位晋升相关制度设(修)订及医师费核发管理； 九、住院医师招募、任免、职务晋升、训练考核相关作业办理； 十、工读生、实习生、研究助理管理制度设(修)订及运作情形管理与查核； 十一、医教、医师资格审查、福利、员工咨商、人事评议、退休准备等委员会业务运作； 十二、证书、专业证书、印信等管理
2	护理组	一、护理相关作业制度设(修)订、检核； 二、护理人员绩效奖励作业与制度维护； 三、护理人力编制与增补审核； 四、护理类人员晋升作业规划及制度管理； 五、护理类人员教育训练作业规划及管理； 六、护理业务资讯化的推动； 七、护理类作业标准暨卫生教育资料设(修)订审理； 八、隶属护理部管辖的医技部门人员晋升作业、教育训练与人力调度规划及制度管理； 九、护理委员会组织规程设(修)订
3	品质策进管理组	一、国际医院评鉴标准内化作业之规划推动； 二、院区国际医院评鉴认证专案推动； 三、国际评鉴知识管理作业
4	财务管理部	一、药品、材料、布品的存量管制、采购、供应等管理制度设(修)订检核及专案改善； 二、材料账务、固定资产、预算费用管制等制度设(修)订与审核； 三、相关电脑作业程式设计与维护； 四、财务类制度设(修)订及相关电脑作业规划暨维护； 五、总务福利类管理制度设(修)订、检核、整理、整顿活动的推行； 六、医务材料对抗品(替代品)开发审核
5	医学研究发展部	一、医学研究发展、人体试验及动物实验(含实验室)相关制度修订； 二、医学研究发展委员会、研究计划审核评估委员会各项幕僚作业及决议事项执行推动；

续表

序号	职能部门	职能
5	医学研究发展部	三、办理长庚研究计划审核行政业务并定期汇总提报； 四、人体试验伦理委员会各项幕僚作业及决议事项推动执行； 五、办理人体实验研究计划审核行政业务并定期汇总提报； 六、动物实验小组各项幕僚作业及决议事项的执行推动； 七、办理动物实验研究计划审核行政业务并定期汇总提报； 八、研究成果管理，举办长庚体系内研究成果发展暨评估会； 九、汇办外部机构的研究计划、产学合作等申请、执行管制、结报作业； 十、院区实验室动物实验室规划及管理等相关业务
6	医务管理部	一、医疗收费定价代号编审； 二、民众健康保险事务相关制度因应及推动执行； 三、医疗事务、感染管制暨服务品质管理制度设(修)订、指标监控作业检核； 四、医疗争议作业管理制度设(修)订、检核及改善检讨； 五、病历电子化业务规划暨推动； 六、病历暨计价表单、同意书、医疗卫教单的审核； 七、医院评鉴管理制度建立、推动、维护及督导协助； 八、医事、药剂、社服、资管处等部门组织编制、工作规范与绩效奖励等业务审查及督导； 九、医师费(PF)管理制度设(修)订及检核； 十、医务相关委员会组织规程设(修)订及检核
7	医疗资讯管理部	一、电脑类规章制度设(修)订及检核； 二、体系内相关临床医疗、医事行政、财务与绩效管理、行政与经营管理等四大类电脑资讯化的规划、开发、运用、推动、教育训练、维护与资讯检核； 三、医疗影像系统、电子病历系统及资料仓储管理与维护； 四、应用系统资料库的运用与规划、建档、异动管理； 五、电脑设备规格标准化设(修)订及扩充配置合理性审核； 六、创新改善——因应新科技及(医疗)资讯标准发展趋势，相关新科技引进评估、预期效益与应用整合； 七、专案改善——作业流程自动化、办公室自动化、无纸化等； 八、电脑资讯安全、权限管理与稽核； 九、电脑灾难危机处理管理
8	工务管理部	一、工务、工程类管理规划、工作规范、教育训练、管理指标、绩效奖励等管理制度设(修)订及执行检核； 二、电气、管路、空调、消防、营建工程设计及施工基准设(修)订； 三、电力、空调、水处理、蒸汽、污水处理等标准成本建立、分析及管理； 四、新建、扩建、整建等工程规划、成本分析、环境评估、进度管制及异常协调处理； 五、工务类专案改善及医院设施基准建立、审核； 六、保养绩效奖金制度设(修)订； 七、安全卫生法令收集制度设立、作业推动、训练规划及执行检核改善跟催督导等；

序号	职能部门	职能
8	工务管理部	八、设备养护作业制度设(修)订及执行检核、成效分析； 九、设备节能作业评估及推动； 十、医疗仪器设备引进、研发
9	营建专案组	营建专案规划及设计
10	经营管理总组	一、各专科人员工作规范、办事细则及管理制度规章协助建立； 二、医务专科绩效管理制度设(修)订审核及各项经营绩效相关作业执行检核； 三、各项经营绩效资料建立及分析； 四、医务专科分类管理制度设(修)订推动及执行检核； 五、医务专科专案改善检讨及投资案件效益审核； 六、医务专科非常备药材及设备请购需要性、投资效益审核； 七、医务专科经营绩效制度研拟及推动； 八、医疗收费项目成本计算基准的设定及收费项目成本分析、检讨； 九、分科损益管理电脑作业制度的设(修)订、目标管理达成追踪及异常原因检讨； 十、医务专科人员增编补及签核案件审核
11	文宣组	一、协助院区建构视觉、活动及环境识别，以提升本院形象力，并配合各类活动规划行销策略提供媒体报道； 二、搜集医疗政策及医疗相关媒体报道资讯，提供层峰决策参考； 三、与媒体及外界沟通、公开事务； 四、新闻稿与医疗报道等相关文章的核稿； 五、长庚医讯杂志的编辑、发行及编委会业务运作与期刊； 六、发行电子化的推动
12	专案组	一、分析、评估各省经济、地理等投资环境与医疗市场效益及发展，作为决策参考； 二、与相关主管机关协商设置医院的合作条件、争取优惠措施，并配合相关法律(令)执行医疗机构设置及申办作业； 三、配合相关医疗建筑法规，执行医院建设规划及设计、掌握工程及开院进度与成本管控； 四、了解当地医院经营模式及卫生政策，研拟本院营运及发展策略； 五、建构医院各类设备、药(卫)材规范及引进模式，并落实执行； 六、协调、统筹各部门空间及细部设计、仪器设备规划与购置进度； 七、探查人才市场，建立、执行人力招募相关事宜与教育训练； 八、了解国家及当地相关劳动、税务、医疗法规(令)与执行，共同修订、审核本院规章制度、办事细则与资讯作业； 九、分析两岸医疗收费与消费水平差异性、评估远方成本制订本院收费标准； 十、了解大陆当地捐赠相关法规与基金会筹设等公益作业规划、执行； 十一、洛阳华阳广场国际大饭店经营、管理分析； 十二、大陆专业人士来台参访计划与经验交流

（本表由长庚医院提供）

只能安排一个批次的患者就诊。针对透析费用高和服务提供量有限等问题，幕僚们提出的改善方案包括三部分内容：首先是改进对技术和操作人员的激励机制，主要按透析次数和品质计算并发放绩效奖金；其次是把几十个透析室的排程工作全部交由电脑来完成，这一措施使得原来每天只能安排一个批次，增加为三个批次，不仅效率高，而且还节省了人力；最后是加强仪器和药品采购等管理环节。在上述三项措施的共同作用下，长庚医院最终把肾透析的价格控制在 4200 元新台币以下，此举既增加了每位患者的透析次数，挽救了许多性命，同时医院收入不仅没有下降，反而还相应提高了。

其次是"共同事务幕僚"。这批人主要从事共通性工作，亦即根据专业管理幕僚部门设定的规章制度、流程、表单执行相关作业，并就作业异常或规章制度、流程、表单部分存在的疏漏提出改善建议。其人数超过专业管理幕僚，主要由会计处、供应处和工务处等行政后勤支持部门构成，职责是集中处理整个医院的信息化规划及推动、原材料采购、资金调度、工程营建、法律事务及公共关系等共同性事务，目的在于统筹医院资源，发挥整体力量，追求综合效果。应该说，在大量使用专业管理幕僚的同时也配合使用共同事务幕僚，是一个巧妙设计。整个医院由此可在多个重复性业务领域实现规模经济，减少用人成本，并提升各项事务处理的品质和效率。这种模式来源于台塑 1966 年成立的总管理处和 1968 年设立总经理室所形成的模式，与现在西方流行的"共享服务中心"的管理内涵及思想完全一致。但相比之下，西方企业直至 1993 年才提出共享服务理论，而台塑企业和长庚医院却早已实践多年。

从分工和专业化的角度看，"专业管理幕僚"和"共同事务幕僚"的职能已经划分得非常明确：前者主要提供专业管理服务，如制度和流程设计、检讨、改善，以及管理制度执行前后的审核与稽核；而后者则主要根据前者设计拟订的制度、流程和表单执行并完成医院的各项共通性管理事务和作业。

另外，为加强对各院区经营等事项管控，减少管理层次，长庚医院采取由行政中心直接派驻相关人员的方式进行直接管理。这些部门和人员不接受院区院长和管理部的领导，直接对行政中心负责，接受行政中心的考核，如经管组驻院区、供应处驻院区、医研部驻院区，这三个部门作为行政中心直属部门，与各院区管理部平级。派驻部门的相关公文提报后即由行政中心相应的制度机能组进行幕僚审查，再呈送核决主管。倘若提报的相关内容需要院区知悉，即以呈准的文件副本寄送院区管理部。这完全符合管理学近年提出的管理层次与管理有效性理论，或者说长庚医院的幕僚管理方式在实践中有效贯彻了管理层次与管理有效性理论。

2. 院区幕僚及其职能

在各院区，院长是最高主管，院区行政管理事项都需要其裁示，但院长本身是医疗专家，过多的行政管理事务会影响其专业发展。因此，为提高院长裁示作业的效率及合规性，使院长专心于医疗专业，有必要设立专门幕僚机构，由专人预先对各项行政事务进行制度性审查及专业性评估。于是按照"医管分工合治"原则，长庚医院在各院区均设有管理部。院长是院区医疗主管，管理部组长是院区行政大主管，具有院长级核决权限，由行政中心派驻，接受行政中心考核。

管理部在院区和行政中心之间起着"承上启下"的桥梁作用，其基本职能可总结为三大类：一是督导医疗、行政部门开展工作，如安全卫生、品质管理、感染控制、成本绩效、资产、空间、医事、院长信箱等；二是人事作业，如晋升、教育训练、心桥、人评会、满意度等；三是代表医院层面参与对外事务处理，如医院评鉴、对外交流、处理病患抱怨等。院区管理部组织结构见图 3-2，具体各部门职能见表 3-2。

院区各部门❶的相关事项公文提报后由管理部实施幕僚审查，继而呈报院长级主管（管理部组长和院长）。院区可以核决的事项，院区主管直接核决，院区无权限核决的事项，经院区主管核签后，提报行政中心。行政中心的机能组实施幕僚审查后，呈送核决主管。

管理部人员按机能分为两部分：院区幕僚人员和事务人员，院区幕僚

---

❶ 驻院区经管组、驻院区供应处、驻院区医研部隶属于总部行政中心，不隶属各院区。

表 3-2　院区管理部各组成部门及职能

类别	部门	职能
幕僚部门	医事行政组	1. 医疗作业分析,包括门诊、住诊、床位、诊次等数据分析;依空间利用率进行科别诊次的调整;住院床位数、病区划分、检查排程的管控和调整; 2. 空间规划,包括门诊、住诊的整建计划,立体车库、捷运站、质子医疗中心等工程规划和协调等; 3. 人力资源,包括行政、医技类人员的教育训练和主管评核,医师晋升,主治医师大会、院委会等; 4. 行政事务,包括心桥、院长信箱、抱怨热线、节能节水、5S 等; 5. 医院评鉴,即地区医学中心评鉴的因应作业; 6. 对外沟通,与行政部门、行业协会、同侪等各类社会资源建立联系、加强人脉沟通; 7. 专案改善
	安全卫生组	负责消防安全和劳工安全卫生的相关作业
	感染控制组	负责全院的感染管控、疫情通报、教育训练等方面的作业。具体工作包括疫情周报、医疗照护感染管制、传染病通报、临床照护指引、割扎伤处理、抗生素管制和感控类的教育训练
	品质管理组	负责全院品质指标、病患安全、部门性指标监控、医疗争议等作业内容
事务部门	医事处	主要分为医事服务、病历管理。医事服务包括门、急诊挂号、批价①、检查排程、手术批价、住院床位安排、收费、病房医事、账项催缴、保险业务,病历管理机能包括病历质量管理、病历存储管理、病历查阅服务等
	管理处	包括环管、庶务、警卫、车辆、考勤、出纳、员工福利、食堂、证照、总机、外包作业管理等作业机能
	社服课	临床个案服务、保护个案服务、出院准备服务、器官捐赠服务、遗体捐赠服务、安宁疗护服务、病友团体服务、社区预防保健、志工服务专区、员工关怀服务等
	电脑课	系统操作、设备安装及维护、网络系统、应用程式上线与部署

① 批价指划价。

人员集中在如医事行政组、感染管制组、安全卫生组和品质管理组等部门,院区事务人员是负责挂号、收费等事务的一线部门人员,如医事处、管理处人员等。二者之间的关系是相互制衡,幕僚人员负责管控各项事务作业,制订院区各项规章制度,事务人员则负责具体事务操作执行。以医事作业中的挂号作业为例,管理部医事行政组幕僚通过排定医师门诊表和设定医师的看诊量,确定医院可提供的门诊服务量。当这些信息确定之后,医事处才能进行挂号的实务作业,并且挂号的数额已经受到管控,不可任意增减。医师排班信息由管理部统一管控,可以做到及时准确,即使出现停诊、转诊的情况也有因应措施,对医事处而言,因为无需收集、整理医师的时间、排班、诊数等信息，可以专注做好一线服务工作。管理部负责管控挂号作业，医事处负责挂号的实务作业。管控者不接触实务，实务者没有管控权限，两者既相互配合又相互制衡，有效避免因监管与实务部门界限不明而可能存在的弊端。

第四节 │ 长庚医院的专科经营助理制度

1. 经营管理组

为了实现合理化经营，长庚医院在建院伊始就设立绩效组，专门负责管控各院区的经营绩效，后来为扩大工作内容，又增加了专案改善等工作，于是演进为今日的经营管理组（包括经营管理总组和驻院区经管组）。长庚医院经营管理组组织结构及人力编制见图 3-3。

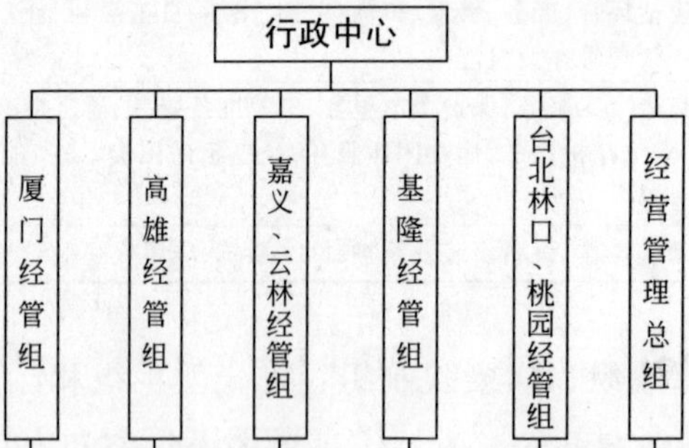

合计	厦门经管组	高雄经管组	嘉义、云林经管组	基隆经管组	台北林口、桃园经管组	经营管理总组	
9(7)	1(0)	1(1)	2(1)	1(1)	2(2)	2(2)	组(副)长
13(2)	1(0)	4(1)	0(0)	1(0)	6(1)	1(0)	高专级
81(43)	12(0)	13(11)	14(3)	7(1)	25(21)	10(7)	课长(专员)级
0(34)	0(6)	0(5)	0(5)	0(5)	0(10)	0(3)	基层主管(主办)
6(5)	6(0)	0(0)	0(3)	0(0)	0(1)	0(1)	基层人员
103(91)	14(6)	18(18)	16(12)	9(7)	33(35)	13(13)	合计

注：( ) 内为现有人数，( ) 外为编制人数。

（本图来源于长庚医院工作幻灯）

图 3-3　长庚医院经营管理组组织结构及人力编制图

其中，行政中心经营管理总组负责整合各驻院区经营管理组的数据资料、全院经营指标监控及经营绩效分析、全院性经营管理作业的建章立制、全院性专案检讨改善及各院区作业稽核等五类共计 37 项工作，见表 3-3。

2. 专科经营助理制度

长庚医院实施分科经营，"科最大，大科小院长"，科是经营主体，医院则起管理、协调作用。从经营管理层面看，各医务专科被定位为利润中心，科主任主要担负经营管理专科的重责大任。从实践的视角观察，如果单纯依靠科主任去管理，因其是专业技术专家，不是经营管理专家，因此可能很难发挥利润中心的管理机能，也难以执行和推动由专业管理幕僚机构制订的各项政策。

为充分发挥专业分工的比较优势，使医师在主导科室发展的同时，也能够集中精力提高医疗技术水准和医学研究，同时也为加强对专科经营等事项的管控，减少管理层次，长庚医院实行直接由行政中心派驻经营管理人员负责各院区的各专科经营管理，这些人员被称为"专科经营助理"，其所在部门被称之为"驻院区经营管理组"。该部门不接受院区院长和管理部的领导，直接对行政中心负责，接受行政中心的考核。

专科经营助理的职责主要是通过建立各医务专科的各种经营管理报表，掌握各项经营收入和费用支出数据，分析医疗服务项目经营的损益状况，探讨改善措施，循环比较，逐步改进专科的经营状况，直至止于至善。专科经营助理由行政中心直接派驻，不隶属于所服务的科室，但按照行政管理人员（幕僚）考核办法考核，其薪酬收入不和专科经营收入挂钩（详见本书第七章绩效评核与奖励制度中的相关论述）。这种制度称之为专科经营助理制度，是长庚医院最为典型的经营管理特色之一。

根据专科规模和服务量，一般每个专科经营助理负责一个或多个科室。专科经营助理的作业分工是以专科为单位的，而非以业务流程划分。因此，专科经营助理除了需要对专科的人、材、物等信息详熟于心外，还要足够熟悉医疗专科技术和管理特性，如影像诊疗科侧重设备管理，骨科、

表 3-3　行政中心经营管理总组作业机能

作业类别			作业机能
一	经营分析	1	各医务专科经营指标监控及经营绩效分析比较
		2	各项经营报表制作
		3	经营管理会报相关资料收集、跟催、比较与制表
		4	各医学中心相关资料收集、比较与制表
		5	设备请购需要性与投资效益成本分析及成效追踪
		6	医务专科经营简报
二	管理制度	1	分科损益电脑作业制度维护及案件审查
		2	分类管理制度维护及案件审查
		3	医务专科绩效奖金制度维护及案件审查
		4	论病例酬医师绩效奖金制度及审查
		5	医师费相关作业案件会签及审查
		6	医务专科材料试用申请审查
		7	医务专科医疗成本分析及审查
		8	医务专科经营绩效相关电脑作业案件审查
		9	医务专科策略联盟相关作业案查
		10	医务专科人员增编审查
三	作业检核	1	分类管理基准合理性检核
		2	绩效奖金执行情行及正确性检核
		3	设备投资效益预估与实际执行情形检核
		4	BOT(Build Operate Transfer)作业执行情形检核
四	专案改善	1	林口分院扩建规划相关事宜
		2	自费健检项目推广
		3	临床病理科不计价材料奖金检讨
		4	院区间自费项目推广执行成效
		5	协助各科制订管理目标
		6	全院营养治疗师人员配置合理性检讨
		7	各院区检查排程及缩短等候时间检讨
		8	手术及麻醉相关作业改善
五	其他	1	部门网页规划及维护
		2	健保支付制度因应及规划
		3	各院区医务专科组每月例行工作检讨
		4	教育训练
		5	其他交办事项

注：本表由长庚医院行政中心提供。

牙科侧重特殊材料管理，手术室侧重排程管理等。专科经营助理与专科医疗主管即科主任之间的关系总体上是合作关系，在服从医院目标和专科经营方向的约束条件下，协助医疗专科主任开展科室经营管理工作，分担医疗主管的专科行政事务工作，确保科室日常运营始终围绕医院的战略目标，不断提升和改进自身的经营绩效。

专科经营助理的角色定位大致有四个方面：一是在平衡"机构目标"与"科目标"下，协助专科主任规划推动各项医疗发展计划及管理事宜；二是协助医疗主管分担专科行政事务工作，使专科主任能全力投入医疗专业，不必花太多时间即能有效经营管理专科；三是协助行政中心及相关主管即时掌握现场动态；四是作为院方与医务专科之间沟通的桥梁。

除此以外，专科经营助理还负责科室经营分析、绩效管理、人事管理、设备管理、空间规划、电脑化推动等例行性非医疗工作，供专科医疗主管决策参考。另外还负责监测病患就医过程中的各项流程，针对运行出现的突发问题进行检讨改善，以及完成医疗主管交办事件，如科主任提出新的医疗项目规划等事宜的专题研究等。具体见表3-4。

虽然专科主任与经营助理分属不同体系，肩负不同职责，但都是围绕提高科室经营绩效的目标展开工作，因此专科经营助理的各项作业必须尽可能"事先"与各相关主管及专科医疗主管充分"沟通"与"协调"，并在作业进行过程中，适时把进展情况向相关主管汇报。

下面以专科经营损益分析、人员编补分析、专案改善作业为例，介绍专科经营助理的日常工作模式：

(1) 专科经营损益分析

每月通过科室经营管理报表（分科损益表），进行专科经营损益分析（图3-4），及时准确掌握科室的各项经营收入和费用支出数据，从中分析各各医疗服务项目经营的损益状况，对异常进行说明，向科主任报告成本及收入增加或减少的原因。针对特殊异常研拟出进一步提升及改善的相关措施，并提报主管核准。还要作跨院比较，增强竞争力。通过采取明确目标、合理量化、信息收集、准确量度、比较分析、目标修订等一系列循环

表 3-4　长庚医院专科经营助理职能

职能类别	职能内容
1. 经营分析	各科经营损益分析比较
	各项服务指标分析提报
	成本分析改善等
	事件协助处理、医院评鉴及质控作业、相关委员会推动执行等
2. 绩效管理	医师费作业
	各科绩效奖金制度设(修)订、计算审核等
3. 医务作业	医疗资讯信息化推动
	收费标准申请评估
4. 人事管理	各科组织编制及培养路线的研拟
	各科人员增编补、审核、招募事宜
	各科人员调薪考核、考勤及异常处理等
5. 设备评估	仪器设备需要性及投资效益分析
	请购进度跟催及请购异常处理
	设备使用异常检讨处理及因应对策研拟
6. 资材管理	材料存量基准申请评估
	新增医疗物品试用申请评估
	资材盘点异常处理等
7. 空间规划	空间整建规划评估及运用检讨
	工程委托及进度跟催等
8. 安全卫生	各科作业区内环境安全卫生
	5S督导及协助相关异常
9. 专案作业	各专科与院长座谈会
	专科经营检讨会等专案报告
10. 其他交办事项	各主管及行政中心交办事项
	院外合约及策略联盟业务
	医院政策宣导执行
	协助参观活动安排
	院长信箱协助处理
	医疗纠纷协助提报处理
	科函文协助拟办
	科异常事件协助处理
	医院评鉴及质控作业
	相关委员会推动执行等

（本表由长庚医院提供）

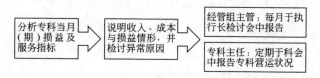

图 3-4   专科经营损益分析作业示意

改善措施,使各专科的经营绩效能在促进医院整体目标诉求的同时,也得以不断提升和改进。

(2)人员增编补分析

专科因业务发展,现有人力无法负荷时,专科经营助理需针对人力运用情形、业务成长状况等,分析计算合适的人员编制,及时增补人力(参见图 3-5)。

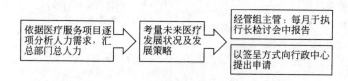

图 3-5   人员增编补分析作业示意

(3)专案改善作业

专科运作中势必会发生随时间演变而不合时宜的空间、流程、运作模式,或是冗员、滞料等问题。对此,专科经营助理也要开展流程评估和人力配备,检讨改善原有运行流程。或者依据专科发展趋势,当科主任提出未来医疗发展项目规划时,专科经营助理应及时开展条件评估、项目发展模式分析、提出具体执行方式与效益预估,并在实施后回溯评估执行达成等情形。

表 3-5 汇总了长庚医院专科经营助理实施专案改善制度的 3 个相关案例。在关于是否引进"人工肝脏透析"的服务项目中,先是由相关科室提出需求计划,然后再经由专科经营助理进行详细论证,提出增加新项目后可获得的预期效益及执行方案。该案件虽是一件普通的请购与采购作业案,是在已有的管理流程中执行的,但是对预期效益的估算却是基于标准成本和相关作业标准来完成的,如此即可确保执行方案的可行性;在"医师费计算及归属"的改善专案中,过去的医师费核算工作费时费力,作业

效率低下，但经过专科经营助理简化后，每月可节省统计工时约 8 小时，其他许多方面的作业效率也相应有所提升。该案件看似微不足道，但这正是长庚医院的普遍做法。如果把五年或十年的改善案相加，那么其效果也不亚于再造一个新的管理系统。

表 3-5　长庚医院的专案改善案例

项次	改善项目	预期效益	具体执行方案	实际执行成效	实际完成时间	负责单位
1	人工肝脏透析（洗肝的临床应用）	增加服务项目	引进新医疗技术及材料	2004 年由林口院区开始正式引进洗肝治疗。2004～2005 年林口已服务 25 人次，2004～2005 年高雄服务 6 人次	2004.09	经管组
2	医师费计算及归属	简化作业	每月月底由计算机汇总转归医师费系统	自 2004 年 11 月起改由检查报告系统直接转归检查医师，以此作业方式每月节省统计工时 8 小时	2004.11	经管组
3	病理组织委托单信息化	简化人工操作	由计算机直接抓取数据打印病理组织委托单	设计专门接口，由检查医师于报告系统中直接输入病理组织相关信息，开立病理组织委托单，从而简化作业并可减少异常	2005.05	经管组

资料来源：程文俊，《台湾长庚医院的绩效管理》，工作文稿。

参考文献

[1]　艾尔弗雷德·斯隆. 刘昕译. 我在通用汽车的岁月. 北京：华夏出版社，2005.

[2]　黄德海，杜长征. 企业决策与幕僚角色. 中欧商业评论，2011，(1)：63-69.

[3]　吴行建. 中央集权的极致：台塑企业总管理处. 管理杂志，2000，11：35-38.

[4]　丁白. 台湾长庚纪念医院采用企业经营方式效果卓著. 中国医院管理，1987，(8)：52-53.

[5]　王瑞瑜. 提升企业核心竞争力——以台塑网科技公司为例. 台北：台湾大学管理学院，2002；15.

[6]　崔雪松. 百年奋斗——经营之神王永庆. 长春：吉林大学出版社，2011.

[7]　大前研一. 企业参谋. 北京：中信出版社，2007.

[8]　布莱恩·伯杰伦著. 燕清联合传媒管理咨询中心译. 共享服务精要（Essentials of Shared Services）. 北京：中国人民大学出版社，2004.

[9]　黄德海. 王永庆如何企业化管理医院. 中外管理，2009，9：80-82.

[10]　陈贻善. 医院管理与绩效评估：台北长庚医院的成功管理模式（一）. 国际医药卫生导报，2001，(6)：9-10.

第四章
责任经营制度

第一节　台塑企业的责任经营制度

第二节　长庚医院的责任经营制度

第三节　分科损益管理

第四节　分类管理制度

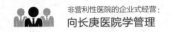
第一节 | 台塑企业的责任经营制度

1. 从台塑企业事业部制谈起

事业部制是美国通用汽车公司总裁斯隆（Sloan）于 1924 年提出，并在通用汽车公司最早采用的一种生产组织形式。从通用汽车的经验看，事业部制组织结构强调分权且注重结果。与职能制组织结构相比，事业部制的工作权责统一，归属明确，也就是说，事业部制是一种责任体制，业务上相对独立经营，单独核算，拥有一定的经营自主权并设有相应的职能部门。它是在企业总部控制下的利润中心，具有利润生产、利润计算和利润管理的职能，同时又是产品责任单位或市场责任单位，有自己的产品和独立的市场。企业按照"集中决策、分散经营"的管理原则，对各事业部拥有人事决策、财务控制、规定价格幅度、管理监督等权力，利用利润等指标对事业部进行指导和控制。事业部主管在产销上具有决策权，并可在一些共同事务，如财务、采购、营建、法律等方面得到总部的有力支持，使得各个事业部的决策因权责对称能够迅速适应环境，真正切中市场需要。更重要的是，权责统一意味着绩效考核更加科学合理，可以为企业永续经营培养出更多更好的优秀管理人才。

几百个大类、几千种产品，如果都由一个公司或集团进行生产和销售，那么势必会造成产销严重脱节，危及集团的产业结构和产品结构，并进而造成公司人浮于事，成本居高不下，竞争力完全丧失。随着台塑企业规模的扩大，领导中心权力愈发显得太集中，产生了僵化情形，管理往往不够完整周全，甚至产生不当的管理措施，致使日常管理出现了许多不符合实际情况的种种异常问题。为了避免因企业规模庞大而走向衰退，王永庆在这些问题出现苗头时，便立即从经营管理制度着手，按产品别将企业划分为多个事业部，让各事业部自负经营责任。总公司只负责制订经营目标，订立各项绩效奖励办法，促使各事业部为达成经营目标而不懈努力。

事业部制是一种生产和市场双导向的管理体制，因此生产经营自主权必须相应下放。各事业部又被视为利润中心，且在利润中心下又设立若干个成本中心，以便于推行管理合理化。各利润中心独立核算，自主经营，相互之间的经济往来虽说属于内部结算或关联交易范畴，但仍遵循等价交换原则进行交易。

但实行事业部制后，权力发生分散，各事业部利益的独立性又会滋长本位主义，增加总部的控制难度，既影响各部门间的协调，又使企业的整体性受到破坏。造成这一系列问题的根本原因是因为事业部一般不具备法人地位，其规模一般介于总公司与生产工厂之间，相当于分公司，其在组织管理方面的最大权力偏好就是设立更多的职能管理部门以便于扩大投资规模，从而把集团内的"大而全"变成了事业部内的"小而全"，并因此造成成本上升而严重偏离"效率原则"。在此情况下，王永庆对原始的事业部制进行了一系列根本性调整，果断下令成立总管理处，将某些重复机构集中于总管理处，由总管理处统筹管理各公司及事业部的共同性事务。如此设计一方面更加符合产销一元化与责任经营原则，同时又避免了各事业部出现机构重复设置的弊病。

台塑企业的每一个事业部都是一个专业化的产销经营单位，必须配合自身的组织编制、制造程序、产品结构等实际需要来统筹整体的产销作业，并全盘规划各自的经营目标，完成一种产品或一个产品群的生产任务和针对各自相对固定的下游客户做好销售工作，除此以外，其余功能部门统统收归企业总管理处。不仅如此，台塑企业的各大公司既没有采购部门，也没有财务部门，只有厂务管理和会计处。与美国福特和通用两家汽车公司相比，台塑企业集权与分权的基本特征是"集的更集，分的更分"。

2. 台塑企业的责任中心制度

责任中心是指随着企业的发展，其高级管理层会划分出若干责任区域，由高层管理者指派下属经理对相关责任区域进行管理并负责某些具体的生产经营活动。所谓责任中心制度，它是一个分权化的组织管理控制制度，每一责任单位均被视为一个个体，以人为对象，以绩效成果为中心，通过选择性授权与适度的集权提高经营的效率。它实际上是一个承上启下的概念，所谓"承上"是指事业部制这个大概念；所谓"启下"是指利润中心制和成本中心制这两个小概念。

由于事业部经营的原则是自主经营，自负盈亏，且以事业部经理为中心，独立运作，因此它可以自行提出投资计划及人事调配计划，自行制订产销计划、营业政策和产品售价等。后来，随着各事业部规模的不断壮大，产品种类越来越多，为了能使其经营责任更加明确，更加合理化，再将各事业部以厂或产品划分为"利润中心"，独立计算损益，并通过会计做投入与产出分析，衡量其经营绩效，以便于甄别责任归属。

由于台塑企业主要从事塑胶制造业，如何降低制造费用一直是一个大难题，因此各利润中心必须要能控制制造成本，提高生产效率和产品品质，如此才称得上是有效管理。经过研究，王永庆发现，利润中心的产销范围仍就太大，不利于计算并降低成本，因此他又下令将利润中心再细分为"成本中心"和"费用中心"。费用中心是指非直接生产部门；而成本中心则是指直接生产单位。成本中心是按照生产流程来划分的，并且将成本中心所要控制的成本项目按照"鱼骨图"或"成本树"的方式一一仔细列出，包括产量、品质、人事及各种能源的耗用等。这些项目又被称为"绩效项目"，旨在评估成本中心的绩效。

王永庆非常重视责任中心制度，并把这一制度当作是台塑企业直线生产管理流程再造的灵魂。他之所以如此重视的原因，是为了各事业部能够实现产销一元化。从这一角度来看，成立总管理处并责成其负责所有事业部的采购、财务、营建、法律事务、工程发包、出口事务、土地及对外业务等，就是为实现这一目标服务的。由事业部所提出的各种投资案或预算案在拟定之后均需呈送总管理处总经理室审核，目的在于确保责任经营制度的顺利实施，并加强对各事业部日常事务的有效管理。

3. 台塑企业的责任经营制度

所谓"责任经营"主要是指"管理者要担负起低成本经营的责任"。划分责任中心仅仅是实现责任经营制度的第一步,企业还需制订责任中心的责任目标以及设定激励性的绩效评核与奖励制度。

责任中心不能事先盲目预估目标,也不能仅以过去的经验来估算目标,而是要制订一个既可实现又富有挑战性的目标。因此,在具体目标的设定上,台塑企业使用"单元成本分析法",即:将每一绩效项目中成本发生的原因,用鱼骨图等要因分析的方法,以追根究柢般的精神,找出构成成本最根本的要因,并进一步分析其合理性。所谓合理性是指目标的设定应以是否能真正激发员工的潜力为前提,不可过高或过低。当判别成本要因合理性时,应结合机器性能和投入产出模型从理论上计算出目标数值,例如:机器的额定功率、原料的用量、配料的用量、需要的人力及其工作效率等,同时参照优秀同业的实绩。

当然,责任经营制度成功与否还与所开展的绩效评核与奖励制度有密切关系。应该说,此制度是台塑企业赖以培养员工"切身感"的一个有效措施。根据责任中心的性质,确定绩效衡量的项目后,设立绩效评估标准。再通过设立个人效率奖金,将绩效评估的结果与个人奖惩结合起来。个人绩效的衡量项目与利润中心相同,但评核的标准却各不相同,例如:利润中心的目标提高之后,个人绩效评核的标准并不一定随之提高。换句话说,原本个人的绩效评核标准应随利润中心目标的提高而相应调高,但若此项目绩效的提升是个人努力的结果,那么只要员工达到原来的个人评核标准,企业即会发给奖金,以免员工产生工作成果被企业吞掉的感觉并因此丧失工作动力。而若此项目绩效的提升是企业协助的结果,如新设备引进、购买新技术等,则个人绩效评核的标准将会适当提高,但通常不会完全提高至与团体评核标准相等的程度,因为达到新的绩效要求也离不开员工的配合,所以不会要求个人绩效评核标准与项目绩效评核标准必须完全相等才发给奖金。

第二节 | 长庚医院的责任经营制度

长庚医院在创院之初，曾出现过亏损，为使医院转亏为盈，王永庆下令成立了五人小组❶，专责检讨医院营运问题，并决定引进企业管理经验，逐项建立医院会计及各项管理制度。台塑企业相应的责任经营制度也由此被引入长庚医院。医院各分科逐步采取利润中心制，以各科室作为责任单位独立进行经营管理，每月制作全院报表，并分科检讨其开诊数、用人费用、成本分摊等，逐步分析改善。

与台塑企业发展历程相似，随着长庚医院规模日益扩大，新的院区也开始筹建，为了更好地管控成本，使医院不致因规模日渐庞大而使效率有所降低，长庚医院沿袭了台塑企业基于责任经营管理的事业部制度。1983年10月5日，为配合基隆、高雄长庚医院筹建，长庚医院成立"医务管理中心"，后又改名为"行政中心"，类似于台塑企业的"总管理处"，负责整个医院管理制度建设和共同事务处理。各院区作为大的责任中心——事业部，坚持责任经营原则，目的在于使各个院区能够实际配合本身的组织编制、诊疗程序、医疗服务特色等需要全盘规划各自的经营目标，统筹整体的诊疗、教学和研究作业。

各院区以下按照部门、专科或疾病类别划分为小责任中心——收益中心和成本中心，实施利润中心制度，即：以科别各自建构成一个单独计算损益的单位，并经由分科经营，根据成本和收入衡量经营绩效，将其导入医疗服务的例行运作，并定时给予评估和比较，若发现异常则提报至幕僚

---

❶ 长庚医院在创院之初，曾出现亏损，为使医院转亏为盈，王永庆创办人召集台塑企业总管理处杨兆麟、长庚医院张昭雄院长、范宏二、吴德朗及医务管理黄谦信等主管成立长庚五人小组，每个星期五晚上在台北长庚旁边的良士西餐厅边吃饭边开会，每次讨论一个主题，检讨医院运行过程中出现的种种问题。

管理部门，并做管理制度与绩效实务层面的检讨改善，以追求经营管理的合理化。图 4-1 为长庚医院的责任经营实务运作关联图。

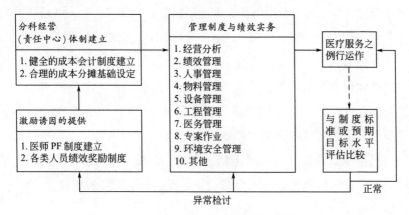

（资料来源：魏庆国，王舜睦，《医疗机构绩效管理》）

图 4-1　长庚医院责任经营实务运作关联图

1. 长庚医院的分科经营制度

由于医疗专业类别繁多而复杂，无法使用统一的经营管理方法，医院一般按照专科别划分为内科、外科，或按照疾病别划分为癌症中心、皮肤科等。为了发挥各科的积极性，长庚医院基于分权管理思想，实行分科经营管理，即通过分科，把各科室当作责任中心进行运作，实施责任经营制度。长庚医院的分科除了按专科、亚专科别或按疾病别划分以外，更为了避免科内因"一山不容二虎"造成人才流失，往往还把重要科别再细分为一科、二科，使优秀人才各占"山头"，鼓励同侪正当竞争，提高管理绩效。

以心脏科的改革为例：1991 年为扩增规模，提高效率，王永庆下令把长庚医院心脏科一分为二。但计划刚一提出，即先后遭到来自医院内外的批评与反对。医院内部的反对理由是：拆分会伤及原有心脏科的完整性，还有可能导致每一科的临床病例减半，从而削弱学术研究的竞争力。外部的批评则认为，分科是长庚医院实施利润导向战略的结果，违背非营利性医院的医学伦理。考虑再三之后，王永庆并没有为内外非议所动，依然坚定推进分科改革。当年年底，原有的心脏科即被分为心脏一科和心脏二科。分科的成效在三个月之后便开始显现。1991 年年底，原有心脏科的营业额仅有 3000 多万新台币，但三个月后两科相加便增加到 4500 万。10 年后，两个心脏科的规模均超过了原有的一个心脏科，主治医师队伍各有 13 个人，整个心脏科的业务量比 1991 年增加了三倍，每个月都有上亿元新台币的收入。

在外界看来，王永庆的做法是利润导向。但实际上，除了实现扩大规模和提高效率两个目的外，王永庆坚持分科还有另外一条特殊理由。他敏锐地观察到：台湾的医师培养多采用"师徒制"，一个专科创立后不久即出现多个"山头"，"各山头的门徒"之间老死不相往来。王永庆认为，与其让他们在一个单位之内"派系相争"，还不如分而治之为好。如此既可化解矛盾，又可形成竞争，充分调动并发挥每一位医师的积极性。

2. 长庚医院的责任中心设定

为有效了解医院内各项管理及医疗服务活动所耗用的成本，进而分析及评估各项工作绩效并订立合理的收费标准，长庚医院首先依据提供的医疗服务类别及内部权力组织结构特性进行分科经营，即将医院划分成若干个责任中心，以作为成本收入汇集的基础单位，使收入有所归属。医院收入按照"谁执行，谁收入"原则合理归属到执行部门。医院发生的成本，通常例行性追踪分摊至各个"成本中心"，成本中心再细分到每一个课、组，亦即医院中用以累积所发生成本的最小单位或对象。衡量一个责任中心的绩效，最重要的观念是："管理者所接受到的评估项目，应该是其能够独立控制或影响的"。长庚医院的责任中心一般分为以下三种类型：

① 收益中心。直接提供病患诊疗服务的部门，有可资辨识的直接收入来源，但这些部门亦生成费用，同时接受没有直接收入来源的成本中心提供服务，故亦需分摊其合理的服务费用，如各临床专科及检查科室，因此既是利润中心，又是成本中心，在经营管理上设定为收益中心，给予各专科主任经营管理该科的适当职权，控制成本与品质，强化其担负该科经营成败的职责。

② 准收益中心。依托临床专科和检查科室为病患提供产品，且所提供

的产品也有价格，可创造收入，同时也具有控制本部门可控成本的能力，但其创造的收入完全依赖于收益中心的经营情况，如洗缝课、牙科技工室、医疗供应组等第二线的服务部门，其负责人主要集中于成本管控，一般主要归类为成本中心。

③ 成本中心。责任者只对其成本负责的单位，如护理站、行政后勤等医院支援服务部门。其绩效是衡量实际所发生的成本和预算或目标额度的差异程度，如果超过可以接受的程度，就必须从其活动或工作的内容与结果来加以综合评估判断，而非以利润数字来加以衡量。

为便于电脑化管理，并编制会计报表，长庚医院对每个成本中心均进行编码，原则是：第一码为院区别；第二码为性质别，以院区内各部门分类；第三码为大类别，以各科处级单位分类；第四码为中类别，以课、室及护理站级单位分类；第五码为细类别，以组、分科室级单位分类。如部门代号"21311"即代表基隆院区-内科部-肾脏科-洗肾治疗室-血液透析组。表 4-1 为长庚嘉义院区成本中心编码一览。

3. 长庚医院责任经营分析

图 4-2 为长庚医院责任经营分析示意图。长庚医院每月收入先归属到各收益中心，与目标收入或标准收入相比较，如产生差异，即由幕僚人员深入分析原因，提出改善对策。各个成本中心按照目标管理制度，每月通过"费用管制表"等表单，对实际成本与目标成本或标准成本做月成本分析，比较差异，发现异常并跟踪追查，提出改善方案。成本按照专科是否可控，分为可控成本和不可控成本，医院和专科基于可控责任，实施分类管理，共享成本管理绩效。

各个成本中心按照成本分摊基准把成本分摊到各个收益中心后，各个收益中心再通过每月分科损益表等进行各科经营损益分析，这种做法被称之为分科损益管理。各部门每月的经济状况均要与去年同期及上月比较，若有问题必须求证，以证实问题所在，然后全面研讨解决方案。方案实施后，幕僚们还要定期进行跟踪，分析方案实施的效果。

表 4-1　长庚嘉义院区成本中心代号一览表

成本中心	部门代号	成本中心	部门代号
管理中心		环管组	
嘉义院区	01610	福利组	
嘉义院区扩建组		伙食	01930
管理部		警卫组	
医务专科组驻嘉义		**药剂部**	60000
院长室	04800	药剂科	6-MD0
资管处		调剂科	6-MI0
嘉义电脑课	06400	**护理部**	60100
仪器处		护理部	60600
顾问或兼任人员		**内科部**	60800
实习医师		一般内科	60810
嘉义仪器课	07800	胃肠肝胆科	66100
供应处			60820
医事行政组	07810		60900
安全卫生组	07820		60910
嘉义供应课	07900		60960
嘉义医疗供应组			
嘉义资材组			
嘉义洗缝课			
工务处			
公共设施工务			
公共维修预约			
公共专案工务			
公共设施管理			
嘉义工务处	0E000		
超限			
嘉义工务处处务室	0E100		
国际学术研讨会			
嘉义工务处课课务	0E200		
医教组			

成本中心	部门代号	成本中心	部门代号
脑神经外科	6R220	家庭医学科	63H00
小儿外科	6R260	急诊医学科	63W00
整形外科	6R310	**妇产部**	
泌尿科	6R510	妇科	67000
骨科	6G000	妇产科系　产科	67100
直肠肛门科	6G100	产科　产房	67200
直肠肛门门治疗室	6G200		67210
其他专科		**病理科**	
儿童内科	64000	解剖病理科	69100
健儿门诊	6A100	临床病理科	69200
婴儿室	6AC20	门诊组	68210
眼科部	6AC10	生化组	69220
开刀房	63400	血清组	69230
耳鼻喉科	63410	家庭医学科	62300
	63500	急诊医学科	6B400
			62500
			62600
			62700
			62800
			62810
			6A100

续表

成本中心	部门代号	成本中心	部门代号	成本中心	部门代号	成本中心	部门代号	成本中心	部门代号
嘉义工务课电力	0E210	图书室	66110	胃肠科 内视镜	61210	听力治疗	63510	血库组	69240
嘉义工务课空调	0E220	教材室	66120	肝胆科	61220	语言治疗	63520	病毒组	69250
嘉义工务课水处理	0E230	社会服务组	09400	胸腔内科	61300	精神科	63600	微生物组	69260
嘉义工务课蒸汽	0E240	**医事处**		血液肿瘤科	61400	神经科	63700		
嘉义工务课修缮	0E250	医疗事务处	65000	肾脏科	61500	皮肤科	63800	**牙科部**	6D000
嘉义工务课气体	0E260	医事处务室	65100	血液透析	61510	复健科	63900	牙科	
嘉义工务课污水	0E270	医疗事务课	65200	腹膜透析室	61520	物理治疗	63910		
嘉义工务课热水	0E280	医疗事务组	65210	新陈代谢科	61600	职能治疗	63920		
嘉义工务处设计课	0E500	劳保组	65220	心脏血管内科	61700	义肢制作组	63930		
嘉义工务处工务一课	0E600	病房组	65230	风湿过敏科	61800	麻醉科	63A00	**手术室**	6Y000
嘉义工务处工务二课	0E700	病历组	65240	健康检查科	61900	恢复室	63A20	手术室	
		管理处		**外科部**		呼吸治疗科	63B00		
		管理处务室	6R000	外科部	62000	放射线诊断系	63D00	嘉义院区工程	08C00
		管理课	6R100	一般外科	62100	放射诊断科	63DA0	嘉义公共工程	66660
		庶务组	6R200	心脏外科	62200	放射线治疗科	63E00	嘉义公共工程（友立专用）	66670
						核子医学科	63F00		

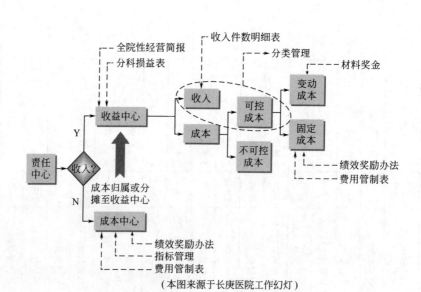

（本图来源于长庚医院工作幻灯）

图 4-2　长庚医院责任经营分析示意图

第三节 ｜ 分科损益管理

　　分科损益管理就是在分权负责的管理制度下，依照组织设计框架，配合营运检讨需要，提供专科（收益部门）别的收入、成本及损益信息，其实质上是责任会计制度的应用。责任会计制度源于标准成本制度与行为科学的理论，1952 年由美国会计师希金斯（John A. Higgins）所倡导，是在分权管理条件下，为适应经济责任制的要求，在企业内部建立若干责任单位，并对它们分工负责的经济活动进行规划、控制、考核与业绩评价的一整套会计制度。长庚医院主要推行分科经营，因而科是经营主体，而不是医院。医院起管理、协调作用，并承担多项共同事务，如挂号、清洁等。专科的经营业绩从经营损益表可看得一清二楚。在长庚医院，实施分科损益的前提是确定每个科的经营责任，并按照内部拨转制度，制订收入归属原则和成本分摊基准，科学公正计算每科的收入和成本。

1. 医疗收入归属原则

为衡量收益中心的绩效，必须明确各科室收入状况。医疗收入包括门诊、检查、住院、手术及其他治疗项目收入，长庚医院按照"谁执行，谁收入"的原则科学合理地把收入归属到各收益中心，即归属到作业执行者，如住院费（包含医师费、护理费及病房费）依签床科别归属该科收入，手术费以实际手术科别为收益归属单位，麻醉费归属麻醉科，检验、检查费归属于实际作业单位，会诊费归属会诊科别，X 光费归属放射部门，各单位自行检查部分则归执行单位，伙食费归属营养部或福利课。两个以上单位共同执行的收入依各单位执行项目收费标准予以拆分或依协商比例拆分。以人力支持其他单位时，收入归主办单位，用人成本则每月结算。急诊医疗收入原则上归急诊部门。表 4-2 为长庚医院心脏内科门诊收入归属范例。

表 4-2　长庚医院心脏内科门诊收入归属范例

单位：元（新台币）

批价科别	收费项目	金额		归属科别	金额
心脏内科 31700	挂号费 G01-002	100	⇒	心脏内科 31700	312
	门诊诊察费 G02-003	212			
	心电图 M22-012	150		心电图室 31720	150
	血液及体液葡萄糖 L72-314	50		病理科生化组 39220	50
	胸部 X 线 X75-011	200		放射诊断组 33D00	200

注：数字及字母代表科别和收费项目代号。
（本表来源于长庚医院工作幻灯）

2. 成本分摊

所谓"成本分摊"，是指将某一成本项目或特定成本中心累积的成本，重新分配于一个或多个成本中心的会计处理程序。为了解医疗服务成本以及科室损益，必须将成本中心的成本分摊至接受其服务的收益中心。由于每位患者的病情不同，需要治疗或保健的服务情况亦不相同，诊断、治疗及护理工作无法按照统一管控目的严格进行分类。同时，医疗费用成本支出须结合医师的专业知识，并视治疗需要直接加以管控，因此，相较于其他行业的成本结构，医院的成本具有间接分摊成本量大、用人成本高、固定成本高、作业种类多及复杂度高等特性，再加上医院内部单位独立性低，成本分摊更加困难。长庚医院的成本分摊作业可分为以下三个步骤：

① 成本汇集。成本汇集即将类似性质的成本通过健全的会计制度，组织规划及授权、核准与款项核付程序，经由会计作业，将原始凭证报销汇集到一个单位，亦即成本库。如：医院可将所有水电费汇集在水电费成本库中。长庚医院已实现全院层面上的信息化作业，故可通过长庚医院财务作业系统中的会计账务系统收集医院规划与决策所需的成本资料及其他相关信息：以划分的成本中心为成本汇集的基本单位，在会计账务系统中设置"账务处理原则"，借以统一各成本中心成本的汇集，并在会计信息中，设立各成本中心分类账，各分类账依会计科目分设明细账。各成本中心的人事与药品、材料成本等各项费用，循人事薪资、药品管理、库存管理等作业系统及会计信息系统的"账务处理原则"进入成本分类账各相关科目账内。在账务结算终了时，可由账务档案系统中撷取成本计算科目，进行成本分摊作业，并相互核对有无差异发生。

② 决定成本分摊基础。可追溯来源的直接费用直接归属各成本中心，无法直接归属的间接成本，必须设立分摊基准。由于医疗服务的差异性，医院通常无法找到完全标准化的分摊基准。长庚医院坚持公平合理的测量原则，通过和各部门充分协商，建立了各成本项目的成本分摊基础，如表4-3。

③ 将成本分摊至收益中心。确定好分摊基准后，根据各成本中心特点，采取直接分摊法、阶梯分摊法、相互分摊法等成本分摊方法将各成本中心的成本分摊至收益中心。长庚医院各科室直接成本如人事费用、计价与不计价卫药材、水电等直接汇集至各科室，支援部门成本按照部门特性归入损益科目后，依各项分摊基础，采取阶梯分摊法分摊至各部门，如清

表 4-3 医院成本分摊基础

成本项目	分摊基础
清洁费	依设定的清洁工时(如:面积×频率)
维修费	工务修缮及仪器修缮可依修缮工时,电梯费用则依当月收入比例分摊
电力费	依照明灯具数、设备耗电量及动用率设定分摊权数
空调费	依面积、冷冻吨数及动用率设定分摊权数
蒸汽费	用蒸汽设备的耗用量
气体	依出口数及动用率设定分摊权数或依气体收入
水费	依当月收入比例分摊
护理监理费	依各护理站护理人员数
公共费用	依当月收入比例分摊或服务人次比例
护理费	门诊、住院、手术及护理行政等的分摊基准有所不同 ① 门诊:依跟诊人次比例分摊 ② 住院:依各科占床日比例分摊 ③ 手术:依手术时间比例或刀数分摊
医疗事务费	含挂号、批价、申报及病历等支援单位直接成本,按收入、申报件数或门诊住院人数日
行政管理费	有关管理、计算机、会计等行政部门之成本,按医务收入比例、员工人数、服务人数
洗缝费	依各单位送洗的重量数为基准或依种类的件数为基准
药材费	药材依实际发生部门计算成本,药剂部门费用则依服务人次数或药材收入比例分摊
住院医师	依当月实际排班科别归属、依设定比例分配至科室、依设定分配比例摊至门诊、住院、加护病房

(本表根据长庚医院工作幻灯整理)

洁费和公务成本以及电力、空调、蒸汽等。护理站的成本按照门诊人次、住院床日、手术工时分摊至各收益中心。

3. 分科损益计算

驻院区专科经营助理负责各科的经营损益分析,主要依据各科收入减去成本计算该科损益,并将本月与上月及上年同期数据进行比较,如有异常,即行研拟改善对策,每月提报科主任和主管,帮助其掌握专科经营情况。表 4-4 为长庚医院某科某月分科损益比较表。

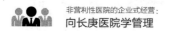

表 4-4　长庚医院某科某月分科损益比较表

部门代号：××××　Total　　　　　　　　　　　　　　　　　　　　　　　　单位：元（新台币）

项目	月份	门诊 金额	门诊 %	住院 金额	住院 %	加护病房 金额	加护病房 %	手术室 金额	手术室 %	本月(A) 金额	本月(A) %	上月(B) 金额	上月(B) %	去年同期(C) 金额	去年同期(C) %	差异(D)=A-B 金额	%	差异(E)=A-C 金额	%
	医务收入净额	2757593	100.00	1918056	100.00	0	0.00	1889423	100.00	6575072	100.00	5487285	100.00	7316196	100.00	1087787	19.82	-741124	-10.13
用人成本	主治医师	813685	29.51	393916	20.54	0	0.00	609390	32.08	1816991	27.63	1511069	27.54	1834783	25.08	305922	20.25	-17792	-0.97
	住院医师	259120	9.40	294179	15.34	0	0.00	272401	14.34	825700	12.56	309548	5.64	766498	10.48	516152	166.74	59202	7.72
	护理人员	103691	3.76	652297	34.01	0	0.00	806462	42.46	1562450	23.76	1577129	28.74	1317679	18.01	-14679	-0.93	244771	18.58
	技术人员	215342	7.81	0	0.00	0	0.00	58044	3.06	273386	4.16	266564	4.86	230534	3.15	6822	2.56	42852	18.59
	行政人员	111324	4.04	0	0.00	0	0.00	14670	0.77	125994	1.92	118802	2.17	112741	1.54	7192	6.05	13253	11.76
	其他人员	32754	1.19	42897	2.24	0	0.00	46602	2.45	122253	1.86	130374	2.38	107372	1.47	-8121	-6.23	14881	13.86
	小计	1535916	55.70	1383289	72.12	0	0.00	1807569	95.16	4726774	71.89	3913486	71.32	4369607	59.73	813288	20.78	357167	8.17
医务成本 变动成本	计价药品	472138	17.12	107977	5.63	0	0.00	25003	1.32	605118	9.20	558055	10.17	882823	12.07	47063	8.43	-277705	-31.46
	不计价药品	841	0.03	705	0.04	0	0.00	2542	0.13	4088	0.06	3039	0.06	2529	0.03	1049	34.52	1559	61.64
	计价材料	687	0.02	35299	1.84	0	0.00	75213	3.96	111199	1.69	95857	1.75	123727	1.69	15342	16.01	-12528	-10.13
	不计价材料	52860	1.92	16267	0.85	0	0.00	54726	2.88	123853	1.88	111567	2.03	110392	1.51	12286	11.01	13461	12.19
	蒸汽费	132	0.00	14931	0.78	0	0.00	3147	0.17	18210	0.28	15625	0.28	17920	0.24	2585	16.54	290	1.62
	电力费	38458	1.39	23339	1.22	0	0.00	7372	0.39	69169	1.05	72496	1.32	55318	0.76	-3327	-4.59	13851	25.04
	水费	2508	0.09	1708	0.09	0	0.00	1693	0.09	5909	0.09	5689	0.10	4634	0.06	220	3.87	1275	27.51
	气体	190	0.01	4354	0.23	0	0.00	3754	0.20	8298	0.13	5957	0.11	7673	0.10	2341	39.30	625	8.15
	社会补助	13788	0.50	9590	0.50	0	0.00	9497	0.50	32875	0.50	27437	0.50	73164	1.00	5438	19.82	-40289	-55.07
	小计	581602	21.09	214170	11.17	0	0.00	182947	9.63	978719	14.89	895722	16.32	1278180	17.47	82997	9.27	-299461	-23.43
固定成本	折旧	215334	7.81	26170	1.36	0	0.00	88182	4.64	329686	5.01	321160	5.85	221377	3.03	8526	2.65	108309	48.93
	修缮费	64030	2.32	9738	0.51	0	0.00	16732	0.88	90500	1.38	181899	3.31	127307	1.74	-91399	-50.25	-36807	-28.91
	工务修缮费	9445	0.34	6438	0.34	0	0.00	6375	0.34	22258	0.34	10787	0.20	62162	0.85	11471	106.34	-39904	-64.19
	仪器修缮费	18642	0.68	9	0.00	0	0.00	3808	0.20	22459	0.34	21465	0.39	14530	0.20	994	4.63	7929	54.57
	空调费	13401	0.49	6630	0.35	0	0.00	1828	0.10	21859	0.33	9777	0.18	15377	0.21	12082	123.58	6482	42.15

续表

项目	门诊 金额	门诊 %	住院 金额	住院 %	加护病房 金额	加护病房 %	手术室 金额	手术室 %	本月(A) 金额	本月(A) %	上月(B) 金额	上月(B) %	去年同期(C) 金额	去年同期(C) %	差异(D)=A-B 金额	差异(D)=A-B %	差异(E)=A-C 金额	差异(E)=A-C %
杂项购置	22116	0.80	294	0.02	0	0.00	28146	1.48	50556	0.77	41108	0.75	41691	0.57	9448	22.98	8865	21.26
消耗品	37	0.00	93	0.00	0	0.00	110	0.01	240	0.00	446	0.01	78	0.00	-206	-46.19	162	207.69
事务费用	100384	3.64	8085	0.42	0	0.00	12821	0.67	121290	1.84	63638	1.16	93451	1.28	57652	90.59	27839	29.79
清洁费	38038	1.38	18558	0.97	0	0.00	6024	0.32	62620	0.95	61678	1.12	66143	0.90	942	1.53	-3523	-5.33
洗缝费	30901	1.12	18093	0.94	0	0.00	53679	2.83	102673	1.56	81721	1.49	103735	1.42	20952	25.64	-1062	-1.02
医疗供应费	12223	0.44	956	0.05	0	0.00	8092	0.43	21271	0.32	13448	0.25	19256	0.26	7823	58.17	2015	10.46
医疗事务费	53111	1.93	36205	1.89	0	0.00	35854	1.89	125170	1.90	99738	1.82	104348	1.43	25432	25.50	20822	19.95
教育训练	13832	0.50	9430	0.49	0	0.00	9339	0.49	32601	0.50	23624	0.43	22844	0.31	8977	38.00	9757	42.71
护理监理费	3422	0.12	23227	1.21	0	0.00	30047	1.58	56696	0.86	53679	0.98	48982	0.67	3017	5.62	7714	15.75
医疗监理费	87440	3.17	59605	3.11	0	0.00	59027	3.11	206072	3.13	85614	1.56	111744	1.53	120458	140.70	94328	84.41
药剂调配费	38802	1.41	8767	0.46	0	0.00	1291	0.07	48860	0.74	54088	0.99	67473	0.92	-5228	-9.67	-18613	-27.59
其他	15482	0.56	4418	0.23	0	0.00	2559	0.13	22459	0.34	20957	0.38	29002	0.40	1502	7.17	-6543	-22.56
教育训练提拨差额	27711	1.00	19275	1.00	0	0.00	19087	1.00	66073	1.00		0.00		0.00	66073	0.00	66073	0.00
小计	764351	27.72	255991	13.35	0	0.00	383001	20.16	1403343	21.34	1144827	20.86	1149500	15.71	258516	22.58	253843	22.08
合计	2881869	104.51	1853450	96.63	0	0.00	2373517	124.96	7108836	108.12	5954035	108.51	6797287	92.91	1154801	19.40	311549	4.58
医务毛利	-124276	-4.51	64606	3.37	0	0.00	-474094	-24.96	-533764	-8.12	-466750	-8.51	518909	7.09	-67014	14.36	-1052673	-202.86
管理费用	101480	3.68	69179	3.61	0	0.00	68506	3.61	239165	3.64	213278	3.89	225277	3.08	25887	12.14	13888	6.16
本期损益	-225756	-8.19	-4573	-0.24	0	0.00	-542600	-28.57	-772929	-11.76	-680028	-12.39	293632	4.01	-92901	13.66	-1066561	-363.23
研究费	16230	0.59	0	0.00	0	0.00	0	0.00	16230	0.25	16598	0.30	1160	0.02	-368	-2.22	15070	1299.14
调整后损益	-241986	-8.78	-4573	-0.24	0	0.00	-542600	-28.57	-789159	-12.00	-696626	-12.70	292472	4.00	-92533	13.28	-1081631	-369.82

表号：G3407-B

说明：本表包含×××等部门。

主任： 经营助理： 制表日期：4月7日

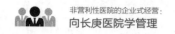

第四节 | 分类管理制度

1. 分类管理制度的涵义

分类管理制度是指在责任中心的组织架构下，以目标管理为准则，依据专科成本的控制责任，对不同成本项目特性实施分类管理的一种责任经营制度，目的是激励专科开源（提高医务收入）和节流（降低可控费用），通过收入增长与成本管控，创造专科管理绩效。

各医疗专科的总成本按照控制责任可分为可控成本与不可控成本。所谓可控成本是指医院各专科能够控制、负责且执行的一组成本项目；不可控成本是指应由院方控制、负责且向各专科分摊费用的一组成本项目。如此细分的目的在于配合责任中心制和目标管理制，使专科能明确各自责任，真正了解参与经营的内容与权限，并进而实现全员参与的经营理念。

在分类管理制度下，如果再辅之以合理的绩效奖励办法，医院即能极大激发专科的服务热情与追求低成本的信心。分类管理是以医师为主体，依据专科特性设定可控成本项目，将可控成本交由医疗专科负责管理。医疗专科通过开源或节流方式创造管理绩效。该制度根据成本的不同控制责任，通过参与管理及自我控制，可增加医师的切身感，实现院方与专科共同合作经营，利润分享，使机构目标与个人目标充分结合并达成双赢。

分类管理制度是一种全面建立"下层结构"的分权化改革，其诱因是成本控制与减少浪费，其实质是引导医院从单纯追求成长向规模扩张与成本控制并重转变。其显著特点是医疗专科对可控成本项目（如不计价药材、杂项购置及事务费用）具有有效管制的能力，节省的人员及材料等可控成本可以转变成收入，医院按照可控费率提取收入后，剩余部分如果是正绩效，那么可计入医师费中，由科内员工（主要是医师）共同分享。如果是负绩效，科室医师要从原有医师费中"吐回"部分收入，以弥补负绩效，亦即负绩效由科室医师负责。

实施分类管理制度时，最重要的一点是必须基于合理化管理精神，准确区分管理绩效是医院的投资效益还是专科经营效益，如医院投资更新专科设备带来的效益应归于医院，因此，实施分类管理的专科收入与可控成本的比例，即专科可控费率需定期检讨，以合理的可控费率交付专科管理，合理反映投资效益及非专科经营所得归属院方，专科经营所得归属专科，以符合分类管理精神。

分类管理制度并不一定适合所有专科，在实施分类管理制度时，必须观察该专科医务收入是否具有持续成长空间，可控成本是否具有下降空间。比如，随着健保支付总额管控制度的实施，某些专科的医务收入已被限定，甚至还会略有减少，而可控成本尤其是人力成本又逐年增加，那么在这种情形下，有些在按量付费下采取分类管理制度的医务专科就会感到再采取分类管理会出现负绩效，故而不宜再采取分类管理制度。

2. 长庚医院分类管理制度的实施情况

长庚医院于 1987 年开始正式推行分类管理制度。早期的分类管理被称为专科"独立经营"，即让专科自主经营。这一时期，由于台湾尚未实施全民健保，更没有现在的总额预算制度，整体医疗产业的成长速度很快，于是分类管理的最主要动机和目的就是"专业自主"，鼓励各专科发展医疗业务，给予专科自主管理的权责（如人事等），以期创造医疗收入，即"开源"。到了 1995 年，台湾开始实施全民健保，尤其是推行总额预算制度后，医院的收入逐渐稳定，此时控制成本便成了医院检讨的重点方向，分类管理的重点于是也就转移到了"节流"方面。

长庚医院全院纳入分类管理的专科共有 15 科，受医院健保总额管制影响，医务收入成长停滞，除 2007 年嘉义院区牙科新纳入分类管理外，未再新增分类管理专科。因为牙科分科细，每个科可独立实施分类管理，因此实施分类管理最多的是牙科，其余为 X 线科、妇产科、眼科、麻醉科、放射治疗科、解剖病理科。综观所有实施分类管理制度的专科，它们普遍具有这样三个特性：①专科医务收入具有持续成长空间（含自费收入）；②专科对成本项目具有有效管制力（如不计价药材、杂项购置及事务费用）；③每月的管理绩效可及时分配予主治医师，表 4-5 显示了实施分类管理的专科月平均管理绩效分配给医师的奖金情况。

表 4-5　2010 年实施分类管理专科月平均管理绩效 PF 统计表

单位：千元（新台币）/月

院区／科别	台北林口	基隆	高雄	嘉义	小计	每位主治医师（人均）
妇产科	3022	—	—	—	3022	60
牙科	6714	591	938	381	8624	88
放射治疗科	1585	264	818	436	3103	129
影像诊断科	未参与分配	未参与分配	145	未参与分配	145	9
解剖病理科	330	—	96	—	426	17
合计	11651	855	1997	817	15320	81

（资料来源于长庚医院工作幻灯）

随着总额预算管制的影响越来越大，各专科医务收入的成长空间被压缩，人力成本越来越高，再加上成本降低的空间也越来越小，林口、高雄院区的麻醉科、眼科、耳鼻喉科、解剖病理科及台北妇产科分别于 2012 年 11 月和 2013 年 1 月终止实施分类管理制度。

3. 可控成本项目的设定

实施分类管理的关键在于成本分类，把成本划分为"可控"与"不可控"两大类。水费、电费、蒸汽费等变动成本，折旧❶、修护费、修缮费、空调费、清洁费、医疗事务费、医学教育费、医疗监理费、药剂调配费及其他固定成本等，管理费用和研究费用❷等间接成本，均属于不可控成本，分别由医院负担。而可控成本是指专科可以控制的成本。比如在人事成本方面，专科可以决定招聘多少住院医师、护士、技术人员与行政人员，晋

---

❶ 折旧是设备的投资，这部分不交给专科，主要是因为医疗仪器日新月异，而且金额往往庞大，像眼科近视手术的机台是 1400 万新台币左右，分 8 年折旧，每个月也将折旧近 15 万新台币。

❷ 因为医学中心要求医疗、教育、研究并重，因此医学教育费和研究费用由医院承担，如果这部分变成由专科控制的可控成本，则专科可能会为了节省成本，而不进行研究和教育。

升多少主治医师；在变动成本方面，专科可以决定开何种药，开多少药、用多少纱布等；在固定成本方面，专科可以决定杂项购置、消耗品、事务费用、洗缝费用等。依专科特性各科可控制成本项目如表4-6所示。

表4-6　长庚医院部分专科实施分类管理可控成本项目一览表

可控制费用项目		牙科	解剖病理科	眼科	麻醉科	儿童麻醉科	X线科	放射肿瘤科	妇产科
主治医师薪资		✓	✓	✓	✓	✓	✓	✓	✓
用人费用	住院医师薪资	✓							
	护理人员薪资	✓	✓	✓		✓	✓		✓
	技术人员薪资(含行政及其他人员)	✓	✓	✓		✓	✓	✓	✓
变动成本	计价药品费				✓				
	不计价药品费	✓	✓	✓		✓	✓	✓	
	计价材料费				✓				
	不计价材料费	✓	✓	✓		✓	✓	✓	✓
固定成本	杂项购置	✓	✓	✓		✓	✓	✓	✓
	消耗品	✓	✓	✓		✓	✓	✓	✓
	事务费用	✓	✓	✓		✓	✓	✓	✓
	洗缝费用	✓	✓	✓		✓	✓	✓	✓
	医疗供应费用	✓	✓	✓		✓	✓	✓	✓

（本表来源于长庚医院工作幻灯）

要注意的是，虽然实施分类管理的目的在于降低成本并提高绩效，但非营利性医院并不以利润最大化为宗旨，纵使其提高绩效的方式与企业大致相同，但其最终经营目的仍与企业有一定差别。因此，在成本是否可控的划分上，有些成本即使从性质上属专科可控，但考虑到专科可能会为节省这些可控成本而做出一些对专科和医院发展不利的不当节省，故有些可控成本在分类管理制度中被认定为非可控成本。如以用人成本的分类来看，主治医师、护理人员、技术人员和其他人员的成本一般划归各专科，而住院医师则划归医院。住院医师尽管理论上应予划归专科，但因为其身份特殊，住院医师的招聘系以培养主治医师为目的，事关医院未来发展大计，如果此项成本交由专科执行，一般会引发主治医师刻意减少住院医师名额或只招聘"自己人"的弊病，从而对医院的长期经营造成伤害，故住院医师成本一般由院方承担。

在固定成本中的杂项购置方面，针对不同杂项和购置原因，成本归属也不相同。比如购置原因是"新增部门或原有部门扩充之需"，杂项成本由医院负担，如果购置是由于遗失或损坏，则由专科负担成本。不同的杂项在因业务量增加或更新时，成本归属也不相同，比如事务设备、病房设备等由医院负担成本，小仪器或器械由专科负担成本，具体见表4-7。

表 4-7　长庚医院杂项购置的归属原则

项目	领用原因	业务量增加新领用	新增部门或原有部门扩充之需领用	更新领用	遗失领用	损坏领用
事务设备	如：橱柜、办公桌、办公椅、计算机、非黑板、冷热型饮水机	√	√	√	×	×
病房设备	如：病床床垫、太空被、换药车、不锈钢三层车、器械储存柜	√	√	√	×	×
小仪器	如：血压计、电子体温计、拍痰器、O_2流量表、自动血糖测定器	×	√	×	×	×
器械	如：止血钳、镊子、手术刀柄、不锈钢磨药碗	×	√	×	×	×

注：1. 打"√"者是院方负担成本，打"×"者是专科负担成本。
2. 杂项购置：凡自购缴库或领用耐用年限2年以上，单价不及5万元（新台币）或耐用年限2年以内的工具、仪器等设备皆属之。
3. 作业流程：凡属由院方负担成本的杂项购置领用案件，其材料领用单必须先由专科助理核对并经院区医务专科组审核后方可向供应处领用。
（本表根据长庚医院相关文件整理）

4. 可控费率

管理绩效即为目标可控成本总额与实际可控成本总额之差，而目标可控成本费用是以基准可控成本和基准收入计算的可控费率而计算的。可控费率又叫分类管理费率，是专科与医院的拆账比例。不论管理绩效正负，医院提取该科（1－可控费率）倍的收入。

① 可控费率的设定。可控费率根据专科的特性，采取单一费率制、类别费率制和单项费率制三种类型。单一费率即整个专科采用一个费率，如

妇产科、解剖病理科；类别费率是指按不同的方法、方式，每一类规定有不同的可控费率，如放射治疗科与放射诊断科；单项费率是指每一个操作作业就是一个可控费率，如牙科。采用单一费率制的妇产科的可控费率设定范例，见表4-8。例如：该科以实施前一年平均收入或80％工作负荷的收入为基准收入，本例设为200万新台币。以实施前一年平均成本为基准可控制成本（可控用人成本❶、变动和固定成本之和），本例为114.3万新台币。可控费率等于可控制成本/基准收入×100％，本例为57.15％。即按照分类管理制度，专科获得该科收入的57.15％，医院获得该科收入的42.85％（1－57.15％）。

表 4-8　可控费率的计算范例　　　　单位：元（新台币）

项目		基准	
		金额	％
医务收入净额		2000000	100.00
主治医师薪资(1)		500000	25.00
用人费用	住院医师薪资	0	0.00
	护理人员薪资	200000	10.00
	技术人员薪资	300000	15.00
	用人合计(2)	500000	25.00
变动成本	计价药品费	0	0.00
	不计价药品费	10000	0.50
	计价材料费	0	0.00
	不计价材料费	100000	5.00
	变动合计(3)	110000	5.50
固定成本	杂项购置	1000	0.05
	消耗品	2000	0.10
	事务费用	20000	1.00
	洗缝费	4000	0.20
	医疗供应费	6000	0.30
	固定合计(4)	33000	1.65
可控制成本(5＝1＋2＋3＋4)		1143000	57.15

（资料来源于长庚医院工作幻灯）

---

❶　本例住院医师费由医院负担。

② 可控费率的调整。为符合分类管理的精神，合理反映管理绩效归属院方还是专科，长庚医院建立了可控费率检讨流程，根据实际情形定期进行调整。如因设备更新提升了经营效益，或者因为健保给付调整了收入基准，或者因医院管理幕僚工作改善了作业流程和用料方式，使得专科绩效增加，这时就要在确保医疗品质的前提下，主动检讨可控费率的合理性，合理反映效益归属院方还是专科，创造医院与专科双赢局面。如专科申购设备时，专科经营助理要评估设备提升效益情况；设备引进使用一年后，再检讨效益提升情形及效益提升的合理性，会签专科意见，呈报可控费率调整方案。

以放射治疗科设备更新为例❶，自 2003 年修订可控费率后，未检讨调整，近六年陆续引进 IMRT、IGRT、Rapid Arc 等直线加速器机台，使得设备精密度提升，每人次治疗照野数由 2003 年 2.92 照野/人次，增加为 2009 年的 4.12 照野/人次，放射治疗相关医务收入增加为 6854993 元（新台币）/月（增加了 28.21％）。这时为合理区分收入增加是院方投资效益还是专科经营效益，专科经营助理务必要分析检讨效益提升的原因。首先统计分析专科每人次治疗工时增加 130.86 秒（增加 26.97％），算出设备更新精密度提升增加的效益约 1.24％，这部分收入应归属院方，于是以直线加速器收入占全科收入的 73.83％，核算调整费率为－0.92％，可控费率由 32.71％调降为 31.79％，影响管理绩效金额约 81 万元（新台币）/月。

③ 分类管理制度管理绩效计算。根据设定的可控费率，按照"管理绩效＝可控制费用（当月医务收入×可控费率）－实际成本（含主治医师薪资）"公式，计算专科管理绩效。管理绩效原则上归全科医师承担（并入医师费作业发放），同时基于利润分享及激励科内非医师人员的目的，也会依呈准原则将管理绩效的全部或部分发放予科内非医师人员。如果是正绩效，则增加医师收入，即在原有主治医师费的基础上，增加管理绩效分摊收入，但如果是负绩效，则减少医师收入，即在原有主治医师费的基础

---

❶ 根据长庚医院行政中心提供资料整理。

上，扣除负管理绩效分摊亏损。医院则不管该科管理绩效的正负，每月提取（1－可控费率）的医务收入。

以前述妇产科为例，按照设定的可控费率57.15%，计算该专科的分类管理绩效，见表4-9。可控制费用为142.875万元新台币（250万元新台币×57.15%），管理绩效为可控制费用与实际可控制成本之差，即3.825万元新台币（142.875万元新台币－139.050万元新台币）。该部分是正绩效，按照主治医师费分配制度，在原有主治医师费的基础上发放给主治医师。

表 4-9　长庚医院妇产科某月分类管理绩效计算表

单位：元（新台币）

项目		实际	
		金额	%
医务收入净额		2500000	100.00
主治医师薪资(1)		625000	25.00
用人费用	住院医师薪资	0	0.00
	护理人员薪资	212500	8.50
	技术人员薪资	370000	14.80
	用人合计(2)	582500	23.30
变动成本	计价药品费	0	0.00
	不计价药品费	17500	0.70
	计价材料费	0	0.00
	不计价材料费	135000	5.40
	变动合计(3)	152500	6.10
固定成本	杂项购置	1250	0.05
	消耗品	1750	0.07
	事务费用	15000	0.60
	洗缝费	5000	0.20
	医疗供应费	7500	0.30
	固定合计(4)	30500	1.22
可控制成本(5＝1＋2＋3＋4)		1390500	55.62
可控制费用(6)		1428750	57.15
管理绩效(7＝6－5)		38250	1.53

（本表数据来源于长庚医院工作幻灯）

再以台北长庚医院眼科分类管理实施情况来看，见表4-10。该专科可控费率设定为该科收入的43.55%，换句话说，医院拿走该科收入的

表4-10　长庚医院台北眼科某月分类管理专科管理绩效

单位：元（新台币）

年　月　项目	实际(1) 金额	实际(1) %	目标(2) 金额	目标(2) %	差异(1)-(2) 金额	差异(1)-(2) %	说明	
医务收入净额	9827898	100.00	11167189	100.00	-1339291	-11.99	医务收入净额调整：	
可控制费用(A)	4280050	43.55	4863673	43.55	-583623	-12.00	调整前：	10194272
调整事项(B)	106022	1.08					病房费收入：	-19808
主治医师薪资(1)	2319384	23.60	2635457	23.60	-316073	-11.99	门诊诊察费收入挂号费：	-329903
用人费用　住院医师薪资	0	0.00	0	0.00	0	0.00	药事服务费收入,健保调整：	-16663
用人费用　护理人员薪资	347306	3.53	432676	3.87	-85370	-19.73	调整后：	9827898
用人费用　技术人员薪资	1432296	14.57	1188865	10.65	243431	20.48	事务项目(B)：	
用人费用　用人合计(2)	1779602	18.11	1621541	14.52	158061	9.75	事务费用：	4080
变动成本　计价药品费		0.00		0.00		0.00	80年调薪	38534
变动成本　不计价药品费	130029	1.32	80040	0.72	49989	62.46	79年调薪	41500
变动成本　计价材料费	0	0.00	0	0.00	0	0.00	退休金(护理)	4349
变动成本　不计价材料费	150739	1.53	132239	1.18	18500	13.99	退休金(技术)	17559
变动成本　变动合计(3)	280768	2.86	212279	1.90	68489	32.26	合计(B)：	106022
固定成本　杂项购置	54964	0.56	97439	0.87	-42475	-43.59	应发主治医师PF＝(1)＋管理绩效：	2170897
固定成本　消耗品	1813	0.02	17400	0.16	-15587	-89.58		
固定成本　事务费用	58859	0.60	115999	1.04	-57140	-49.26		
固定成本　洗缝费	37175	0.38	104399	0.93	-67224	-64.39		
固定成本　医疗供应费	1994	0.02	59159	0.53	-57165	-96.63		
固定成本　固定合计(4)	154805	1.58	394396	3.53	-239591	-60.75		
实际C＝1＋2＋3＋4	4534559	46.14					本月正（负）绩效：	
管理绩效＝A＋B-C	-148487	-1.51					本月实发主治医师薪资：	

院长：　　　　　　　　　　　部（科）主任：　　　　　　　　经办：

（资料来源于长庚医院工作幻灯）

56.45％。主治医师费预设定为该科收入的 23.6％，除了主治医师费外，专科可控成本还包括用人成本（住院医师薪资❶、护理人员薪资、技术人员及其他人员薪资）、变动成本（药品和医疗材料）和固定成本（杂项购置、消耗品、事务费用、清洁及医疗供应费等）。按照管理绩效是可控制费用（当月医务收入×可控费率）和实际可控成本之差，管理绩效为负绩效，主治医师就要"吐回（turn back）"部分医师费以弥补负绩效的亏损。

5. 分类管理作业运行流程

按照长庚医院"医管分工合治"原则，如何计算管理绩效等工作，一般不需要由医师等专业技术人员承担，而是由专业管理幕僚将所有计算工作形成制度和流程后，再通过计算机程序自动计算。

经营管理总组负责总的制度设计，编制可控表单，以及全院性差异分析；资讯管理部负责打印可控表单；院区经管组负责院区绩效核算和院区专科绩效差异分析。各专科检查院区经管组核算绩效有无错误后，报主管核决，并由人力资源发展部负责执行（参见表 4-11）。上述各个环节完全通过计算机系统与医师薪资账户相连接，每月由电脑自动完成。

表 4-11　长庚医院分类管理作业执行分工情形表

部门 ＼ 作业	制度设计	出可控表	核算绩效	核决	发放奖金	差异分析
经营管理总组	√	√				√
资讯管理部		√				
院区经管组			√			√
专科			√			
主管				√		
人力资源发展部					√	

（资料来源于长庚医院相关文件）

总之，实施分类管理制度可以加强专科自主管理，减少医院对医疗专业的干涉，赋予专科经营上的自主权，提高专科成本管理意识。

---

❶　台北眼科住院医师薪资由医院负担。

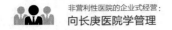
参考文献

[1] Don R Hansen，Maryanne M，Mowen. 王光远等译. 管理会计. 北京：北京大学出版社，2004.

[2] 黄德海. 台塑合理化管理模式研究. 北京：清华大学，2006.

[3] 长庚医院的全成本核算. 当代医学，2004，(7)：15.

[4] 吴德朗. 理想的国度——吴德朗医师回忆录. 第 4 版. 台北：典藏艺术家庭股份有限公司，2005.

[5] 庄逸洲，黄崇哲. 医疗机构管理制度. 台北：华杏出版股份有限公司，2005.

[6] 陈贻善. 台北长庚医院的成功管理模式——医院管理与绩效评估. 国际医药卫生导报，2001，(6)：9-10.

[7] 祝道松，彭雅惠，董钰琪等. 医疗机构成本与管理会计. 台北：华杏出版股份有限公司，2009.

[8] 陈桓熊. 医院成本作业制度的创建. 中国医院，2001，5 (5)：45-47.

[9] 陈贻善. 台北长庚医院的成功管理模式——医院管理与绩效评估（三）. 国际医药卫生导报，2001，(11)：6-8.

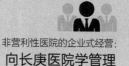

第五章
成本管控制度

第一节　台塑企业的单元成本分析方法

第二节　长庚医院的作业整理与单元成本分析

第三节　长庚医院的成本分析与改善流程

在台塑企业内，最常讲的一句话是："多争取一块钱的生意，也许要受外在环境的限制，而且一块钱的生意，充其量只能净赚一毛钱；但靠自己的努力，从成本里节省出一块钱，就等于净赚一块钱！"

不论是企业还是医院，区分一个单位有没有竞争力，主要就是看它的成本管控是不是够水平，在关键成本项目的处理上是不是做到了止于至善。长庚医院采用台塑企业单元成本分析方法，向管理要效益，持续优化医疗服务项目的成本结构，经由有效分析和改善，医院管理效益稳定增长。

虽然长庚医院素以"勤劳朴实"作为经营的指导原则，但在竞争激烈的环境下，这个原则并非指一味地追求成本最小化，实际上可解读为"追求完美、止于至善；当用不省，当省不用"。长庚医院的成本管控方法已经脱离了简单的成本核算范畴，而演变成一套"管理会计"理论下的管理制度。通过作业整理和工作分析，建立作业基准，先预测并制订各类别的明细"单元成本"（非单位成本）标准。再通过报表体系把作业基准"逐条细化为一张张覆盖医院所有管理活动的表单"。这些报表不仅可记录每项作业对于医院资源的消耗情况，同时也可记载责任人和责任单位是否履行了其责任，以及履行程度如何等各项基本信息。

幕僚人员的分析重点，首先应该在医疗服务过程开始前就要确定好各项"标准消耗"，亦即什么样的消耗标准最合理，既不能太高也不能太低，既要能被医疗单位所接受，又要能达到管理与控制作用；其次是在医疗服务过程完成后，要对"成本差异"逐项进行分析。凡遇到不合标准之处，系统会自动"举红旗"提醒管理者，管理者可秉着"只管理异常"的管理理念对异常进行深入分析，找到成本超标的关键因素。

第一节 | 台塑企业的单元成本分析方法

传统意义的标准成本制度主要强调标准成本的制订、标准成本与实际成本比较，以及成本差异分析的揭示和账务处理，但台塑企业本着"止于至善"的理念，按照控制论的反馈理论，采取单元成本分析方法，不仅基于实际成本和目标成本的比较，揭示差异，而且进一步分析差异要因，并根据分析结果，进行成本改善。

单元成本分析法起源于王永庆在 20 世纪 60 年代初提出的"作业整理"这一概念，并引入德鲁克（Drucker）的目标管理方法，同时深受戴明（Edwards Deming）的"全面质量管理"和日本人的"源流分析法"的影响。后经多年实践和改进，逐渐演变为一套带有强烈的台塑企业文化色彩的成本管理方法和实现管理合理化的基本工具。

王永庆说，成本控制需精细周到，因为一件商品的成本是由数百种因素集合再分摊产生出来的，所以要由一分一厘的节省做起，才能降低成本，即任何一个成本项目的异动都会影响整个商品成本的变化。20 世纪 60 年代初，王永庆在各个工厂推行"作业整理"，当时的目的就是想按照目标管理方法，通过"分层负责"来提高生产管理效率。后来根据科学管理理论，采取工业工程等方法测算构成产品成本的每一个作业动因，并据此制订产品的标准成本。

王永庆说，不论是生产单位还是非生产单位，只要先在你的作业目标中设定"标准"，然后拿来与你的"实绩"进行对比，那么就可看出你是不是"负责"；如果你"不负责"，接着就是无休无止的管理改善，直至你"负责"为止；但这还没完，因为如果你现在"负责"了，证明你先前设定的"标准"不合理，还有必要修正，以便使你日后更"负责"。如此循环往复，永不停止。从此可以看出，台塑企业的目标管理制度重点强调的不是目标制订本身，而是如何同步制订出"一套具体达成目标的方案"。

单元成本分析法是为辅助经营决策，根据成本资料所显示的问题点，深入了解实际状况，以追根究柢的精神，发掘异常并加以改进以求得合理成本的一种成本分析和改善方法。该方法主要强调如何"探究引致单位成本变动的实质背景"，从建立标准开始，先把实绩与标准进行对比，即可在单位成本统计表中看出成本差异，然后再循差异点逐项做深入检讨，追本溯源，以达成本改善的目的。它包括标准成本和实际成本差异的比较、差异要因分析和成本改善三项内容。

作为一种方法，"单元"并不完全是统计学意义上的一种成本计量单位，更多的是指为满足成本管理需要所提出的一种理念。"单元"仅是一个"名称"，寓意存在一个更小更深层次的理想成本，只不过限于当前工作条件无法找到，所以应该本着"止于至善"的理念努力寻找。换句话说，通过把理想与实绩进行比较，你总是能够在多个因素中发现会有一个或多个因素破坏了理想中的成本结构。只有在祛除了影响成本结构的主要原因后才能得到一个理想成本。王永庆比喻说："成本分析之于管理，犹如劈柴生火，树木劈为木头，木头劈为薪材，薪材之大小以能产生最大热量为准，成本分析之细度亦如此，当以达成管理上之需要为限度"。

单元成本分析法在实践过程中的应用实际上是一个管理循环，其基本步骤如下：

① 在一个目标期内，针对每一成本项目设定标准（目标）成本，定期将实绩与标准（目标）进行对比，并经由会计报表揭示差异。

② 对超出管制标准的差异部分实施要因分析，画出鱼骨图，并沿指定方向，精确计算，层层推进，追本溯源，直至探寻到差异产生的源头。

③ 源头是相对的，当以目前工作条件能够达到的最大限度为止。找到了源头也就意味着找到了解决方法，并可据此完成改善过程。

④ 根据改善结果实施绩效评估，并将评估结果用于修订新目标，从而完成一个管理循环。如此往复，永不停止。

单元成本分析方法不仅是台塑企业在石化工业中发展壮大的主要管理手段，同时也是长庚医院的核心管理方法。在长庚医院任何一个专科的可控制成本比较报表上，有四项内容非常重要：一是报表本身是按照企业责任会计报表方式编制，内容包括医务收入总额、可控制费用、调整事项、用人费用、变动成本和固定成本等项目；二是实际发生金额与目标金额不仅有比较，而且还要显示有没有差异，其编制方法与一般企业的目标管理要求完全相同；三是上述报表编制内容各项目之和构成了绩效管理的主要内容，是管理部门实施绩效评核和跟踪的主要依据；四是差异部分若超出一定范围，将被纳入异常管理范畴，由幕僚管理部门追踪处理，直至恢复至正常范围为止。

第二节 ｜ 长庚医院的作业整理与单元成本分析

1. 长庚医院的作业整理

长庚医院初建时，由于缺乏医院经营管理经验，最初的管理制度基本上是在张锦文从美国带来的各项作业规范的基础上运行的。台北长庚院区开业一年后，为合理管控成本，台塑企业总管理处总经理室就开始指派企业管理幕僚到台北长庚医院调查医院作业流程，按照台塑企业成本管控方法，进行作业整理。作业整理主要包括程序整理和操作整理两部分。其中，程序整理的着眼点是如何提高流程效率。对此，幕僚们对整个医疗服务过程进行详细记录和分析，用以反映整体运行状态，有效掌握现有流程的异常情况，并采取工业工程等手法实施改善。而操作整理的着眼点则是如何提高工序效率，尤其是注重分析人机之间的配合及其所存在的管理问题。

1978 年 10 月 10 日，王永庆在其家中召开会议，要求时任长庚医院副院长的张锦文把医院各科作业规范写下来，形诸文字，方便大家奉行。张锦文答说，自己早已把重要的作业规范都订定出来了，目前长庚采用的医疗作业规范和医院管理作业均是按照他写的作业规范在运作，且至今实施将至两年，营运已上轨道，应没有什么问题。张锦文强调说，在此之前，台湾根本没有医院制订所谓的"作业规范"，这些都是他从美国带来的，修改后编辑而成。例如输血、静脉治疗、手术室、产房、婴儿室、检验、X 线、药剂、大灾难处理、火灾处理，未完成病历管理、平均住院日数控制、院内感染管制、门诊预约挂号、社工服务等，涉及各科室，内容极为多元化且极为繁琐，但他仍坚持做下去。听完张锦文说明后，王永庆说，写下这些还不够，长庚医院比南亚公司❶更复杂，如果按南亚公司模式来做，长庚医院编写的作业规范，可以装上"好几牛车"。

1983 年（张锦文离职后），长庚医院大幅改组，成立管理中心，在确定了"医管分工合治"的原则后，医院行政、经营管理事务开始由管理中心负责，直接由董事长指挥，而院长只负责医疗业务。为此，王永庆下令从台塑企业总管理处，总经理室调来五十多名幕僚人员充实管理中心，开展作业整理，制订全院作业规范，甚至还派人到手术室，逐一记录各种手术程序。这里节选 1983 年 4 月 26 日王永庆应"中央大学"邀约所做的演讲来说明他对长庚医院开展作业整理，形成各项制度的重视程度：

"我们设立了长庚纪念医院，对于医院管理，我一窍不通，开始时，我们聘请一位先生❷来协助。他从台大毕业后，被派到美国研习医院管理，曾经担任美国某医院的副院长，在东洋方面，具备他这种资历的不过是一、两人而已，日本到现在还没有这种人才。这位先生的成就，直到今天我还是很尊敬，当初聘请他来掌理长庚纪念医院的管理工作，应该是最适当的。可是，后来却发生了问题：因为长庚医院才开幕不久，没有基础，在管理上，甚至连患者住院手术都要填写的志愿书，内容都要重新修改；因为，原来援用台湾普遍使用的志愿书内容，不但谈不上礼貌，甚至患者只要在上面签了名，似乎就等于承诺可以任凭医院割宰，有那种味道，所以我要求立即修改。

这只是一个小例子，因为我们没有欧美国家的医院管理基础，所有管理需要从头建立。这位先生虽然有了医院管理的高深学问和实际经验，而且在美国的医院也很能胜任管理工作，可是在台湾，做起来就感觉格外吃力。记得在几年前的双十节，我约他上午八点钟来谈一些管理制度问题，

---

❶ 全称是南亚塑胶工业股份有限公司，台塑关系企业之一。

❷ 这位先生即是张锦文。

以台塑企业的一项产品成本分析报告为例检讨，报告资料有二百零几页，针对一项产品，从原料到制造到品质管制，一项一项都用鱼骨图法分析到最细微的单元，检讨问题点后，再提出对策，以追求整体性的合理成本。我认为，在缺乏医院管理基础的情况下，应该也要这样深入检讨，才能真正建立管理基础。可是这位先生很坦诚告诉我，在美国，管理并没有追求到这样的细节，同时他也没有这个习惯。从这个例子，我们不难看出一个事实：由于环境和基础不同，别人可以行得通的办法，到了我们这里也就不一定可行；如果盲目采用，甚至可能造成极大损失，还不自知。"

长庚医院不是靠人管理，而是靠制度管理。将科学管理中的时间动作分析应用于医疗服务项目，在借鉴台塑企业各项管理作业规范的基础上，不管是医疗服务还是管理等非医疗作业，长庚医院均通过作业整理，修订整理形成了涵盖整个医院运营管理的各类管理作业规则、办事办法、办事准则、办事细则、作业要点及电脑作业说明，制订了各项医疗服务项目的流程标准、工作规范和作业准则，明确工作流程，使各单位，尤其是管理部门的工作更加规范化和程序化。如对医疗行为，依据各疾病诊断订立治疗方针及处置标准；对现场作业，依据各作业技术及仪器设备等项目，详述作业说明、管制基准、注意事项及异常状况的处理对策，订立作业规范；对事务作业，依各作业项目详述其作业周期、作业方法、依据的法令规章、使用的表单及审查清单，订立办事细则。

在医疗服务项目中的作业整理也为后期推动标准治疗程序、临床指引与临床路径打下了坚实的基础，1995 年 2 月，林口长庚医院泌尿外科首先发展了经尿道前列腺切除手术的临床路径，是文献中台湾最早开始发展临床路径的医疗团队。通过彻底科学的作业整理，为长庚医院进一步制订医疗部门和非医疗部门的各项作业标准奠定了基础。

2. 长庚医院的单元成本分析

单元成本分析是根据管理的需要，从单位成本出发，层层向下追溯产品成本结构的构成要素，因为从科室的损益表中，主管是无法清楚看出该科每项处置所发生成本的实际情况，因此还必须深入做单元成本分析才有办法明确各项处置的成本结构。单元成本分析对推进诊断关系群或论病例计酬，进行前瞻性付费奠定了基础。

单元医疗服务项目的成本分析可分为六项，具体范例见表 5-1 鼻黏膜下中隔矫正术的单元成本分析：

① 用人成本。指直接参与该项手术、处置、检查、检验等医疗活动相关人员的薪资成本。包括医师、护理人员、技术员及非技术人员的本薪、各项津贴、值（加）班费、劳健保费、年终奖金及退休金等费用在内。长庚医院人力资源发展部每年七月底前核算各类人员，包括主治医师、住院医师、护理、医技、行政、其他人员（如药师）等六类人员月均用人费用，提供给医务管理部、经营管理总组及院区经营管理组等各机能部组作为计算用人成本的依据。

② 不计价卫药材成本。医疗资讯管理部每年定期统计平均采购或进货成本（择一采用），提供给医务管理部、经营管理总组及院区经营管理组等各机能部组，作为计算不计价卫药材成本依据。计算时，用实际耗用量乘以单价即可，但须注意，可向病患收费的计价卫药材不可列入计算。如因特定药材成本金额过高，足以影响收费的客观性者，需将该药材排除在成本外，另以计价药材设定其收费标准。

③ 设备费用。包括房屋及医疗仪器设备的折旧及维护费用。房屋及设备折旧计算时，以每人次使用的时间及其取得成本计算。房屋及设备取得成本包括其购买价格或建造价格，以及使其达到可供使用状态前的合理及必要的支出在内，折旧费用以每月执行件数分摊计算为原则，但多个收费项目共用的设备，或该项设备动用率高者，其仪器设备折旧可依实际执行时间计算；每人次的使用时间指每人次设备实际运转时间以及每人次房屋的时间。房屋及医疗仪器设备的折旧年限以"财政部"主计处的规定为准，设备折旧费用为 ［取得金额/(折旧年限×12 月×每月平均作业天数22.5 天×8 小时×60 分×设备动用率)×每次使用时间］，设备动用率考虑25％～30％整修、维护或待修理的预备时间。若动用率过低，则设备折旧

表 5-1 鼻黏膜下中隔矫正术单元成本分析范例　　单位：元

	人员别	人数	月薪资	耗用时间	成本总计
用人费用	主治医师	1	180000	20分	755.56[①]
	住院医师	1	60000	60分	565.52
	护理人员	1	30000	60分	282.76
	医技人员	1	35000	10分	54.98
	行政人员	2	25000	10分	78.54
	其他人员	2	20000	10分	62.84
	小计				1800.20
	项目	单位	单价	用量	成本总计
不计价卫药材成本	1. 鼻棉	包	3.15	2	6.30
	2. 可卡因	瓶	63.00	1	63.50
	3. 2%塞罗卡因E	瓶	55.00	1	55.00
	4. 2×2纱布	包	17.00	2	34.00
	5. 酒精纱布	块	17.00	4	68.00
	6. 抽吸管（Suction Tube）	条	55.00	1	55.00
	7. Furacin纱条	条	1.00	10	10.00
	8. 大手术包	包	200.00	1	200.00
	9. 大手术衣	包	180.00	1	180.00
	10. 手套	副	4.50	4	18.00
	11. 小手术包	包	50.00	1	50.00
	小计				739.80
	项目		取得成本	月折旧金额	使用时间	成本总计
设备费用	房屋折旧（平方米）		（60平方米）	2115.60	60分	11.75[②]
	设备折旧	吸引器	17000	472.00	60分	2.62
		小计				2.62
	维修费用	吸引器	17000	340.00	60分	1.90
		小计				1.90
合计						2556.27
作业费用（14.92%）						381.40
行政管理费用（5.00%）						127.81
教学研究费用（5.00%）						127.81
成本总计						3193.29

① 用人费用＝月薪资×1.36（耗用时间/每月工时），主治医师用人费用＝180000×1.36×20分/（22.5天×8小时×60分×60%负荷率）＝755.56元。

② 折旧费用＝月折旧金额×（使用时间/每月可使用时间），房屋折旧费用＝2115.60×60分/（22.5天×8小时×60分）＝11.75元。

注：其他人员指患者输送执行人员等。医师时间是从术前至术后的时间。护理人员时间是从术前准备至术后护理的时间。

资料来源：庄逸洲、黄崇哲，《财务、研究、品质暨设施管理》，医务管理系列丛书，华杏出版股份有限公司，2005年第1版。

可采取"每月动用次数"方式摊提，计算单位成本。维修费用的计算是以设备的取得成本乘以维护费用的基准比例，再依照每人次的使用时间换算出每人次的维护费用。维护费用的基准比例可用过去平均维护费用占设备金额的比例来设定。

④ 作业费用。包括事务费用、医疗事务费、空调费、清洁费、水电费、蒸汽费、气体费、杂项购置、医疗行政费、护理行政费等，其按该成本中心作业费用占总成本的比例计算每次耗用的作业费用。

⑤ 行政管理费。会计、人事、企划等部门的成本，一般按医务总成本的 5％ 计算。

⑥ 教学研究及社会服务费用。依据台湾"医疗法"规定，医院具有教学研究及社会服务的责任，此部分成本将使收入减少，为持续营运，需向病患收取，一般按医务总成本的 5％ 计算。

第三节 ｜ 长庚医院的成本分析与改善流程

医院成本分析与改善的过程，通常从作业流程、成本分析、表单与改善对策四个方面做逐项的探讨，然后按照探讨的结果设定各项作业规范，有了标准的作业规范就可以设定目标成本，再执行成本控制，将实际成本与目标成本作比较，若有差异则作异常追踪改善。图 5-1 为长庚医院成本分析与改善程序的流程图，经过持续不断地成本改善，进而达到提高医院作业效率与效益，降低作业成本的目的。

1. 目标成本❶的设定

医院的成本控制，首先应从标准成本设定开始，本着"细之再细"的

---

❶ 在此，目标成本主要指标准成本。

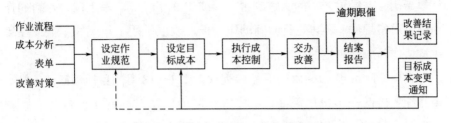

图 5-1　长庚医院成本分析与改善程序

原则，按照单元成本分析的精神，要求每个科室都要对人员经费、材料消耗、管理费用做出详细的预算，并呈报院方批准执行。

通过订定各类作业规范，对每个作业追根究柢，探求成本发生的实质背景，制订各项作业目标成本即标准成本。例如：在编制护理预算时，应根据每位患者日护理时间和患者人数，算出护理工作日，进而预测出本年需要的护理人员数和护理人工费用。以"中医住院护理服务成本分析"为例[1]来看标准成本的制订：首先按照作业整理方法，并咨询实际从事中医住院病患者护理工作的中医临床护理师及护理主管，订立中医住院护理常规，设计中医住院护理活动项目及工作内容；采取时间动作分析方法，以码表实际测量每项《中医住院病患护理活动项目》时间，设定中医住院护理活动工时，收集分析并计算出患者每日所需护理活动项目及护理时数；再参考护理人员月均薪资换算护理人员平均时薪，将中医病房所有住院病患者平均每日所需护理活动频率，乘以每项护理活动执行的标准工时再除以总住院日数，计算各班次每位病患者所需的护理工时，换算护理时数，再乘以每天每位住院患者所需的护理时数，求得每位病患每班所需的护理费。

长庚医院做成本目标值预算时，为保证目标值合理，依据三个方面作为参考值：第一是理论根据，如水电用量，可根据科学理论求得；第二是同行业中先进医院的实绩；第三是本医院历史最佳实绩或近几年的平均数。现阶段的长庚医院，由于绝大部分作业的目标成本都已按照上述方法

---

❶　参见：钟蕙如，林淑琼，李秀茹，林宜信. 中医住院护理服务成本分析之研究. 中医药管理杂志，2009，17（10）：959-960.

计算得出，并经过多年的实践改善，其成本逐年降低。基于此，除新的作业外，对常规作业不再进行时间动作分析，改以采用上年度成本值或往年平均值作为成本管控的标准值。

长庚医院每年10~12月开始编列次年度1~12月的目标预算。各成本中心参考最近一年费用明细，依成本管控项目及目标费用设定基准原则（表5-2），填报《经费预算表》、《用人费用拟订预算表》及《设备折旧费

表 5-2　成本管控项目及目标费用设定基准

序号	费用项目	费用项目内容	目标费用设定基准
01	薪资	直接人工及间接人工等薪资	输入各职类预定人员配置人数，由电脑依各类人员平均薪资拟订目标
02	加班费	直接人工及间接人工加班费	电脑自动预设为 0
03	教育训练费	参加院内外讲习或训练所支付费用（学术研讨会、进修）	依年度计划拟订费用目标
05	折旧	房屋、仪器、机器、运输及其他杂项设备所提列的折旧（6万元新台币以上且耐用年限两年以上）	输入各月预计新增减的资产项目类别及金额后，由电脑自动拟订目标
06	房屋修护费—计划	房屋预备保养及周期计划保养的人工及材料费用	依上年同期金额剔除异常费用后，并按预定房屋修护计划拟订费用目标
07	房屋修护费—故障	房屋异常或故障请修的人工及材料费用	
08	仪器修护费—计划	仪器设备预备保养及周期计划保养的人工及材料费用	依上年同期金额剔除异常费用后，并按预定设备增减情形拟订费用目标
09	仪器修护费—故障	仪器设备异常或故障请修的人工及材料费用	
10	其他修护费—计划	运输、交通及杂项设备预备保养及周期计划保养的人工及材料费用	
11	其他修护费—故障	运输、交通及杂项设备异常或故障请修的人工及材料费用	
12	租金支出	租用土地、房屋、设备及器具等所支付的租金	依上年同期金额剔除异常费用后，拟订目标
13	保险费	固定资产及人员投保所支付保险费均之（房屋险以全院各部门所占面积分担）	
14	税捐	各部门依法缴纳的房屋税、地价税、印花税等（印花税以各收益部门收入金额分摊）	

续表

序号	费用项目	费用项目内容	目标费用设定基准
15	杂项购置	凡使用工具耐用年限在两年以内或超过两年但价值不及6万元新台币者列管品	依年度购置计划,按品名、数量及单价拟订费用目标
16	消耗品	凡所耗用的各种消耗性材料均属之(照明材料、不计价材料)	依上年同期金额剔除异常费用后,并按预定项目及用量拟订费用目标
17	交际费	各部门因业务关系对外必须支付的交际费用均属之(专案公关费用)	依年度公关计划,按品名、数量及单价拟订费用目标
18	邮电费	邮费、电报及电话等费用	依上年同期金额剔除异常费用后,并按使用人数增减情形拟订费用目标
19	交通费	各种客用车辆的耗用油料、轮胎及零件修理、牌照税及租车费用均属之(短程计程车资费用、行政车)	
20	书报杂志	因业务需要所订购的各种书报杂志、刊物等费用	依实际订阅的项目名称及份数拟订费用目标
21	文具印刷	部门所用的文具及资料书报、画刊或杂品的印刷费均属之(纸张费、影印费)	依上年同期金额剔除异常费用后,并按部门人数增减情形及出版品印刷项目拟订费用目标
22	事务器具	部门购置家具、器皿或耐用年限在两年内或虽超过两年但其价值不及5000元新台币者	依上年同期金额剔除异常费用后,并依年度购置计划拟订费用目标
23	旅费	出差所报支的费用	依计划性出差人次及各类费用拟订目标费用
24	员工贺奠仪	婚喜丧奠的补助费用	建议预设为0
25	抚恤金或丧葬费	抚恤或丧葬等补助费用	
26	公会费	对外所参加公会组织的会费	依实际参加公会项目拟订目标费用
27	便餐费	因公举办会议的便当等正餐费用	依上年同期金额剔除异常费用后,并依年度计划会议拟订费用目标
28	杂费	各部门不属上列各项事务器具费用或各种补助费用等(如会议茶点费)	依上年同期金额剔除异常费用后,按部门人数及计划性研讨会议拟订费用目标
29	运费	凡材料或设备器具等所支付的搬运费用均属之	依上年同期金额剔除异常费用后,并按部门迁移计划或例行性运送费用支出拟订费用目标
30	清洁费	凡因清洁本院所支付的各项材料费、外包费用等皆属之	依上年同期金额剔除异常费用后,并按部门空间配置面积及特性拟订目标

续表

序号	费用项目	费用项目内容	目标费用设定基准
31	检验费	凡委托院外医疗或检验机构检验所发生的费用均属之	依上年同期金额剔除异常费用后,并按委外检验项目及次数拟订费用目标
32	刊物发行费	凡各部门对外发行刊物的费用均属之	各部门依实际发行刊物项目及份数拟订费用目标
33	水电费	水电费用	依上年同期金额剔除异常费用后,并按部门人数、配置空间及特性拟订
34	劳务报酬	管理部门因业务需要所支付的各项费用,如律师、会计师报酬及签证费等	依年度计划性需支付的劳务报酬项目拟订费用目标
35	保防费	本院安全、卫生等所支付的保防经费或防护上的各种消防等设施及其工具药品等	预设为0,特殊部门另拟订费用目标
36	存货保险费	凡药品、物料等的保险费皆属之	
37	体育经费	为响应全民运动政策、培养运动人才或各种体育队伍所支付的各项费用	预设为0,特殊部门另拟订费用目标
38	其他	凡不属上列各项损失或费用皆属之(电脑使用费、非研究计划支付的研究发展费)	非上述的费用项目,各部门依年度计划性支出内容拟订费用目标

(根据长庚医院相关文件整理)

用拟订预算表》,予以拟订各成本项目目标。将《部门年度目标费用汇总表》呈部处长级主管核准后,由二级主管复核,逾期未完成者,由各院区管理部跟催,经跟催后仍未输入则由电脑统一预设费用的目标值为0。

2. 成本差异分析与改善流程

长庚医院按照图 5-2 的成本管理作业关联图,针对收益中心和非收益

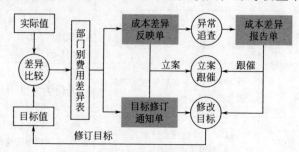

图 5-2　成本管理作业关联图

中心分别制订成本管理作业具体流程。单元成本分析之后，以目标成本值设定管制基准，每月由电脑作业就各项成本的实际值与目标值之间作比较，填写《部门费用管制差异分析表》（表5-3），超出管制基准者列印《成本差异反映单》（图5-3），供费用发生部门深入了解差异原因，然后加以检讨改善。如确属异常，经单位主管核实，需要深入分析查报者，应查明相关原因并填报《成本差异报告单》，最后再拟订改善对策呈主管核准后据以执行。或在改善后因目标成本发生变化，则列印《目标修订通知单》，通知各单位参照新的目标成本执行。若是重大异常案件及改善对策须专案办理者，另填《专案改善提报表》呈核后依限期加以执行，其结果应填《专案改善执行报告表》列入各月经营报表，并检讨修正其目标。成本管控是院区经营管理组会同各成本中心共同进行，并由电脑控管，把所有改善方案的期限、负责人员输入电脑，编排立案号，以使计划能确实执行。

表 5-3　部门费用管制差异分析表

费用项目	期别	年度累计		本　月			
		目标数	实际数	目标数	实际数	差异	％
用人费用	薪资费						
	加班费						
	教育训练费						
	小计						
设备费用	折旧						
	房屋修护费—计划						
	房屋修护费—故障						
	仪器修护费—计划						
	仪器修护费—故障						
	其他修护费—计划						
	其他修护费—故障						
	租金支出						
	保险费						
	税捐						
	杂项购置						
	小计						
消耗品							

续表

期别 费用项目		年度累计		本　月			
		目标数	实际数	目标数	实际数	差异	％
事务费用	交际费						
	邮电费						
	交通费						
	书报杂志						
	文具印刷						
	事务器具						
	旅费						
	员工贺奠金						
	抚恤金或丧葬费						
	公会费						
	便餐费						
	杂费						
	小计						
其他费用	运费						
	清洁费						
	检验费						
	刊物发行费						
	水电费						
	劳务报酬						
	保防费						
	存货保险费						
	体育经费						
	其他						
	小计						
管制项目合计							
非管制项目合计							
总计							

院长：

资料来源：庄逸洲，黄崇哲. 财务、研究、品质暨设施管理. 医务管理学系列. 华杏出版股份有限公司. 2005 年第 1 版.

① 可控成本管控作业。

a. 非收益中心：每月 3 号通过部门的《费用管制差异分析表》，比较

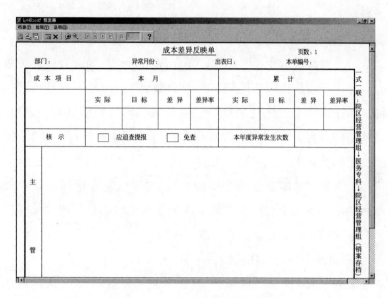

图 5-3　成本差异反映单作业界面

各成本项目实际值及目标值差异，如果超过目标值 5％，或用人薪资超过
10％，差异金额达 50000 元新台币（含），即为异常，异常注记项目需要
于"异常原因说明"中输入差异说明，并由二级主管线上复核。凡另以
部处、科或护理督导汇总建档者，以其为跟催主体，其余均以部门明细
跟催，逾 1 个月未完成者，由各院区管理部查询"费用管制差异分析未
处理明细"，先行跟催经办部门。逾两个月未完成者，另开立《成本管理
催办单》跟催。

　　b. 收益中心：每月 3 日，通过《费用管制差异分析表》，每月实际值
超过目标值 10％且差异金额 5000 元新台币以上，或每月实际值超过目标
值达 50000 元新台币以上，此为未达成目标，各院区经营管理组列印《成
本差异反映单》，并与发生部门检讨原因及改善对策，呈科主任核准后于
"立（销）案资料输入"中办理销案。如达成目标，但连续三个月实际值
低于目标值达 10％且差异金额 1000 元新台币以上，各院区经营管理组列
印《目标修订通知单》，呈院长级主管核准后，由各院区经营管理组以
"费用管制基准设定建档"或"部门年度目标费用拟订建档"中修订管制

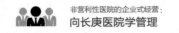

基准或目标值。

② 不可控成本管控作业。

对折旧、保险费、税捐、邮电、员工贺奠仪、抚恤金及丧葬费等项目建档，制订实际值与目标值差异 30％且金额大于 10000 元新台币者作为管制条件。如连续四个月未达成目标，填写《成本管理稽核明细表》。由各院区管理部印表后送各部门处理（行政中心部门由财管部处理），经呈部处长级主管核准后于"立（销）案资料输入"中办理销案。如连续六个月达成目标，填写《成本管理稽核明细表》。各院区管理部印表呈院长级主管核准后，由各院区管理部以"费用管制基准设定建档"或"部门年度目标费用拟订建档"中修订管制基准或目标值。

③ 立销案及逾期催办作业。

对立案的《成本差异反映单》、《成本差异报告单》、《目标修订通知单》、《成本管理稽核明细表》，预定完成日为出表日后 14 天。如按期完成，财管部、各院区管理部及经营管理组在"立（销）案资料输入"中进行销案。如逾预定完成日尚未结案者，由各院区管理部每月列印《成本管理催办单》送各部门处理。经呈准需修订"预定完成日"者，于"立（销）案资料输入"中更改。催办次数第二次以上者，由财管部以《催办单》跟催。

3. 改善作业的绩效奖励

为了激励成本中心积极追求经营目标的实现，长庚医院按照每个绩效目标达到的程度，依每个部门性质，根据不同考核项目的比重发放奖金（具体论述请参见第七章绩效评核与奖励制度）。

4. 成本管理作业电脑流程图

长庚医院全院实现信息化，通过先进的计算机网络管理系统实现成本目标值设定、差异分析及成本稽核和跟催等作业，明确责任归属，杜绝人为延误，提高医院作业的效率与效益，达到降低作业成本的目的。图 5-4 至图 5-6 为长庚医院成本管控作业电脑流程图。

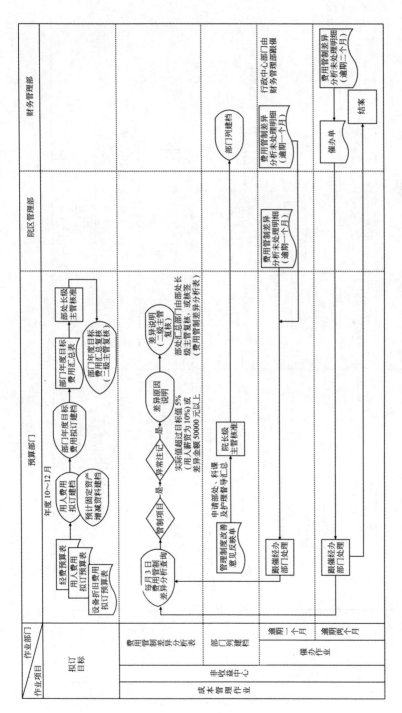

图5-4 长庚医院成本管控作业电脑流程图（一）

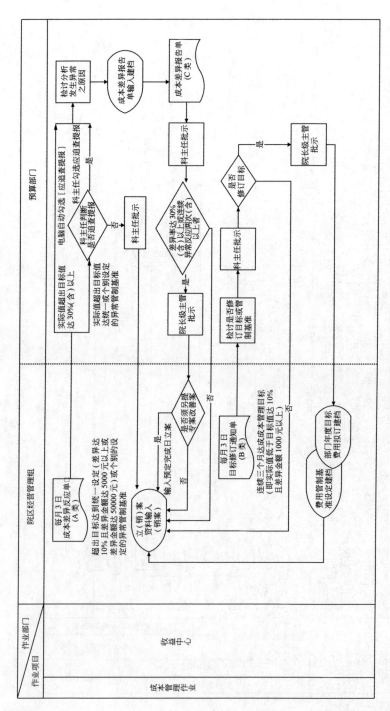

图5-5 长庚医院成本管控作业电脑流程图（二）

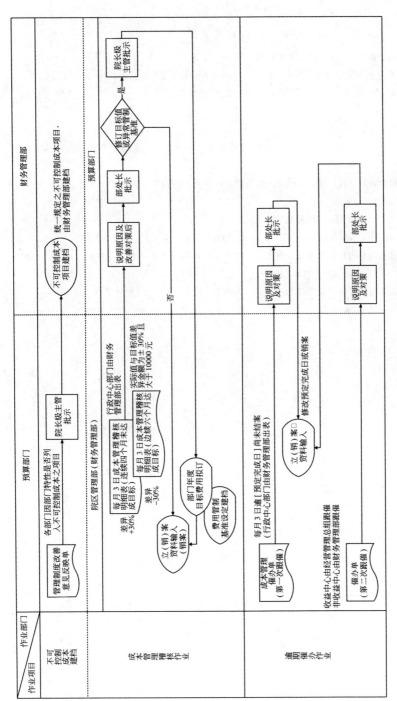

图5-6 长庚医院成本管控作业电脑流程图(三)

参考文献

[1] 长庚医院的全成本核算. 当代医学，2004，(7)：15.

[2] 郭泰. 王永庆经营理念研究. 台北：远流出版事业股份有限公司，2012.

[3] 李淑娟. 望医心切——张锦文与台湾医院的成长. 台北：允晨文化实业股份有限公司，
2002.

[4] 台塑企业杂志，1983，14 (5).

[5] 祝道松，彭雅惠，董钰琪等. 医疗机构成本与管理会计. 台北：华杏出版股份有限公司，
2009.

[6] 庄逸洲，黄崇哲. 财务、研究、品质暨设施管理——医务管理学系列. 台北：华杏出版股份
有限公司，2005.

[7] 程文俊. 台湾长庚医院的绩效管理.
http://doc. mbalib. com/view/cbaa04f9f33d64864a75da5edfb8e64c. html.

[8] 钟蕙如，林淑琼，李秀茹，林宜信. 中医住院护理服务成本分析之研究. 中医药管理杂志，
2009，17 (10)：959-960.

[9] 李剑. 台塑集团责任管理的启示. 企业活力，1997，(7)：25.

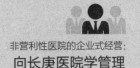

第六章
持续性品质改善

第一节　长庚医院品质管理理念与品质管理作业
第二节　长庚医院医疗品质管理运作程序
第三节　长庚医院持续性品质改善

过去常认为追求品质的提升，会增加成本支出与资源投入，也因此使得资源的掌握者或者决策核心除非有把握，否则不大愿意做提升品质的动作。依照戴明博士的理论，这反而是天大的谬误，只会使该产业与所服务的顾客面临不好的恶性互动循环，久而久之使自己退出竞争的行列。戴明博士的品质理论中有一项重要的结论：“品质增高时，成本就会降低，同时生产力也会提高”。

医疗品质管理无论其概念或导入实务均源自“产业模式”。而其与产业模式最主要的不同即是永远把患者摆在第一顺位，优先考虑。医院经营管理的最终目的是让医疗服务符合患者（顾客）的期望。长庚医院从创院至今，以“改善永无止境”的精神，在日常工作中不断进行各项作业改善。在医疗品质改善计划里，医院一方面依其宗旨与经营哲学提供以患者为中心的卓越医疗照护品质，一方面在执行医疗照护的过程中不断地去改善作业来节制医疗成本。

第一节 ｜ 长庚医院品质管理理念与品质管理作业

1. 台塑企业的品质管理：概念及思想

戴明等人❶提出的全面质量管理方法，得到了王永庆的高度重视。戴明思想对于台塑企业的影响可归结为一句话，即：如何才能学会“以最经济的手段，制造出市场最有用的产品”。王永庆注意到，戴明思想在日本企业中的应用，主要表现在通过统计技术分析生产过程中的变异问题。戴

---

❶　实际上，戴明的许多观点，例如统计质量管理和循环理论等，并不是戴明本人首次提出的，而是另一位美国研究者休哈特（W. A. Shewhart）博士的研究成果。戴明的贡献是致力于将这些成果在日本企业中推行，并使其大获成功。

明认为，质量散布于生产系统的所有层面，在导致质量问题的责任中有85％以上是由管理不善造成的。更为重要的是，质量和生产力之间存在紧密联系，亦即：提高质量就能减少浪费，因为不需要返工，加上提高质量也要求生产部门缩短整备时间，因此可提高机器和材料的使用效率，并且还可做到及时交货，在下游客户群中建立商誉等。总之，提高质量就等于提高了生产力，如此企业才能以更佳的质量和更低的价格去攫取更多的市场机会。

王永庆并没有拘泥于"为品质而品质"，而是注重把品质管理与绩效奖励密切结合起来。以王永庆 1966 年在新东公司❶推行品质管理活动为例：他先把各生产课原有的品质检查人员集中起来，成立品管课，专门负责品质管制工作，然后又把绩效评核与奖励管理的一部分权力下放给这些品管人员，并由他们决定该给生产部门发放多少品管绩效奖金。品管人员在集中之后，因为直接受厂长的统一指挥，加上其本身的责任明确，担当技术幕僚的角色，所以往往能够深入生产现场，通过实地调查发现问题并解决问题。

就品管活动的管理意义看，王永庆和戴明之间的差别主要集中在对"质量"二字的不同理解上。戴明强调的完整概念是"全面质量管理"，而王永庆则去掉了"质量"二字，将之改为"全面管理"。在一开始，幕僚们还以为是搞错了，但王永庆却解释说没有错。他认为"全面管理"显然应该包含"全面质量管理"，因为他不希望品管课的幕僚们完全囿于"质量"二字，而应从全面质量管理出发，更加强调并注重如何发挥全面质量管理制度的全部管理功能。

在新东公司存续的最后一年，也就是 1967 年，尽管"全面管理"的思

---

❶ 为顺利把台塑和南亚两公司堆积如山的 PVC 粉及塑胶皮和布外销出去。王永庆决心自己做三次加工，于 1963 年创立了新东公司。但就在新东公司的业务蒸蒸日上之际，1967 年王永庆却突然决定要解散它。面对股东们的激烈反对，王永庆解释说，新东公司已培养了三四百名青年干部，如果让这些干部各自出去创业，自立门户，每人成立一家塑胶加工厂，那么必将在台湾创造出一个潜力无穷的下游市场。在新东公司解散后的十年中，台塑企业的营业额几乎每年都以净增1000 亿元（新台币）的速度在增长。王永庆说"新东公司为台湾三次加工业播下了种子"。

路尚未定型，但为推行自己的想法，王永庆决定于当年 3 月在该公司扩大并深化"品管圈"活动，试图以该活动为中心，全面提升新东公司的管理水平。也正是在他的坚持之下，新东公司的全面质量管理活动超出了其应有的范畴，并向"全面管理"演变。到当年 7 月，王永庆宣布将新东公司的"品管圈"活动扩大为全面质量管理。又一个月之后，王永庆再次下令把已有的质量控制和提案改善的相关经验和做法也一同纳入"品管圈"运动，以便把早期简单的质量管理活动进一步扩展为全面质量管理。紧接着，他又命令品管课幕僚依据全面质量管理的基本精神和要求，设计并订立了"制造课平均出厂质量界限计划"，要求各制造课应自主检查各自的品管工作，分别设立了最高和最低两个质量管制标准。

这种"统计式品质管制"是走向"全面管理"的一个恰当的切入点。但仅仅做好"统计式品质管制"工作还远远不能满足实际管理工作的需要。他认为，如何在报表和报告的基础上，开展有效的分析和改善活动才是"全面管理"关键。如他在 1966 年对新东公司的"客户索赔和抱怨原因"分析中发现，"制造指示错误"所占比例最大，其次是"包装不对"和"操作不良"，这三项加起来是 90％。这三项指标就是当前整个品质改善工作的全部内容，同时也是新东公司的管理水平需要改进的重点所在。紧接着，工业工程等方法被品管课幕僚们应用于探究引发这三项指标的深层次原因之中，并绘制成要因分析图。后来他发现在造成"包装不对"的原因中，"规格不符"是主要因素，占 15.37％；其次是"产品短装"和"操作疏忽"，皆是 7.72％。在造成"制造指示错误"的原因中，最突出的是领班的"判断错误"，高达 32.5％，其他因素虽占一定比例，但问题不如前面几项那么严重。问题搞清楚后，就是针对问题采取相应改善措施，去处理这些问题。

2. 长庚医院品质管理的理念

提升品质固然是医疗服务提供者应该追求的目标，但不惜任何成本去提升品质也是不科学的。在有限的医疗资源中节制医疗成本是必需的，因此，提供医疗服务时，应考虑医疗可近性、品质和成本三者的平衡。欲提升医疗品质，必须先对每一项医疗服务设定一个标准（平均值）、一个允许范围（标准差），如此才可以在执行中找到不合标准的异常去改善，改善之后再设定一个新的标准（平均值）、一个允许范围（标准差），最后再找不合标准的异常去改善，如此周而复始，不断提升医疗品质以提供卓越的医疗照护，并达到成本控制的目的。因此，长庚医院"品质管理"的执行理念有三：一是利用平均值设定标准，二是利用差异性管制稳定流程，三是针对差异原因不断改善，并优化标准。

图 6-1 是一个平均住院日改善的实例，平均住院日原为 10 天，差异范围是（10.0±3.64）天。第一次作业改善后，其平均住院日降为 7.5 天，差异范围缩小为（7.5±1.62）天。第二次作业改善后，其平均住院日降为 7.26 天，差异范围缩小至（7.26±1.15）天。平均住院日降低，差异范围缩小，当患者特征相类似时，代表疾病治疗的稳定性提高。差异愈趋缩

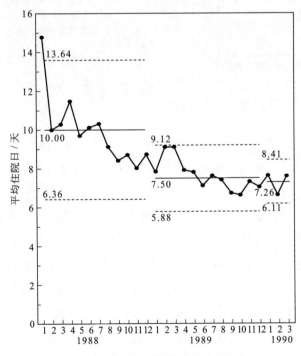

图 6-1　长庚医院平均住院日改善实例

小稳定，即可逐步在管理层面上建立标准。当然，标准建立之后，一些例行常规工作就可交由计算机处理，以稳定品质，缩小变异，简化工作，进而降低成本。

经过持之以恒不断追求品质提升，长庚医院的各项品质管理指标都居于台湾各大医院领先地位。表 6-1 为长庚医院 2012 年 TCPI（台湾临床成效指标）项目领先同侪的比率统计。

表 6-1　长庚医院 2012 年 TCPI 指标项目领先同侪的比率统计

评比层级	院区	领先比率（领先项目数/参加项目数）	说明	
			较优类别	较差类别
医学中心	林口	82%	手术预防性抗生素使用死亡率	ICU 中心导管使用率ICU 中心导管相关血流感染
	高雄	79%	剖宫产管理非计划性再住院	ICU 存留导尿管使用率ICU 存留导尿管相关尿路感染
区域医院	基隆	86%	非计划性重返加护病房非计划性重返手术室	手术伤口感染率剖宫产管理（基隆）
	嘉义	81%	身体约束的使用	非计划性急诊返诊
地区医院	桃园	87%	门急诊跌倒率D2B 小于 90 分钟比例	急诊停留时间

（本表来源于长庚医院工作幻灯）

3. 长庚医院品质管理作业

医院提供优良的医疗服务，不仅仅是医疗人员的责任，而应该是全院每一位从业人员的职责，或者说是所有人应全力以赴努力达成的目标。为更加顺畅推动整个医院的品质管理工作，长庚医院各部门依各自组织或作业特性，建立全面品质管理制度，使每位员工或者相关人员都能有所遵循，每个人都能成为品质管理的尖兵。长庚医院的医疗品质管理所传达出的一个最重要的观念是，每个分院、每个委员会（包括决策委员会所属的各委员会和各院区相关委员会）、每个部门（包括各医务专科、非临床科、护理部门与行政部门）以及每个员工，都是推动品质管理的一分子，医疗品质提升活动是"全院运动"，不是专属于某一部门或仅是品管人员的工作。各部门的相应工作机能见表 6-2。

表 6-2　长庚医院各部门品质管理作业机能

部门	作业机能
行政中心	①负责拟订各院区年度共通必要性品质管理指标及计划； ②负责审定部、科品管指标的设定及建档； ③督促各院区依年度计划周期进行品管检核、各项品质促进相关活动及未达设定目标值检讨改善与成效的追踪； ④进行院区重点性作业标准及执行状况品质管理实地检核； ⑤定期汇整品质管理成果资料分析及稽核评比的呈报，未达目标值改善成效的追踪； ⑥院区突发或院外发生品质相关事件时，机动性稽核、检讨改善及后续追踪； ⑦负责品管制度规划，规范与规章的增修订
院区管理部	①负责执行院区年度共通必要性品质管理指标计划，及拟订院区年度重点品质监测与检核计划； ②依该院区作业需求特性，订立品质管理指标； ③汇整院区部、科年度品质计划，并督核及掌握各相关部门品质作业标准规范的修订； ④推展院区各项品管活动的推动、执行及改善监控； ⑤院区各部门与各委员会品管计划及指标监测结果审议及改善监控； ⑥各部、科品质指标设定的初审； ⑦汇整提报院区品管监测结果，未达目标值的部、科的辅导、检讨、改善及追踪成效； ⑧院区突发或院外发生品质相关事件时，自主稽核、检讨改善及后续追踪
医疗品质审议委员会	①制订及执行年度特殊个案或专题审查成果呈报及建档； ②拟订年度院区重点主动性品质检核计划； ③制订各项医疗服务品质监测作业系统及作业流程； ④院区内部科及执行部门指标订立指导、审核及修正； ⑤每月评估分析汇整全院性医疗品质指标监测结果，及未达目标值的作业检讨改善； ⑥院区突发或院外发生品质相关事件时，自主稽核、检讨改善及后续追踪； ⑦督核各医务相关委员会品质监控状况结果及追踪改善成效； ⑧协调各相关部门推动各项医疗服务品质改善方案
各医务相关委员会	①研拟医务相关品质指标设定及拟订年度重点品质检核计划； ②每月评估分析汇整品质指标监测结果及未达目标值的作业检讨改善呈报； ③协调各相关部门推动各项医疗服务品质改善方案
各部科	①拟订年度部科专业品质检核计划； ②负责部科专业相关作业标准、仪器操作相关规范，并依周期制（修）订； ③订立部科、单位专业品质管理指标； ④负责部科品管监测作业与改善监控； ⑤每月评估分析汇整品质指标监测结果及未达目标值的作业检讨与改善呈报； ⑥部、科突发或院外发生品质相关事件时，自主稽核、检讨改善及后续追踪

资料来源：杨汉溧，朱树动，庄逸洲等 . 医疗品质管理学 . 第 2 版。

整个长庚体系与医疗品质相关的制度规划，主要是由行政中心统筹负责，如此可收行政作业"整合"与"协调"之效，使资源得到善用。行政中心医务管理部是实际具体负责整个长庚体系医疗服务品质制度规划作业的部门。院区管理部统筹负责各院区品质管理活动的推动与执行，肩负全院区品质管理成败的重责大任，管理部组长必须定期就品质管理结果向院区院长报告。

医疗品质审议委员会的前身是医疗品质审查小组，其最早的功能是执行回溯性医疗审查与稽核。该活动的本质属于传统性医疗品质保证的范畴。但随着医疗品质管理观念的改变，医疗品质审查小组已经无法有效提升医院整体的医疗服务品质，医疗品质管理手法势必要有所转型。在这样的前提下，长庚医院决定设立医疗品质审议委员会，其最大目的是为了要提升医院整体的医疗服务水准，以确保医疗服务的品质能够满足病患的真正需要。为达到上述目的，该委员会还全力推动"全院性品质促进计划"，希望借由该计划的推动，可以有系统、有步骤、有方法、有组织地提升整个医院的医疗服务水准与品质。

第二节 ｜ 长庚医院医疗品质管理运作程序

根据目标管理制度和异常管理制度，长庚医院推动品质管理作业时，首先建立有确保医疗品质的作业标准，向相关作业人员进行宣导或提供教育训练，使其能在充分了解作业目标与作业标准后，据以执行。其次，各部门依发展愿景设定品质管制指标项目、评价目标值及品质监测计划，分析评价品质监控的变数与目标值间的差异，检讨改善执行未臻理想的事项，重新检视组织结构、作业标准，若有所不足、不当或水准已提高，则应同步修订作业标准或结构、指标及评价目标值，并指定负责人追踪改善后的执行成效。最后，品质监测结果包括指标值、目标值、实际值、采取行动及现状问题解决情形，并逐一做成记录呈报存档。具体运作程序参见图 6-2。

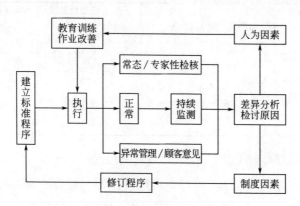

（资料来源于长庚医院工作幻灯）

图 6-2　长庚医院品质管理运作程序

1. 指标设定与修改

① 指标项目来源。指标项目包括外在和内在指标。常见的外在品质指标见表 6-3，包括医院评鉴标准、非官方的台湾医疗照护品质指标系列（THIS）、

表 6-3　医院常参与评比的品质指标系统

名称	台湾医疗品质指标计划（TQIP）	台湾临床成效指标（TCPI）	台湾医疗照护品质指标系列（THIS）	地区医院品质指标系统（TCHA）
指标内容	急性照护指标：25 类 533 项；精神科照护指标：9 类 127 项；长期照护指标：6 类 68 项	分为综合照护、精神照护、长期照护三类指标。1. 综合照护类别：急诊照护、住院照护、加护照护、手术照护、重点照护；2. 精神照护类别：急性照护、慢性照护、重点照护；3. 长期照护：护理之家住民照护	门诊指标：17 项 急诊指标：40 项 住院指标：56 项 加护指标：26 项 患者安全指标：47 项 实测阶段指标 管理性指标：47 项 长期照护指标：82 项 呼吸照护指标：37 项 精神医疗指标：46 项	门诊指标：30 项 急诊指标：8 项 住院指标：64 项 RCW（呼吸照护病房）指标：9 项 精神科指标：11 项 管理指标：66 项 共 188 项 指标提报方式依属性区分 健保指标：3 项（强制提报） 必要性指标：共 93 项，选择 20 项以上提报 选择性指标：共 92 项，选择 15 项以上提报

名称	台湾医疗品质指标计划（TQIP）	台湾临床成效指标（TCPI）	台湾医疗照护品质指标系列（THIS）	地区医院品质指标系统（TCHA）
推行年份	1999	2011	2001	2006
评估构面	过程、结果	过程、结果	结构、过程、结果	结构、过程、结果
负责单位	财团法人医院评鉴暨医疗品质策进会（简称医策会）	财团法人医院评鉴暨医疗品质策进会（简称医策会）	台湾医务管理学会	台湾社区医院协会

台湾临床成效指标（TCPI，已取代台湾医疗品质指标计划 TQIP）等常见评比项目及主管机关要求的品质管理监测指标。也有依据本院及各部、科经营管理需要，以自我考核品质提升为目的和消除异常事件而制订的内在指标，如各院区对患者的直接及间接服务指标等。

② 指标拟订原则。参照主管机关、医疗先进同侪机构或依照医院自己所设定的标准拟订的，可应用于全院各院区的监测指标，必须是以可量化且可被监测对象所接受为原则。各项监测指标应在遵循相关法规及考量医疗发展趋势的前提下，设计事前审查管制措施，通过提醒、警示、建议，提供事前管制，以达到有效防范管理异常的作业机能。

③ 指标设定提报处理流程。各部科或委员会拟设定品质指标时，应填妥《指标设定表》经主任（主席）核签提报院区医疗品质审议委员会审议，并经管理部初核，呈报行政中心核定后，纳入医疗品质指标系统。表6-4 是"门诊手术患者等候手术超过 2 小时的比例"指标的设定，内容包括指标定义说明、使用单位、制定目的、呈现方式、管制阈值、负责监测单位及计算公式等。

2. 目标值设定

目标值，即管制基准，一般按照比例计量或次数计量。比例计量用以测量品质可被接受的比例，如"门诊手术患者等候手术超过 2 小时的比例≤20％"；次数计量用以了解与品质相关因素的尺度，如"门诊处方笺调剂错误件数＝0"。

表 6-4 "门诊手术患者等候手术超过 2 小时的比例"指标设定

指标名称	门诊手术患者等候手术超过 2 小时的比例	类别	□服务统计经营指标■医疗品质■服务品质□绩效□研究行政□人力资源
定义说明	门诊手术患者由预约报到时间至实际手术超过 2 小时的比例	资料属性	■门□急□住□加护□行政□其他
使用单位	■管理部■医务专科组■手术管理委员会□部科□单位		□结构□过程■结果
监控原因或目的	缩短手术等候时间	负责监测单位	■手术管理委员会
呈现方式	1. 呈现期间:■年□季■月 2. 资料下载:■全院□院区■科别■医师别■个案数 3. 个案明细资料栏位:□看诊科别■就诊日期■住院科别□出院科别■病历号□住院日期及时间□转出日期时间□出院日期时间□出院类别□出院诊断码□合并症码□死亡原因■手术代码□其他增加[预约时间]、[报到时间]、[入手术室时间]	参考基准	评鉴基准
		资料来源基础	手术医嘱
阈值或管制条件	≤20%	上网时点	每月 5 日
		资料单位	%
特殊计算公式及内容	计算公式=门诊手术患者等候手术超过 2 小时之人次/当月门诊手术人次		
	资料项目	分子	分母
	定义	门诊手术患者等候手术超过 2 小时之人次	当月门诊手术人次
	资料撷取方式	分母个案中由预约报到时间至实际手术超过 2 小时,并排除迟到(实际报到时间比预约报到时间晚 15 分钟者)之个案总数	当月有实际入手术室的门诊手术个案总数
	资料转出时点	每月 5 日	每月 5 日
备注	分子:OS104　分母:OMO78		

(资料来源于长庚医院工作幻灯)

对重要事件、指标事件发生有直接及间接影响病患生命或安全者,其目标值应设定为"零"。对间接影响患者服务品质的指标,由行政中心(属各院区一致性共通指标的目标值)或院区及单位(属院区及单位专业目标值)参考医护专业近 5 年文献观点、同侪值或院区前一年度实际值

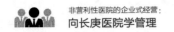

研拟次年度目标值。其设定目标值原则是：①已达目标值者，应以前一年度实际值与同侪值、医护专业近 5 年文献的观点相比较，取最优值作为设定原则；②若当年度未达到目标值，则下一年度应沿用原前一年所设定的目标值。

3. 建立责任中心

依据各指标性质，以呈现重点异常责任单位，向下细拆分到最基层专科，如"14 天再入院率"、"手术伤口感染率"等拆分至专科别，"院内感染率"、"48 小时重返加护病房率"拆分至病房别。无法向下细拆分的指标，直接负责单位就是责任中心，如"72 小时重返急诊"的责任中心是急诊医学科。

4. 品质监控

对常态性作业，视作业性质及重要性拟订周期性的品管监控计划。对属本院或院外突发事件，或该项指标持续 3 个月未达目标值，拟订专案性品管监控计划。行政中心于每年 12 月底提报院区监控及检核计划。院区管理部除了行政中心拟订的必要检核项目外，应再依院区特性及负责范围，拟订院区自主监控与检核计划，于每年 12 月底前提交下一年度品管监控及检核计划呈报行政中心。医疗品质审议委员会、相关医务委员会、部科及执行部门，为因应医疗环境变化需求及确保现场实务品质标准，应于每年 12 月底前提交下一年度品管监控及检核计划呈报院区管理部门。

监控检核内容主要包括主治医师职务行使权检核、医疗服务作业检核、手术作业检核、放射诊疗作业检核、病理组织检核、检查/检验作业检核、癌症诊疗品质检核、医疗保险机构检核的处理、住院日数的管制、特殊疾病患者的治疗追踪、急诊作业检核、门诊作业检核、会诊作业检核、护理作业检核、病历记载品质检核、院内感染的防治与管制、抗生素药品使用的监视与管制、药品的疗效评估、急救作业检核、加护作业检核等，具体内容参见表 6-5。

表 6-5　长庚医院医疗服务品质常态性、专案性监控检核项目

序号	项目	内容
1	主治医师职务行使权检核	1. 医学教育委员会及各相关管理部门,每年至少一次对主治医师职务行使权有无逾越实施检核,以确保病患均由具备资格的医师诊治的权益,且对于依年资、经验应可获得某项职务行使权而未获核准的主治医师,或其他有关主治医师职务行使权的核定、授受的异常项目,应检讨因应对策并呈报院长及长庚决策委员会主任委员
		2. 对于手术、侵袭性检查及治疗等项目,必须管制需具有资格的医师方得执行,未具资格者或被核定停止独立执行手术、侵袭性检查及治疗的项目者不得独立执行该项医疗业务
2	医疗服务作业检核	1. 医疗品质审议委员会每年年底应安排下年度拟检核计划,含预定检核的疾病、依序施行病历诊疗作业执行情形与检核进度
		2. 医疗服务作业检核排程原则,应以专科疾病组群人数较多者、重点性流行、高危险性、高医疗成本、人体试验阶段或重点管制的疾病为优先,每年至少排定查核 4 个以上的主题,依序对各医务专科进行检核作业
		3. "医疗服务查核作业准则"由制度管理部门另制订
3	手术作业检核	手术室管理委员会应每年至少一次就手术室作业流程、各项医疗设施运用、人员教育训练及非预期不当处置等事项进行检核,并检讨追踪改善成效
4	放射诊疗作业检核	游离辐射防护委员会各院区分会对实施具游离辐射诊疗项目部门,应每年至少一次检核安全防护设备的有效性、诊疗设备的维护保养与实务作业的运作状况结果检讨改善,并追踪改善成效
5	病理组织检核	1. 病理组织委员会依病理组织案件审查作业准则,进行解剖病理检查结果审查,对所有切除不当或检查结果与临床诊断不符的异常案件进行检讨与评估,发觉手术治疗异常,应督促检讨改善,务期杜绝不必要及不完整的手术,以提高诊断及治疗的正确性
		2. 病理组织委员会每年定期向院区管理部提报病理组织查核结果与患者术前诊断的符合与否的比例
6	检查/检验作业检核	1. 医事检验部门针对病例不符合支付制度与临床路径检查、检验的项目,应设定电脑自动稽核作业,并纳入部门品管定期监控与检讨改善
		2. 医事检验部门应定期检核院内周边检验室的检验品质并检讨改善
		3. 医事检验部门应定期查核现场单位的动脉血氧分析仪及血糖测试仪品管测试并检讨改善
		4. 院区经营管理组应每月针对检查阳性率作监控,对检查结果与临床诊断不符案例,由医务专科每季改善提报,并纳入医疗品质审议委员会列管审查
7	癌症诊疗品质检核	1. 肿瘤委员会每年至少应抽样百分之十的癌症个案病历资料,审查其医疗照护过程、方法及结果,做成书面审查记录。审查结果及建议事项应知会个案主治医师配合改善

序号	项目	内容
7	癌症诊疗品质检核	2. 肿瘤委员会每季应检核发现有初次确定诊断为癌症,而于最近一年内曾在本院住院诊疗的病患时,应将此一事件及建议事项告知原主治医师,促其注意病患的癌症征兆,以利早期诊断与治疗
		3. 肿瘤委员会每年至少针对两项癌症的医疗照护品质检讨改善
8	医疗保险机构检核的处理	保险业务经办部门应每季针对遭核减案件的原因分类统计陈列,属内部申报行政作业因素所致,则应深入检讨并具体改善。若为医疗保险机构检核,认属不适当的诊疗事项,则应将统计的疾病、手术处置、科别、医师相关性等相关资料,须会请各医务专科及负责的主治医师说明该医疗处置的必要性,并提出申复或重新检讨及具体改善,并定期呈报医疗品质审议委员会,以供安排医疗检核的参考
9	住院日数的管制	1. 院区管理部门每月针对病患住院日数超过管制标准时,或医疗费用超过设定的金额时,即由电脑出表,请负责主治医师说明该病患的病情、超期住院原因及治疗计划,或需住院的必要性或需协助事项,并检讨改善呈报之
		2. 对病患住院中等候手术或检查时间超出管制标准日数的案例,院区管理部门每两个月由电脑自动出表,针对逾时的案例反映管理部与业务执行部门共同探讨,并提出具体改善
		3. 对于出院后14日内因同一疾病再度住院的案例,由院区管理部门每个月汇整,请负责主治医师对非预期性住院的病患,召开医护联合讨论会检讨病患前一次出院状态及本次在入院的病况说明与改善
10	特殊疾病患者的治疗追踪	1. 各医务专科对于罹患慢性疾病须追踪治疗的病患或卫生主管机关规定应登记追踪的疾病患者,应主动办理治疗追踪登记
		2. 对前项所述的病患,应回诊而逾期未回诊者,由院区指派专人定期电脑列印追踪信函通知病患或其家属,促请病患尽速回诊或说明病患状况
11	急诊作业检核	1. 急诊处(或科)主任应每月至少抽阅一次急诊病患病历,检核各医师执行医疗处置的适当性与拒绝病患看诊情形及缘由
		2. 急诊处医护人员对于会诊医师逾时未到达急诊处,或在急诊处暂留观察、等候住院病床、等候手术、检查检验等有逾规定时限的状况时,应立即报告主治医师,并联络各相关部门处理
		3. 急诊管理委员会每月检核留观超过48小时、病患停留超过48小时、72小时重返急诊率、等候住院病床、等候手术、检查检验逾时率、患者到院前心跳停止/急救后心跳恢复及未完成治疗即离开的病患,以利相关部门改善
12	门诊作业检核	1. 门诊管理委员会每季检核逾时看诊率及病历X线调阅时效
		2. 各院区管理部应每天巡查门诊看诊、批价、挂号及领药等作业情形,于服务高峰期能适时进行作业调整及人力调度,检讨改善,并追踪改善成效
		3. 院区管理部应每月检核各医师门诊延迟结束情形,并与各科及当事医师共同检讨改善

续表

序号	项目	内容
12	门诊作业检核	4. 门诊管理委员会对于就诊病患的手术或治疗处置后、离院后的非预期性原因转住院病患、非病患自行取消手术与检查等,应检讨分析是否有医疗处置不当或其他相关因素,并采取必要因应措施改善之
13	会诊作业检核	急诊、病房管理委员会及加护病房管理委员会每月检核会诊逾时率及逾时科别结果,请接受照会医务专科应就逾时提出原因分析说明、研拟具体改善对策,并追踪改善成效
14	护理作业检核	1. 部科每年应就重要护理作业项目,对全院护理人员进行认知及技能检核,以确保每一护理人员皆具有足够的专业知识与技能
		2. 部科应就重要照护事项,对全院各区的护理人员予以抽样检核各项作业并确保依规定正确执行
15	病历记载品质检核	1. 各院区病历管理委员会依"病历审查作业准则"进行病患病历品质的审查及奖惩
		2. 每位负责诊治病患的主治医师每年至少需接受一次病历审查,该次抽审病历撰写被评定较差的主治医师,则列入次月再抽审对象
		3. 各院区应就"死亡病历"、"意外事件"进行审查,并提报疑似记录缺失或医疗处置不当者,会请主治医师说明与相关医护人员共同研讨
16	院内感染的防治与管制	1. 感染管制委员会应对调剂药品、侵袭性诊疗使用的设备器材、病患饮食、院内饮水机等,应了解其作业执行过程及作业后,器材消毒灭菌处理过程的正确性,并每年至少一次采集一次样本送检;不合格者,应通知受检部门并立即采取必要改善及预防措施,并在限期内进行复验;若仍不合格,则应将异常状况呈报院长,并召集相关部门人员检讨改善对策,必要时得中止该项药品、材料或饮食的供应与设备的使用
		2. 感染管制委员会每年应对院内各相关部门基层人员,实施感染预防及自我防护的教育训练,以降低员工受感染的可能
		3. 感染管制委员会每年应对院内各相关部门的基层主管,实施感染预防及管制教育,使各基层主管人员于发现有感染病例时,或疑似有院内感染流行迹象时,能立即采取必要防护措施,以防止病间相互感染,并针对可能的感染源进行检验,以尽早发现真正感染源并做更适切处理
		4. 感染管制委员会应每年至少一次派人检核各部科人员感染管制作业正确执行状况与院内感染发生及提报情形,并辅导有关感染管制作业,定期汇总院内感染案件监控结果,分析呈报
		5. 对于须长期追踪与尚无法治疗的传染病患者应于电脑建档列管,遇病患就诊与住院时能立即于医嘱与护理作业电脑系统显示,以提醒可能参与照护的医疗工作相关人员
		6. 有关感染管制作业及各项院内感染管制作业准则另订之

续表

序号	项目	内容
17	抗生素药品使用的监视与管制	1. 感染管制委员会应每季统计分析全院各类抗生素的使用量与用途，并统计比较各类抗生素对于细菌敏感度的趋势，发现有异常的趋势时应立即研拟对策提报，以供临床医师作为用药的参考；若其变化认有需变更抗生素的使用管制方式时，应提交药事委员会讨论决定
		2. 感染管制委员会对于手术前预防性抗生素注射时点应设定管制措施，每季至少检核一次，请各医务专科检讨改善，并追踪改善的成效
		3. 感染管制委员会对于手术前后不当使用抗生素状况应设定管制措施，每季至少检核一次，请各医务专科检讨改善，并追踪改善的成效
18	药品疗效评估	1. 药剂部门应就药品的管理与使用部门，每年至少一次全面对所使用或经管药品的疗效及使用价值，实施全面检讨，研拟各项药品的最佳使用方法，或从中发现功效不良的品项，予以淘汰之
		2. 每年至少一次对于病患用药会产生的过敏、药物错误、常备药与管制药品使用等进行检核作业，并检讨药物使用的适当性，依法令规定与本院的医疗处置标准设定其管制措施
19	急救作业检核	1. 麻醉部会同患者安全委员会执行秘书每年至少实施一次"999"急救作业演习，以了解急救动员与急救时效及急救设备、仪器与物料运作的状况，演习结果与检讨改善情形应提报患者安全委员会审议
		2. 病房管理委员会每年应检核"999"急救后病房医护联合讨论执行状况，以确保患者安全
20	加护作业检核	1. 加护病房管理委员会每月检核 48 小时重返加护病房及非医嘱管路移除的品质指标，以利相关部门检讨改善
		2. 加护病房管理委员会应定期检讨修订加护病房业务工作标准以及转入转出条件，并修改相关作业规范或作业手册

资料来源：杨汉湶，朱树勳，庄逸洲等. 医疗品质管理学. 第 2 版.

常态性、专案性监控检核依据"指标监测基准建档"内的建档内容，通过指标分析系统平台，每月公布全院、各院区指标结果（管制值、实际值、异常注记），以及再向下细分科（单位）别中超出管制基准的前三名。每月 11 日例行出表公布执行状况。

对于超出管制基准的指标即为异常事件，异常事件由电脑自动稽核，如发现异常，电脑系统自动立案，并自动用电子邮件通知负责部门主管，告知异常指标项目、月份、实际值、基准值、案号及应回复日。部门主管在医院信息系统（HIS）的"医品指标"子系统下查询"年度全院共通性监控指标"中的"指标异常说明表"中输入原因分析及改善措施。

各院区及部门于异常发生后，应深入检讨、分析原因、研拟具体改善措施及追踪成效，并应于时效内完成口头及书面提报。行政中心接获讯息时应主动了解与关怀、协助处理，并检讨改善及后续检核追踪。对异常或意见反映发现的重大异常事件，应视异常发生原因、所造成影响以及损害程度，对责任人员依《人事管理规则》施予惩处。具体流程是，各指标监测结果超出管制基准发生异常者，发生部门输入部门代号或案件号码引出指标异常说明表，相关人员应就源输入原因分析及改善措施，存档后列印，依相关流程呈报。相关委员会依检核周期提报医疗品质审议委员会审议后呈报院区管理部，或者部科依检核周期提报予院区管理部，院区管理部依检核周期提报予行政中心，行政中心再依检核周期呈报主任。

　　突发或院外发生品质相关事件时，若属医疗服务专业项目，则院区管理部应立即协同相关部门研拟应变防范措施，并口头提报行政中心主管，于院内网络公告，以利现场人员遵行，事后应予追踪检核其执行情形。行政中心于接获信息时应主动深入了解及协助处理，并重新进行制度的审议及修订。

　　院区各月指标异常案件的销案，由院区品质管理人员依据医疗品质审议委员会主席核签完成的异常说明表输入结案日期。院区连续两个月异常的案件销案，须呈院区院长核阅，由院区品质管理人员依据核签完成的异常说明表输入结案日期。院区连续 3 个月异常的案件销案，应呈送行政中心，由行政中心依据核签完成的异常说明表输入结案日期。

　　案件销案逾期时应以电子邮件跟催部门主管，逾期天数及跟催对象如下：①第一次（预定完成日＋3 个工作日）跟催经办部门主管；②第二次（预定完成日＋6 个工作日）跟催经办部门一级主管（持续通知经办部门主管）；③第三次（预定完成日＋9 个工作日）跟催医管部主管（持续通知经办部门主管、一级主管）。

　　综合上述各步骤，长庚医院逐步形成了一整套品质管理指标信息化管理作业系统，参见图 6-3。

　　以"手术时间大于 4 小时未使用第二剂预防性抗生素的比例"指标监

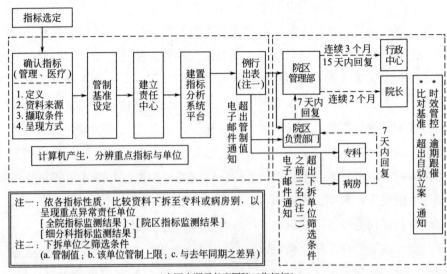

（本图来源于长庚医院工作幻灯）

图 6-3　指标信息化管理作业关联图

测改善为例❶：台湾"新制医院评鉴基准"中的"3.7.3.3 正确使用预防性抗生素"要求应在手术划刀前 1 小时内给第一剂预防性抗生素，手术中视情况（考虑药物动力学）追加抗生素，据此制订"手术时间大于 4 小时未使用第二剂预防性抗生素的比例"指标，其管制值 2010 年设为"≤25％"（2011 年调整为≤20％）。Cefazolin（头孢唑林）药物半衰期 1.5～2 小时，长时间的手术在 1～2 个半衰期间追加抗生素。该指标计算公式为：

$$公式 = \frac{有使用\ Cefazolin\ 预防性抗生素且手术时间大于\ 4\ 小时但未使用第二剂之手术人次}{有使用\ Cefazolin\ 预防性抗生素且手术时间大于\ 4\ 小时之手术人次} \times 100\%$$

图 6-4 为 2010 年 1～4 月林口、高雄、基隆、嘉义和桃园院区的手术时间大于 4 小时未使用第二剂预防性抗生素的比例，林口、高雄、基隆院区皆有下降趋势，但未达到管制基准，相比之下桃园院区做得最好，已达管制基准。

---

❶　资料来源：长庚医院行政中心工作幻灯。

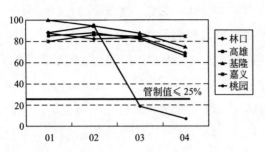

图 6-4　2010 年改善前院区的手术时间大于 4 小时未使用第二剂预防性抗生素的比例

　　经分析原因，所存在的问题点有：①专科对指引有疑义；②医疗人员未能确实掌握手术进行时间；③人员确实未从注射记录界面输入，致重复或未记录；④各科对手术结束时间认知定义不一致。

　　据此，品管部提出了相应的改善方案：①请院区感控及医品人员针对第二剂使用率低的专科进行沟通宣导；②建立电脑提示画面；③宣导人员由记录界面输入，电脑自动同步至各医疗人员作业记录中；④整合各院区对手术结束时间的操作定义。

　　经改善后，各院区"手术时间大于 4 小时未使用第二剂预防性抗生素的比例"指标均达到管制值，见图 6-5。

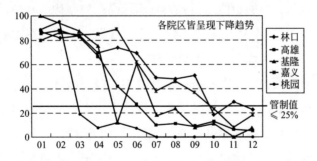

图 6-5　2010 年改善后院区的手术时间大于 4 小时未使用第二剂预防性抗生素的比例

5. 顾客意见的调查与处理

　　如何让病患获得满意的医疗照护，是医院所追求的最基本目标。病患意见是医院自我反省与检讨的重要信息来源之一。近年来，许多医院热衷于顾客满意度调查，希望从调查中可以发现病患不满意的地方，医院据以改进，以维持病患对机构的忠诚度。然而中国人生性保守，而且又习惯于中庸之道，因此病患或其家属心中的真正感受并不容易在调查中表达出来。问卷调查法最受人诟病的地方，在于问卷的题目是问卷设计者自己认为病患想要表达的，因此并不一定能真正反映病患或其家属的真正想法，若是想真正获得顾客对医院服务满意程度的意见，那么问卷调查的模式，必须要经过缜密的设计与思考，并且经过多次的测试后才能定案，但这可能需耗费医院大量的人力与物力等资源。

因此，管理者不能认为仅通过病患满意度问卷调查，就能发现病患心中的真正感受与想法，满意度调查所发现的只不过是全部事实的一部分而已。只有真正倾听顾客声音，同时虚心接受他们的建议，切实加以检讨改善，才能让病患充分感受医院追求卓越服务品质的态度。

为了维系并巩固既有患者群，赢得并发展新患者，同时增进患者的忠诚度和利润贡献，长庚医院借鉴企业客户关系管理（Customer Relationship Management，CRM）的管理经验、服务理念并融合医院本身的业务营销特色，建立"以患者为中心"的医院 CRM 体系。其核心思想是通过与患者的"接触"，采集患者的信息、意见、建议和要求，并通过深入分析，为患者提供完善的个性化服务，从而提高医院整体的竞争能力、优化其经营模式。医院 CRM 带来的不仅是患者数量的上升，更重要的是它有助于医院培养忠实的优质客户即患者群。

为能有效处理各方对医院医疗及其他相关服务的意见，并针对反映的事项进行分析，检讨可行的改善措施，提供符合患者需求的服务品质，长庚医院构建了院长信箱、意见反映专线电话、电子邮件、全院性问卷调查等多方机制或通道，让病患或其家属可以主动向院方表达心中的不满、抱怨或意见，然后医院用心去解决与改善，将顾客的声音转换成驱动医院前进的动力。各院区管理部设置专职部门或指定专人负责全院各项意见反映案件处理作业与后续服务品质改善的检讨与追踪。行政中心定期查核各院区的实际执行状况是否确实依照《院长信箱案件处理作业准则》规定办理。有关长庚医院"顾客意见"的处理流程，请参见图 6-6。院长信箱处

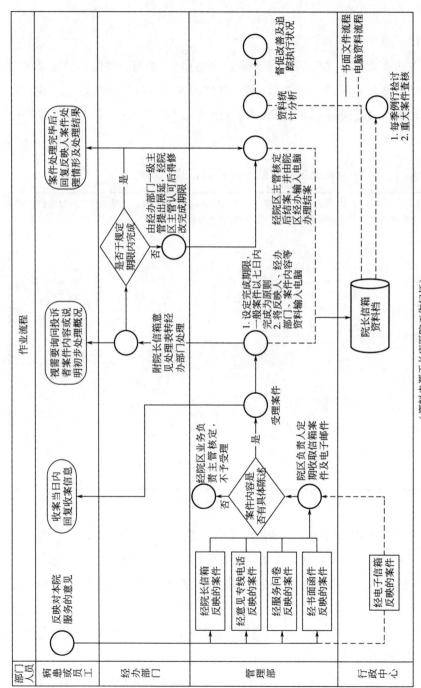

图6-6 长庚医院"顾客意见"处理流程

（资料来源于长庚医院工作幻灯）

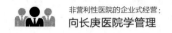

理案例请参见附录二。

（1）意见收集

① 院长信箱。各院区于医疗作业公共区域，如每一楼层明显处或人员流动频繁处至少设置一个院长信箱，收集顾客对医院的反映意见。各院区备妥适量的《院长信箱意见反映表》（图 6-7）置于院长信箱旁，并定期补充供投诉人填写。

长庚纪念医院　院长信箱意见反映表	文件编号：＿＿＿＿＿
	经办部门：＿＿＿＿＿

（请于以下空白处书写您的意见或反映事项发生的地点、时间或人员及联络讯息后投入信箱或寄本院管理部收。若需协助请拨院内分机 3456，或拨总机＿＿＿＿＿＿协助转接。）

反映日期＿＿＿＿年＿＿＿月＿＿＿日

姓名＿＿＿＿＿＿　电话（　）＿＿＿＿＿＿　e-mail＿＿＿＿＿＿

通讯地址＿＿＿＿＿＿＿＿＿＿＿＿＿＿＿＿

（为能有效并迅速回应您的宝贵意见,请留下联络方式）

图 6-7　院长信箱意见反映表

② 意见反映专线电话。各院区设置病患投诉意见专线电话，并指定专人在上班时间（含午间休息）随时接听电话，解答投诉人的疑问或收集处理其反映意见，对于无法当场说明的事项，转请相关权责部门处理并纳入院长信箱案件管理作业。

③ 电子信箱。行政中心于医院网站设置电子信箱，供各院区收集病患及员工对医院服务意见。

④ 全院性患者满意度问卷调查。为了解病患对各项医疗服务的意见，

各院区管理部应就院区的整体医疗（住院、门诊、急诊）服务满意度进行调查（图6-8为《住院患者服务满意度问卷》），收集顾客意见与建议。管理部接获网络问卷与书面问卷，应检视其反映内容，分析每季调查结果并检讨改善，并将病患反映或建议事项纳入院长信箱作业管理。

（2）案件收案与登录

① 以书面或电子信箱反映的案件。各院区负责部门安排专人定期（各信箱每周至少应收取两次；电子信箱每天至少应收信一次并打印内容）收取各院长信箱内案件。院区经办人接获以书面反映的案件或电子邮件后，应先检视其所反映的人、事、物及时间地点，对于反映内容无具体陈述的案件，须呈报负责部门一级主管核定后，才能先行结案，不得因反映人未具名而拒绝受理。案件受理后，经办人于受理当日电话回复反映人，说明其反映意见已立案处理，并记录回复情形。留有电子邮件者，以电子邮件回复。经办人在受理案件后，应立即输入电脑建档，并呈请主管指定承办部门、案件等级与预定完成日期后，将该案件的各项相关资料输入电脑。

② 以电话反映的案件。经办人接获电话反映的案件时，将反映人、反映事件内容、处理结果等资料输入电脑。无法于电话中当场说明及处理的案件，应于隔日逐案打印出表，比照院长信箱的案件处理。

③ 重大案件通报。对于特殊身份如主管机关、媒体等反映的事项，经办人应立即报告主管，并且立案追踪。院区主管评估该反映事件有影响本院形象之虞者，应即时通报事件所属的行政中心机能部，机能部组长应专责处理，并于当日内口头向各相关主管报告，三日内将处理结果以书面方式呈报主任。

（3）案件处理

① 收案后处理。经办人将案件转送承办部门处理，并促请其于规定期限内完成。院区经办人或承办部门承办人受理投诉案件后，应详加了解投诉案件的事实经过，必要时应再向投诉者查询、确认，或说明初步处理情形。承办人员收到案件后七日内将案件发生原因与处理对策填写《院长信箱意见处理表》（如图6-9），经主管核实后送回院区负责部门。

长庚纪念医院

住院病人满意度问卷

亲爱的病友您好：

　　本院为提高服务品质，恳请您利用几分钟的时间，填写这份问卷。以下的问题，请您就本次住院经验作答，若有不适用的题目，则请勾选"不清楚/没接触"栏；如非病人亲自填答者，请以病人的意见作答。为保护您的权益，本问卷将由专人处理，问卷内容均予保密。感谢您宝贵的意见。

　　敬祝　健康愉快

长庚纪念医院　敬上

病人出院日期：＿＿＿月＿＿＿日

就诊院区：□基隆□情人湖□台北□林口□桃园□云林□嘉义□高雄

	非常同意	同意	普通	不同意	很不同意	不清楚/没接触
医师服务						
1.医师注意倾听您的问题	□	□	□	□	□	□
2.医师仔细诊察您的病情	□	□	□	□	□	□
3.医师清楚解释您的病情	□	□	□	□	□	□
4.医师诊疗时尊重您的隐私	□	□	□	□	□	□
5.医师清楚说明对您的治疗计划（如进行哪些检查、治疗）	□	□	□	□	□	□
6.当您反映不舒服，医师能适当处理	□	□	□	□	□	□

7.您的主治医师平时每天都到病房探视您？□①是□②否□③不清楚/忘记了

8.若有执行手术或侵入性处置，请回答以下问题：

　　8-1 医师执行前会亲自向您或您的家属说明？□①是□②否□③不清楚/忘记了

　　8-2 手术前，医师会和您确认及标示手术部位？□①是□②否□③不清楚/忘记了

	非常同意	同意	普通	不同意	很不同意	不清楚/没接触
护理服务						
9.护理人员对您照护专业细心	□	□	□	□	□	□
10.护理人员态度和善有礼	□	□	□	□	□	□
11.按呼叫铃后，护理人员能及时处理	□	□	□	□	□	□
12.出院前，护理人员清楚对您说明返家自我照护事宜	□	□	□	□	□	□

13.护理人员每次给药或注射前有确认您的名字？□①是□②否□③不清楚/忘记了

14.护理人员每次给药时说明药物作用和注意事项？□①是□②否□③不清楚/忘记了

15.护理人员清楚说明安全防护措施（如预防跌倒、管路滑脱）？□①是□②否□③不清楚/忘记了

	非常同意	同意	普通	不同意	很不同意	不清楚/没接触
行政服务						
16.办理住、出院手续方便迅速	□	□	□	□	□	□
17.办理住院手续及出院收费人员的态度和善有礼	□	□	□	□	□	□
18.病房书记态度和善有礼	□	□	□	□	□	□
19.接送检查或手术的转送人员态度和善有礼	□	□	□	□	□	□
综合评价						
20.整体来说，您对本院病房环境设施感觉满意	□	□	□	□	□	□

若有不满意，是哪方面不满意？＿＿＿＿＿＿＿＿＿＿＿＿＿＿＿＿＿＿＿＿

21.如有他人需要住院服务，您会推荐本院吗？□①是□②否

22.如果要为本次住院经验打分数，您会打几分（满分为100分）？＿＿＿＿＿分

（续后页）

（续前页）

您认为本院住院服务,最需加强的部分是什么? 请于不满意的项目打"√",并详述之。

□ 医师服务_____

□ 护理服务_____

□ 行政服务_____

□ 环境设施_____

□ 其他_____

※对于上述事项,如同意我们与您进一步联络,请留下您的联络资料:

　姓名:　　　　　电话:(0　　)　　　　地址:

您的基本资料

1. 本份问卷是由　□①病人本人填写□②亲友代填

2. 病人年龄　　□①18 岁(含)以下□②19 岁～39 岁□③40 岁～59 岁□④60 岁以上

3. 填写人年龄　□①18 岁(含)以下□②19 岁～39 岁□③40 岁～59 岁□④60 岁以上

4. 填写人性别　□①男□②女

5. 主要住院科别

内科	□11 一般内科	□12 胃肠肝胆科	□13 呼吸胸腔科	□14 血液肿瘤科
	□15 肾脏科	□16 新陈代谢科	□17 心脏内科	□18 风湿过敏科
	□19 感染科	□1x 其他		
外科	□21 一般外科	□22 心脏外科	□23 神经外科	□24 小儿外科
	□25 整形外科	□26 泌尿外科	□27 骨科	□28 直肠外科
	□29 外伤科	□2x 其他		
其他	□31 小儿内科	□32 家医科	□33 妇产科	□34 眼科
	□35 耳鼻喉科	□36 牙科	□37 神经内科	□38 皮肤科
	□39 复健科	□3a 疼痛科	□3b 中医	□3x 其他

问卷填完后请交回护理站或投入出院缴费柜台或药局前问卷回收箱、
院长信箱或利用回邮信函寄回,谢谢。

若需要与我们联络,请拨各院区总机转专线 3456,各院区总机为:

基隆:02-24313131　　台北林口:03-3281200　　桃园:03-3196200

云林:05-6915151　　嘉　义:05-3621000　　高雄:07-7317123

或上网反映您的意见,本院网址:http://www.cgmh.org.tw

谢谢您的协助,长庚医院祝您健康平安

折　　线

－－－－－－－－－－－－－－－－－－－－－－－－－－－－－－－－－－－－－－－

105
台北市敦化北路 199 号
长庚纪念医院　　收

| 广告回信 |
| 台湾北区邮政管理局登记 |
| 北台字第 9079 号 |
| 邮资已付免贴邮票 |

行政中心

长庚纪念医院　21 * 27.9CM * 100 张　99.6 修订　　　　　　　A063

图 6-8　长庚医院住院患者满意度问卷

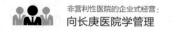

长庚纪念医院　院长信箱意见处理表

经办部门		预定完成日期	年　月　日

收件初步联系：🕮已告知收件（🕮告知本人、🕮留言、🕮协请转达、🕮 e-mail）
　　　　　🕮无法联系　　　　联系人　　　　日期　　／　／

原因与处理对策：

案件处理后回复反映人：
1. 🕮已电话回复（　／　／　）2. 🕮函复（拟稿如附）3. 其他＿＿＿＿＿＿
　　　　　　　　 YY ／ MM ／ DD
教案制作：
□否　　□是，编写负责人＿＿＿＿＿＿，应完成日期＿＿＿＿＿＿

批示	管理部

图 6-9　院长信箱意见处理表

② 结案、展延与跟催。案件处理结果经呈报院区主管核定结案者，经办人应将处理结果输入电脑结案。对于主管批示仍需后续处理的案件，经办人应输入待追踪案件，并追踪承办部门处理进度及成效。承办部门未能于规定期限内处理完毕的案件，得由其一级主管申请展延，经院区主管认可后，展延其完成期限。院区负责部门对逾期未结案件应定期打印跟催单，督促承办部门尽快处理。承办部门应于三日内说明延迟原因、拟处理对策及预定进度。

③ 案件处理结果回复。案件处理结束后，承办部门应以电话、书面或电子邮件回复投诉反映人。拟以书面或电子邮件回复者，其复文内容应呈报院长级主管核准。

④ 销案。院区管理部或经办部门经了解案情，如果确认反映内容不属实，得呈报管理部主管核定后，方可予以销案。但该反映案件仍应依规定保存管理。

（4）教育培训

经办部门对于主管批示应制作教案者，应于交办期限内完成教案制作并培训员工，把教案和培训记录呈报院区主管（教案与训练记录参考格式见图 6-10）。属于共通性问题者，管理部统筹办理教育训练。

（5）改善与管理

① 案件检讨与改善追踪。部门主管应监控被投诉案件（包含负向案件、纯建议案件）发生情形，落实检讨改善并追踪成效；对于重复发生案件应检讨原因是否具有共通性、是否为系统性或人为异常，若为系统性异常应提报具体改善方案，避免相同异常再次发生，若为人为异常，主管应予教育辅导。管理部每月均应就上月投诉的案件，统计分析负向与纯建议案件类别的发生趋势、同一部门同类案件重复发生及相同人员被投诉情形，并召集有关部门逐一检讨追踪改善、制作教案与教育培训，务求彻底改善，避免相同异常再次发生。管理部每季应监控各类案件发生趋势，汇总负向案件发生类别最多的前三项负向案件、同类案件被投诉超过三件的部门，把涉事部门改善进度与成效，提报其所属的行政中心机能部，机能

设计单位：	教案名称：	
设计者：		
院信投诉案件编号（摘要另列如附）：		
设计理念：	训练目的：	
训练对象：	训练时间：	
训练内容与流程：		
课后评值方式：		
单位主管核实		经办
训练情形记录		
举办单位：	举办地点：	训练时间起讫：
参加人员签到：		
训练情形摘要与检讨：		
课后评值结果：		
院区主管核实	单位主管	经办

图 6-10　长庚医院教案与训练记录参考格式

部应审核评估其改善措施与成效，做成建议呈报。

② 指标监控。行政中心应订立管理指标，未达阈值的院区或部门应提报专案检讨，依案件类别呈报行政中心有关机能部。

③ 抽查与稽核。行政中心各机能部每年应就机能所辖范围发生的案件量，进行分析评比，并检核改善情形汇总呈报主任。

④ 管理。为保护投诉人权益，所有投诉抱怨案件的经办、处理人员，未经主管核准一律不得将相关信息透露于第三人。案件经处理结案后，其文书档案应存档至少三年，并须经院区主管核准后始得销毁。

（6）人员考核

院长信箱案件经查属人员疏失，应列入年度个人考核参考；年度遭投诉超过三次，管理部应介入了解，视情节严重程度提报相关委员会议处。

第三节 | 长庚医院持续性品质改善

品质保证（Quality Assurance，QA）的活动方法是指将标准规范设立后，通过事后评估的方式找出问题，再采取教育、研究改进或处罚的手段来维持品质。品质保证活动发展到了 20 世纪 90 年代，随着品管范围的扩大，统计及品质管理技术的加强，对及时性和主动性有了更高的要求，逐渐朝持续性品质改善（Continuous Quality Improvement，CQI）迈进。源自产业的 CQI 其实是指 QA 活动的延伸，是从以往的事后评估，向事前主动或同步评估发展，并突破了 QA 活动较为本位的做法，加强了纵向和横向的统合，更能帮助医院提升品质，节约成本，且 CQI 要求的是结构、过程和结果并重，通过团队合作及不断地改进，以达到令患者满意的目的。

美国政府 GAO（Gerenal Accounting Office）对获得 1988～1989 年品质奖（Baldrige Award）前 20 名采取 CQI 活动的医院所作调查显示，这些医院的市场占有率年增 13.7%，医务收入上升 8.6%，资产周转率上升

1.3％，即是 CQI 有效性的证据。美国医疗卫生机构评审联合委员会在 1992 年公布了 CQI 领导标准（Leadership Standard），并于 1994 年把 CQI 列入正式评鉴项目中。

长庚医院的持续性品质改善是指通过不断选择改善主题，采取各种管理改善工具切实做到各项作业流程合理化，在提升医疗品质的同时，也注重降低成本。其基本作业程序如下：

① 依重要或优先程度选定改善议题。

② 视主题涉及范围及影响层面邀集团队成员。

③ 确定主题属性，厘清改善议题的现状与希望达到的结果，考量改善的重点方向。

④ 衡酌主题属性与改善方向决定改善进行时主要应用的工具（常用品质改善工具及选用时机见表 6-6）。

表 6-6　常用品质改善工具选用要领

改善工具	选用时机	主要结合手法
品管圈/医品圈	例常性问题分析与解决或重要课题探讨与达成	品管手法与创意思考法等
流程管理/流程改造	作业效能提升与时间缩短（顾客价值创造）	流程图绘制、流程程序图法与顾客需求调查等
标杆学习	学习最佳实务以谋求突破性改变	观摩交流、实地访谈与分组研讨等
专案改善	针对特定议题进行探讨并提出解决方案	特性要因图法、决策矩阵分析等
根本原因分析	重大个别事件原因分析及系统改善	时间序列表、原因树与屏障分析等
失效模式与效应分析	高风险流程（系统）潜在危害分析与失效预防	风险指数评估、决策树分析与防误法等

（资料来源于长庚医院工作幻灯）

⑤ 按各使用工具步骤选用相关手法，必要时可另结合其他辅助改善工具。

长庚医院在"止于至善"这一经营理念的指导下，引进最新的管理技术，应用最先进的品质管理工具，以合理的成本、提供给病患最适与最安全的医疗服务品质。多年来，长庚医院陆续采用了诸如全面品质管理及依据 TQM 理念衍生的各项品质管理技术与工具，包括品质改善小组（Quality Improvement Team，QIT）、品管圈（Quality Control Circle，QCC）、根本原因分析法（Root Cause Analysis，RCA）、医疗失效模式与效应分析（Health care Failure Mode and Effect Analysis，HFMEA）、提案制度小组、5S、国际标准组织（ISO）及业务流程管理（Business Process Management，BPM）等。这些方法不断被引进各个分院，提高了全医院的医疗与服务品质，节省了成本，改善了行政效率，并在无形之中树立了良好的形象。长庚医院继承了台塑企业的品质管理理念及方法，所坚持推行的相关品管活动，请参见表 6-7。

表 6-7　长庚医院推行品管相关活动一览表

品质管理方法	开始时间	负责人	内容
提案制度	1984.1	院区院长室二级主管	对人员合理化、工作方法、工作效率、服务技术或品质、工作安全卫生、用料、滞料利用、成本降低等范围提出改善，提案改善有成时，依成果评等核发奖金
医疗行为查核	1985.7	副院长	于院长室设立查核小组，负责查核各项医疗处置暨照护过程与相关病历记录，从中发觉某一医疗行为有不符标准之处，或各项治疗处置标准尚有修订空间，甚至未建置作业标准而有其必要性等，即须提醒相关的医护与行政人员注意改善。各部门对于经查核所发现的缺失，应立即做整体的检讨、改善，并向部门内医护人员宣导。查核小组应于一定时期内对不符标准项目实施复查，追踪其改善成果后呈报
临床路径	1995.12	执行秘书（医务专科组二级主管）	配合论病例计酬推行，要求相关发生单位提报该项临床路径，并由各科种子医师，将临床路径项目建立范本于各科电脑医嘱系统中，供医师开立医嘱时参考。未配合单位，由副院长提报院长督导改善。非论病例计酬项目则未强制执行
品质保证	1996.1	院长室主办级人员	品质保证计划书中，需明确各部门重要照护（服务）范围、制订重要品质指标并设立部门品管联络人（医疗科需主治医师级以上人员，医技护理行政单位需为二级主管以上人员）为品管活动联络窗口。各部门品质保证计划需经各单位主管核签，送经医疗品质审议委员会主席核定后执行。各部门需定期（每月/季）提报指标监测结果与改善措施，医疗品质审议委员会通过每月部门指标监测结果与改善措施监督其执行状况。对长期管理成效不彰的项目，由品管人员机动成立专案稽核。专案稽核成果需提报医疗品质审议委员会审议并责成改善建议后，呈报院区行政主管与院长核定，促请部门配合改善
品管圈	1998.7	院长主办级人员	明文规定需依单位别成立品管圈至少一圈，并提报院长室登录品管圈名与圈数。各品管圈每月至少召开两次以上圈会，并需制作会议记录存查。题目自选，但须切合降低成本、提升效率、提升安全、增加病患满意度等品质改善目标。每年举办品管圈教育训练研习会，加强各圈运用 QCC 手法改善能力。定期举办成果发表会，奖励优秀圈组，圈与圈之间设有互相观摩标杆学习机会

1. 品管圈

为激发员工潜能，使其能从基层自动自发去发掘问题，同时结合群体智慧共同从事改善工作，以营造员工团队合作及学习成长的环境，进而提升医院的医疗品质，长庚医院从 1988 年起即参照台塑企业品管圈制度开始实施品管圈管理活动，其品管圈管理也被称为"小集团管理"，通常辅以奖励措施，强调员工自主管理，改善创新，而不仅仅要求员工完成既定任务。

长庚医院的品管圈活动按照 PDCA 的相关内容实施，根据不同品质改善类型采取以下步骤，参见表 6-8。

表 6-8　不同品质改善类型的品管圈实施步骤

步骤 ＼ 类型	问题解决型	课题达成型	对策实施型	预先防范型
计划	(一)主题设定			
	(二)计划拟订			
	(三)现状把握	(三)课题明确化	(三)现状把握	(三)改善机会发觉
	(四)目标设定			
	(五)解析	(五)方策拟订	(五)对策方案确立	(五)对策应用及展开
	(六)对策拟订	(六)最适策追究		
执行	(七/六)对策实施及检讨——对策计划/实施情形/成效检讨/处置			
检讨	(八/七)效果确认			
处置	(九/八)标准化			
	(十/九)检讨改进			

(本表来源于长庚医院工作幻灯)

(1) 组圈

院区各单位依管理部公告的年度品管圈活动计划日程，每年 3 月底前提报各品管活动圈活动计划至管理部备查。医师、医技、行政单位以科(系)、课为单位，护理部以护理科组为单位成立品管圈，每圈以业务相关人员 7～12 人为宜。品管圈依上述原则组成，各圈组成应包括辅导员，由圈员推选圈长，并依 QC Story 实际运作。

（2）教育训练

各院区教育训练由院区管理部统筹规划，包括邀请专家演讲与优秀活动圈标杆学习等。为提升院内圈员活动能力及培养院内种子教师，另行专案提报参与院外训练机构的相关训练课程。全院性教育训练要求各圈辅导员及圈长必须参与，圈员视工作时间鼓励参加学习。

（3）圈活动暨成果发表

各圈需提出年度品管圈活动计划（包括活动主题、预定进度、预期效益）；医师类人员可依专科医疗品质计划拟定主题，圈活动结束后需提交成果报告。各圈应定期每月开会 1～4 次，视工作性质及主题难易而增减，可由辅导员、圈长及圈员共同决定开会频率，每次以 30～60 分钟最适当，讨论后并做成会议记录存查。每期活动结束后，必须把活动的经过整理成成果报告书，内容应包含圈的介绍、上期活动追踪、主题选定、活动计划拟定、现状把握、目标设定、解析、对策拟定、对策实施与检讨、效果确认、标准化、效果维持、检讨与改进及下期活动主题。各专科、医技、护理及行政单位以科（系）、部处一级单位组织初、复选作业，并由管理部组织年度决赛。决赛活动时，各单位需指派当日出勤 10% 人数参与决赛活动，并刷卡管制进出场地。

（4）奖励措施

为促进基层人员积极参与品管圈活动，各圈依年度品管圈活动计划或专科医疗品质计划经管理部审核后，可申请活动经费 20000 元新台币，并可向医疗品质审议委员会申请暂借款，于拨款后 15 日完成冲销作业。参与品管圈活动的主治医师医疗品质项目科内积分比照病历优良主治医师给予 1 分奖励。主治医师因参与品管圈会议而稍有耽误门诊开诊者（控制在 15 分钟宽限时间内，若超过时间应具体说明上述原因），纳入看诊迟到免罚扣范围。

为鼓励行政、医技及护理类品管圈跨单位组圈，长庚医院鼓励该圈邀请主治医师一位以上（含）共同参与圈活动运作，除申请活动经费 20000 元新台币外，额外补助 3000 元新台币奖励金。全院性决赛获取前六名者，给予第一名 10000 元新台币、第二名 7000 元新台币、第三名 5000 元新台币、四至六名各 4000 元新台币奖励金。

（5）长庚医院品管圈活动示例

在此，以桃园院区"安心圈"活动为例❶介绍长庚医院开展"品管圈"活动的基本情况：为追求卓越的服务品质，确保健康检查流程中的顾客安全，长庚医院桃园院区开展以"安心圈"命名的品管圈活动，其意义在于通过专业健康检查，做顾客的守护神，打造让顾客得以安心的诊疗环境。护理部临床护理组健诊中心 8 人在 2004 年 9 月 1 日到 2005 年 2 月 24 日成立"安心圈"，圈会采取每周一次，每次 30～60 分钟。具体活动执行如表 6-9。

表 6-9　桃园分院"安心圈"活动

Plan（计划）	主题选定：从顾客、工作人员和医院方面考量，圈员以头脑风暴法将单位内的问题，经必要性及圈实力（该圈有无解决的能力）进行评估后选定活动主题。顾客方面：确保受检顾客检查过程中的安全、提高受检顾客对健检服务的忠诚度、提高受检顾客对健检服务的满意度。工作人员方面：避免检查过程中造成工作人员的伤害、提供内在顾客在工作环境的安全性。医院方面：配合医院病患"安全年"政策推广，以提升病患安全、避免感染发生，减少成本花费及确保医院服务品质 选定以下活动主题： 1. 提升健康检查顾客受检安全； 2. 建构健康检查侵入性检查前告知完整性； 3. 提升健康检查报告完整性； 4. 提升客制化主动服务满意度
	计划拟订：健检中心介绍（流程图）、检视内部环境安全措施（细目表）、健检顾客满意度调查（问卷调查法）、工作人员对传染病隔离照护认知程度调查（问卷调查法）、健检顾客具传染性疾病个案件数调查（回溯法）
	课题明确化： 工具：1. 传染病个案电脑警讯提示功能；2. 增加健康状况问卷表的传染病筛检内容 流程：3. X 线筛检时间；4. 传染病启动防护时效 工作人员：5. 工作人员对传染病个案隔离照护认知程度
Plan（计划）	目标设定： 1. 传染病个案电脑警讯提升功能：由改善前的 0 提升为 100％ 2. 增加健康状况问卷表的传染病筛检内容：由改善前的 0 提升为 100％ 3. X 线筛检时间：由改善前 75 分钟提升为 35 分钟 4. 传染病启动防护时效：由改善前 X 线检查后 20 分钟提升为 X 线检查后 10 分钟 5. 工作人员对传染病个案隔离照护认知程度：认知由改善前 85％，提高为 100％

---

❶　本例整理自网络资料"生产与作业管理报告：长庚纪念医院桃园分院'安心圈'"。

续表

Plan（计划）	方策拟定： 1. 传染病个案电脑警讯提示功能 攻坚点：传染病病史警讯资讯化（如请资管处建立电脑警示系统、教育训练） 2. 增加健康状况问卷表的传染病筛检内容 攻坚点：宣导注记传染病个案（如检讨修订健康状况问卷表内容完整性） 3. X 线筛检时间 攻坚点：健康检查程序标准化（如订定健康检查流程） 4. 传染病启动防护时效 攻坚点：健康检查程序标准化（如跨部门协商改善对策检讨健康检查流程） 5. 工作人员对传染病个案隔离照护认知程度 攻坚点：让人员能完全了解传染病个案健检隔离照护准则（如举办在职教育）
Do（执行）	最适策实施：就目标设定的五项方策，以 P（对策）、D（改善重点及过程）、C（确认）、A（评价）方法执行
Check（检查）：效果检讨	有形成果： 1. 健检传染病个案电脑警讯提示目标达成率 100% 2. 健康状况问卷表传染病筛检执行率 100% 3. X 线筛检时效达成率 112.5% 4. 传染病启动防护时效达成率 170% 5. 工作人员对传染病个案隔离照护认知达成率 100% 无形成果：1. 团队精神上升；2. 促进脑力开发；3. 沟通协调能力上升；4. 活动信心上升；5. 增加责任荣誉感
Action（行动）：自我评价	自我评价： 1. 本期活动检讨与展望。如圈的运作发表踊跃、方策拟定全员头脑风暴，但手法尚未熟练 2. 活动参与问题：每组负责护士皆服务 5～6 位受检者，当受检者疑似传染患者时，无法就近在一个独立空间内询问相关病史，致无法确实做到受检者隐私的维护 下期主题选定： 1. 主题选定：提升健康检查受检侵入性检查告知完整性 2. 选题理由：要做就做最好的，提高顾客满意度的先决条件，必须先与顾客建立良好的互动关系，因此在健检过程中，顾客被告知的权益自然是件重要且不可忽略的事

2. 根本原因分析法

根本原因是一个随机因素，如果这个随机因素得到纠正或被剔除，将可以阻止类似情况的再次发生。根本原因是潜在的原因，如果能被有效识别，管理者就可以对其进行控制，并制订出有效纠正措施。

1979 年，美国三里岛核反应堆熔化及随之而来的美国国家实验室对核反应堆操作研究的审查，致使根本原因分析方法在核工业及政府核武器研究领域得到了更加广泛的传播。对突发事件进行调查的专业安全人士发现，海军及原子能研究协会所创造的根本原因分析方法对特定意外事件的分析非常有效。随之，根本原因分析方法开始渐渐渗入到核领域以外的通用知识体系中，供健康、安全专家使用。

根本原因分析（Root Cause Analysis，RCA）是一项结构化的问题处理法，用以逐步找出问题的根本原因并加以解决，而不是仅仅关注问题的表征。进行根本原因分析（RCA）的核心价值是分析者着眼于整个系统及过程面，而非个人的咎责，找出预防错误的工具与方法，避免类似异常事件再发生，并最终制订出可行方案，营造安全文化。根本原因分析方法的具体内容比较多，其中大部分是应用于特定情景或目的。最常使用的方法有以下几种：事件——导致事件发生因素分析法、变化分析法、障碍分析法、管理监督和风险树分析法、人力绩效评估分析方法、Kepner-Trgeoe问题解决和决策制订方法。各种分析方法都具有其自身的特点和适用范围，最常用的方法是事件——导致事件发生因素分析法。运用这种方法进行分析，所产生的分析图常被称为因果图。因果图又叫"石川馨图"，也称为鱼骨图、特性要因图等。因果图描述了一系列导致事件发生的任务或行动及周围环境的时间序列，是利用"头脑风暴法"，集思广益，寻找影响质量、时间、成本等问题的潜在因素，然后用图形形式来表示的一种十分有用的方法。

王永庆在台塑企业推行的午餐汇报会制度其实就是 RCA 精神的一种体现。每次午餐汇报会时，汇报主管总会被王永庆不断层层追问，直至找到引发问题的最根本原因为止。台塑企业成本管控的基本工具——单元成本分析，也可以被视为是 RCA 的应用体现，即发现异常后，采取鱼骨图法，用抽丝剥茧的手法，一层层地追踪下去，直至找到异常发生的原因，并据此采取改善对策。

长庚医院成立以来，始终坚持把 RCA 作为患者安全管理的例行方法和工具。其执行步骤参见表 6-10（附录三是 2010 年林口长庚医院骨科医师手术开错脚之后，长庚医院及时采取 RCA 执行程序进行处置的一则实例）。

表 6-10　根本原因分析法（RCA）执行步骤

阶段	内容
第一阶段	□组成小组□情境简述□收集相关资讯
第二阶段	□确认事件发生的顺序先后□辨识近端原因□列出近端原因 □在收集资料以佐证近因□针对近因做即时介入
第三阶段	□列出相关的组织及系统□从系统因子中筛选根本原因□确认根本原因间的关联
第四阶段	□找出风险降低的策略□产生改善行动□评估所提议的改善行动□设计改善行动 □确保改善行动可接受性□行动计划的执行□发展计划成效的测量方式 □评值改善措施的成果□执行评值后的修正□传达改善的成果（提交报告）

（资料来源于长庚医院工作幻灯）

3. 医疗失效模式与效应分析

随着医学专业分工越来越细，医疗救护不再是某个医师的责任，而是在庞大医疗组织体系中，由各专业医疗人员运用多种药物、材料、设备等，按照一定管理流程，协力合作形成的一个错综交织的服务体系。由于"人都会犯错"以及医疗体系的复杂性，医疗过程不可能是一项零错误、零风险的服务。读错检验报告、误诊、药物混淆等在各地医院每天都会发生。美国每年因医疗事故而死亡的人数在 4.4 万～9.8 万人，英国国家健康照护机构（National Health Service，NHS）推论每年发生的医疗事故可能多达 85 万件。美国的一项研究显示，在每年发生的几百万件医疗错误中，可以预防的占 70％。这项研究结果说明，医院事先使用正确的风险管理方法，虽不能完全避免医疗风险，但可将医疗伤害的发生概率降到最低。

失效模式与效应分析（Failure Mode and Effect Analysis，FMEA）是一种预应式风险管理做法，强调运用系统分析工具检讨各流程中应有的功能，采取团队运作的方式，逐步地侦测系统、过程、设备、物料、信息及人为造成的潜在失效模式及可能的影响结果，目的在于防患未然、设计屏障、降低损害，主要目标是要发掘哪里会出错，一旦出错会有多严重，哪里需要修正以避免事故发生等等。

FMEA 广泛应用于航空、国防、核能、汽车、电子等高科技产业与传统制造业，对确保产品可靠性发挥了重要作用。医疗行业应用 FMEA 出现于 20 世纪 90 年代，初期主要着重于医院药物管理流程及药厂药品开发流程。1994 年 ISMP（Institute for Safe Medication Practices）建议应用 FMEA 作为医疗流程设计的工具，随后医疗机构开始推行 FMEA。美国医疗卫生机构评审联合委员会（Joint Commission on Accreditation of Healthcare Organization，JCAHO）于 2003 年将医疗失效模式与效应分析（Healthcare Failure Mode and Effect Analysis，HFMEA）正式列为医院患者安全与风险降低作业的标准。近年来，HFMEA 作为改善高风险流程，减少医疗事故的一种有效工具，正向各国医院扩展，已被许多医院所采用。

HFMEA 融合了企业确保产品品质的失效模式与效应分析（Failure Mode and Effect Analysis，FMEA）、危害分析及重要控制点（Hazard Analysis and Critical Control Point，HACCP）、根本原因分析（Root Cause Analysis，RCA）的优点，有助于优化医疗流程，降低医疗风险，保证患者安全。长庚医院基于事前预防胜于事后补救的基本思想，积极推广 HFMEA，避免风险发生，并努力降低风险发生之后的影响性与严重性，使患者受伤害的机会与程度最小化。

不同于 RCA 的事后检讨的作业方式，HFMEA 是针对高风险医疗项目，由跨部门小组绘制流程图，找出失效模式、原因、严重度、概率等，再由决策树判断是否需要改善，并定期评估改善措施的实施效果，达到预防医疗事故发生的一种前瞻性、预应式医疗风险管理工具。该工具基于医疗作业特点，使用企业 FMEA 的严重度、发生频率等评估系统流程，借鉴 RCA 危害评估矩阵、严重度评估等准则和食品系统安全行业 HACCP 的决策树、危险点控制方法，通过 PDCA 循环评价成效，可在事前将可能发生伤害风险降为最低，非常适合于改善医疗流程。其执行 HFMEA 的基本内容可分为以下五个步骤：

步骤一：评选可能发生高风险事故的医疗作业流程。

步骤二：选派适当的团队工作人员。

步骤三：界定流程地图。

步骤四：HFMEA 表格化并系统分析。

步骤五：执行 HFMEA 后续跟催作业。

参考文献

［1］ 爱德华兹·戴明. 钟汉青，戴久永译. 戴明论质量管理. 海口：海南出版社，2003.

［2］ 庄逸洲，吴振隆. 持续性品质改善（CQI）理论及实证研究——以长庚医院医疗供应作业改善为例. 中华卫志，1993，12（3）：291-311.

［3］ Kirk Roey. The Big Picture：Total Quality Management and Continuous Quality Improvement. Journal of Nursing Administration，1992，22（4）：24-31.

［4］ 游汉明，詹锦宏. 向台塑学追根究柢. 台北：远流出版事业股份有限公司，2008.

［5］ 长庚医疗财团法人. 院长信箱案件处理作业准则. 2011.

［6］ 台北、林口院区品管圈活动促进暨奖励管理要点. 2011.

［7］ 生产与作业管理报告长庚纪念医院桃园分院"安心圈". http：//doc. mbalib. com/view/1e98fd8c82f0374c0bfc0146545c71df. html.

［8］ James J Rooney，Lee N Vanden Heuvel. Root Cause Analysis for Beginners. Progress Quality，2004，7.

［9］ Paradies M，Busch D. Root Cause Analysis at the Savannah River Plant. Private Communication，1988，10.

［10］ Ammerman，Max. The root cause analysis handbook：A simplified approach to identifying. correcting，and reporting workplace errors. New York：Quality Resources，1988.

［11］ Kohn L T，Corrigan J M，Donaldson M S，et al. To error is human：Building a safer health system. Washington：National Academies Press，2000：1-15.

［12］ 计亚男，孙琪. 解决医疗纠纷难在哪里. 光明日报，1998-02-24.

［13］ 李包罗. 医疗信息化可大辐减少医疗错误的发生. 健康报，2005-5-10.

［14］ 王冬，张晓丽. 医疗失效模式与效应分析在医疗流程改善中的应用进展. 中华医院管理杂志，2012，28（8）：600-602.

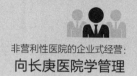

第七章
绩效评核与奖励制度

第一节　长庚医院绩效评核与奖励制度的精神

第二节　长庚医院医师绩效评核与奖励制度

第三节　长庚医院非医师人员绩效评核与奖励制度

　　绩效评核与奖励制度是指除了员工的基本固定薪资外，视员工工作表现及成果，以金钱、实物或其他方式，另外给予员工的报酬，借此奖励员工的辛劳，并鼓励员工付出更多心力，激发员工潜能，从而提高工作效率及产能，提升机构的整体利润率。从绩效管理的层面来说，相对于医院整体的绩效评价，绩效评核与奖励制度是属于微观层级的绩效管理制度，常常事关员工薪资与士气，因此，良好的制度设计，对激励员工意愿及态度，使员工愿意尽其所能努力工作以达成机构目标非常重要。

　　台塑企业激励制度的核心是基于效益分享的绩效评核和奖励制度，亦即：首先准确计量员工绩效；其次是给予超额完成工作任务的员工更多报酬。在王永庆"切身感"理念的指导下，长庚医院采取台塑企业基于效益分享的激励机制，依据目标管理的基本精神设计医院各类员工的绩效奖励制度，合理分清个人和医院的责任，使员工在开始工作前即可清楚了解到"自己能够拿到多少钱"。这种"先算后干"的做法使医院能"相对准确地估算员工的贡献度"，有效激发员工的工作积极性。这种制度的推行在医院内营造了一种良好氛围：人们各安其事，根据各自制订的目标享有各自的权利，然后再善尽各自的责任，并获取各自应得的报酬。

第一节 │ 长庚医院绩效评核与
奖励制度的精神

1. 王永庆关于绩效评核与奖励制度的基本思想

　　王永庆的管理思想紧紧抓住了人内心深处独有的一份情感——切身感。所谓切身感，其本意是指一个人对利益攸关之事所做出的有意识反应。王永庆认为，一个企业的绩效奖励制度如果设计合理，那么久而久之就会达成这样一种境界："员工为企业工作就像为自己工作一样努力"。他认为，切身感不是一般性的物质激励，而是一种更高层次上的"心灵沟通"，如果绩效奖励越合理，员工的"有意识反应"也就越强烈。

以下面这个实际例子来说明王永庆的"切身感"理念：有一天，王永庆到明志工专❶巡视，看到三个工人在铺草皮，工作散漫。就问他们，学校一天给多少工资？他们答说 60 元。王永庆说够不够生活？他们说钱太少了，根本不够生活，只是田里闲暇，多少做一点小工补贴家用。王永庆提议：假如加你们一倍工资，即 120 元，你们能做到更多更好吗？他们说如果真给 120 元，可以在保证质量的前提下做三倍。王永庆当即找来校方领导，吩咐按此方案执行。几天以后做了一番统计，工人们果然做了三倍半。王永庆认为，基础工作是最费精神和辛苦的，是所有工作中最不受重视的，做起来也最乏味，所以要以人性化、以合理方式为出发点去制订政策，要提供合理的报酬。假定每人每天做一坪❷，原来付给 60 元，后来做三坪半，即做了价值 210 元，付给他们 120 元，校方多得一坪半即多赚 90 元。工人虽然辛苦一些，但赚了原来两倍的工钱，也很划算。王永庆总结道："这个方法为什么有效？从根本上说，就是使其有切身感，利益攸关，自然踊跃奋进。"

再以电梯维修为例，台塑关系企业内各单位与长庚医院的 69 部电梯，本来都委托代理商维护检修，每年维修费约 20 万美元，有许多代理商因缺乏足够的专业知识，所以维修工作效果不佳。因为如此，王永庆于是设法改善，把 69 部电梯的维修工作收回，指定由长庚医院工务部门的一个七人小组负责。他把七人维修小组组成一个成本中心，每年付给它 20 万美元的电梯维修费用，其中由长庚医院工务部门抽取三成，即 6 万美元，剩余 14 万美元由七人平均分配，每人每年可得 2 万美元。假设小组中的七人，完全以受雇方式工作的话，每人每年大约可获得 1 万美元的工资。改变为成

---

❶ 台塑企业建立的"明志工业专科学校"，即明志科技大学的前身，位于新北市泰山区。1999 年改制为"明志技术学院"，2004 年改制为"明志科技大学"。

❷ "坪"是台湾省常用的建筑面积单位，1 坪约 1.818m×1.818m。

本中心之后，每人每年收入 2 万美元，增加了一倍，于是产生了切身感，自然尽心尽力把电梯维修工作做好。对公司来说，每年也省下了 6 万美元的费用，可说一举三得。

"管理就是激励"。管理是追求点点滴滴合理化的过程，而绩效奖金制度显然是推动合理化最有效的催化剂。台塑企业把激励的重点放在了"效益分享"之上，强调应"把员工的收入与企业的多个经营指数联系起来"。所谓"经营指数"并非是指利润指标，而是指衡量目标达成状况的一系列经营指标。所谓效益，王永庆说，是指经由劳资双方共同努力达成或超额达成企业目标所产生的经营成果。而所谓分享，是指把员工的每一分努力都"数字化"，即员工在可控责任范围内各自制订工作目标，依据工作目标达成情况实施绩效评核，将各种评核指标数字化并金额化，并把结果与员工在上述经营成果中应得的那部分收入紧密结合起来。换句话说，只要员工在自己的职位上尽到了责任，台塑一定"给钱"，如果做得更好，还会"给很多钱"。员工们都知道自己的努力会获得丰厚回报，极大地激发了工作积极性。以管理改善工作为例：台塑企业每年都要完成数百件改善案，内容涉及产销管理的各个方面。针对每一件改善案，王永庆都要求幕僚认真估算出劳资双方的贡献度，并承诺按贡献度大小分享改善效益。

台塑企业实施绩效评核及奖励制度的目的在于鼓励员工只要多付出一分心力，就有相对的一分收获，工作绩效越高，其个人所得也相对越高。借由适当的绩效评核及奖励制度，使员工的奖金与工作绩效息息相关，进而激发员工的切身感，使其自动自发地追求绩效目标的达成。

早在台塑企业管理大变革时期（1966—1975 年），王永庆就开始在台塑企业推行效益分享的经营管理理念。1983 年，王永庆应邀在美国哥伦比亚大学发表演讲时曾比较完整地谈到他对效益分享的认识和看法，他说："如果将每一生产工厂作为一个成本中心，让现在的厂长担当经营者的职责，让现在的生产课长成为经理人，以下的各级干部以此类推，由他们负起经营的责任并充分享受经营绩效提升后获得的成果。如果赚钱了，彼此各拿一半，或者他拿六成，我拿四成，相信采用这种措施，将能激发全体人员的切身感，大家彼此密切合作，共同为追求更良好的绩效而努力。这样不但对员工及公司有利，更重要的是通过这种方式，可以使员工和企业的潜力发挥得淋漓尽致。"

王永庆试图推行效益分享制度来培养员工的切身感，使所有者、管理者以及广大员工的利益能够在最大限度内保持一致。为了实现这个目的，王永庆要求总管理处总经理室的幕僚们据此设计绩效评核与奖励制度及其执行方案。他希望全体员工务必充分了解，在各自的工作中，个人行为将如何影响绩效项目，企业又将如何衡量这些绩效项目，以及更重要的是，这些绩效项目又将如何转化成个人收益。

2. 台塑企业的绩效评核与奖励制度

要想理解长庚医院的绩效评核与奖励制度，就必须从台塑企业的绩效评核与奖励制度谈起。与一般集团企业一样，台塑企业的薪资结构包含四部分内容：为"工作"而支付的保障性本薪、为"苦劳"而支付的补偿性津贴、基于"法律、理念"而支付的补充性和保障性福利、为"功劳"而支付的激励性奖金。从支付的方式看，台塑企业员工的收入可大致分为"固定项目"（本薪、津贴、福利）和"变动部分"（绩效奖金），在台塑企业，作为变动项目集中代表的效率奖金、经营津贴和年终奖金之和可占到一个员工年度总收入的大部分或绝大部分。

从整体上讲，台塑企业的绩效评核与奖励制度包含三个层面的内容，一是个人、团体与混合绩效评核相结合，亦即：若某项绩效经由个人努力可完成者，则以个人为单位实施绩效评核；若某项绩效经由团体合作或互相协同方可完成者，则以组、课或厂为单位实施绩效评核；若某项绩效的衡量无法区分出个人或团体的贡献，那么则采用混合绩效评核办法。二是针对生产课长（二级主管）及以下人员，主要依据个人业绩核发效率奖金；针对生产课长（二级主管）以上人员，主要依据整体经营业绩核发经营津贴，这其中就有著名的特别津贴制度❶。三是不论团体还是个人，其绩效评核均包含客观和主观两部分，两者之间的比例由各单位自行确定，并且两者相加等于最后得分，其中客观部分是指具体且可量化的财务指标，而主观部分是指非财务指标，通常也叫主管评核，亦即由主管根据事先设定的一系列指标并根据员工的实际表现通过"打分"来完成。当然，主管打分绝对不能仅凭个人喜好，首先要把"非财务指标尽可能用量化的方式表示出来"；其次是通过计算机对员工在各阶段及各步骤的表现做好统计和记录，以免到年底时发生"谁也说不清楚"的情况出现；再次是要严格遵循主管与员工之间双向沟通的原则，主管的"打分"除要接受更高级主管的监督外，还要接受信息公开的检验。

（1）客观财务绩效评核与奖励

台塑企业厂处长级❷及以上高级干部，作为企业经营者，担负经营责任，享受经营津贴。20世纪60年代，台塑在企业内搞分权化改革，大力推行事业部制度和利润中心制度，比如厂长在企业内既是工厂主管，又是利润中心主管，既是经营者又是管理者，被定位为一级主管，其经营和管理活动并重，在其可控范围内独立承担经营风险并完全对利润负责。从其往上，则是事业部级和公司以上级主管，其角色是经营重于管理。既然叫津贴，是因为其具有津贴性质，其发放与经营者的定期和年终评核没有直接联系，只要处于某个职等，就可以享受相应金额的经营津贴。为保持稳定的干部队伍，这部分津贴属于厂处长及以上干部的固定收入。

对课长级及以下人员，主要享受效率奖金。效率奖金评核方式系依各

---

❶ 台塑企业内部称主管特别酬劳金，称为SB（Special Bonus），亦即由王永庆向那些经营业绩突出的高级主管核发大笔现金奖励，少则几十万，多则几百万。一开始，由于其发放方式不公开，主管特别酬劳金在台塑内部通称为"黑包"或"另一包"，也为企业带来了某些负面影响。后来，建立了一套针对经营者的绩效评核指标，对其进行定期工作评核，使主管特别酬劳金的计算和发放迈入了正轨。

❷ 台塑集团职级划分为基层人员、基层级主管、二级主管（课长级）、一级主管（厂处长级）、经营主管（总经理级），厂处长级及以上为高级管理人员。现在台塑集团，一级主管以上干部被正式定名为经营主管、资深经营主管和高级经营主管。

职务别对各评核项目所负责任的大小评定责任及评核权数加以评核。绩效评核和奖励制度有两个关键点：设定绩效评核项目与设定绩效评核基准。评核项目的选定是影响绩效评核和奖励制度成败的一项重要因素，它反映了"企业衡量什么，员工就完成什么"，所有绩效评核项目必须结合该单位或员工的工作目标才能确定。以某成本中心为例：如果该中心起初订立的工作目标是降低成本，那么只要该中心在其责任范围内按要求完成了成本降低的任务，企业就应该发给相应的奖金。

课长级及以下人员绩效评核和奖励制度首先针对各部门目前产量、品质、收率❶、成本、用人、管理及其他方面存在的问题或瓶颈设定评核项目，再根据各项目性质和评核实施的难易程度设定不同的绩效评核指标，并依这些指标对部门绩效达成的重要性，分别给予不同评分权重，以加深员工对各评核项目的责任感。如针对生产部门，绩效项目大致包括产量、品质和成本指标；营业部门则是将与营业活动有关的项目列入，主要评核项目有推销费用、应收账款回收率、应收账款周转日数、客诉件数、新客户开发奖励、新产品拓销奖励等。共同事务幕僚一般依据处理案件❷的效率和正确率评核，专业管理幕僚则一般依据完成专案❸的数量、品质和效益进行评核。

为使绩效目标能被各方所接受，设定绩效评核基准就是关键因素。评核标准设定过程全部采用标准成本法或作业整理法完成，不能太高也不能太低，必须兼顾合理性与挑战性。根据目标管理制度，让各部门设置当期目标作为基准（如生产部门设置目标产量、管理部门设置目标案件数等），如某单位产量绩效基准设定，是先结合设备理论值、该单位以往生产实绩、未来努力可达成的最佳绩效预测，以及同业最佳实绩等指标，再通过上下沟通和讨论综合确定。再以递增和递减方式，订定出不同档次的产量

---

❶ 产出量与投入量的比例。

❷ 比如会计人员，主要是看处理凭单的数量和质量。一个凭单可视为是一个案件。

❸ 专案类似于项目，是指先将基层发掘出的重大问题或异常进行立项，然后按照项目管理方式进行分析和改善。

基准，并为每一档基准设定相应的奖金提拨率。每到月底，可将实际完成情况与目标进行对比，剔除不可控因素产生的影响，如果达到所设定的目标基准，就可按职位职点与效奖基数对照表❶得到效率奖金，如果超过目标基准，则按照事先设定的基准达成率为100％，实际达标率（实际产量÷基准产量×100％）每增减1％，每基数增减金额 x 元，依实际达标率加减核发奖金金额，达标率最高以120％为准，大于120％视为120％，减发奖金最多减至每基数基本奖金为零为止。项目评核的内容大多是客观数据，每一个项目的评核标准皆用数字表示，与实际数据比较后，其绩效达成情况一目了然，再加上全部评核项目皆由计算机全程跟踪记录并汇总，在很大程度上能够确保评核过程的及时性和准确性。

（2）定期主管评核与奖励

为提高从业人员工作配合性、服从性及积极性，除设定客观财务绩效评核外，另设定上一级主管对下一级部属按照评核表实施主管评核，以促使交付任务能顺利推进。主管评核分为定期主管评核和年终考核。

定期主管评核尽管以主管的主观判断为主，但尽量做到"将主观因素数量化"，通过将主管评核内容细分为若干个二级指标，分别赋予不同权重，并经由计算机自动加总求和，以确保主管履行管理职能的公平性和有效性。各部门根据部门目标和权责，区分不同职类（如区分营业人员、间接人员、操作人员等）和级别（如间接人员区分为高级工程师及工程师以下），确定尽量数据化的各类各级人员的评核项目、权重及评核表样式，自行检讨制订各部门的《定期工作评核作业细则》，经公司总经理或执行副总经理核准后实施。

对于厂处长（一级主管）级及以上人员，如果说经营津贴是经营者的一笔固定性收入，那么主管特别酬劳金则是一笔变动性收入。主管特别酬

---

❶ 依据职位评点得出的一组序列数字。自1986年起，台塑企业开始全面推行职位分类制，并对所有职级中的职位进行评点。在课长级及以下职位中，最高点为130点，最低点为15点。取任一职位，将其作为基准把效奖基数设为1，按照职位点数，列出每一职点所对应的效奖基数。随着企业发展，基准基数不断上调，于是形成了当今台塑集团通用的一套职位职点与效奖基数对照表。

劳金代表高管薪酬与其绩效之间的连接，具有特殊的激励作用。评核先由受评人自我申报"年度工作目标"的阶段目标达成情况及工作绩效重点，再由其主管评核得分及填写"主管评语"，并安排与受评人进行面谈，沟通说明评核依据，再由受评人签名，往往以每三个月至少评核一次为原则。定期评核指标被认为是在一个厂长的可控职责范围内，突出经营管理层应具备的素质和能力，但不包含利润指标，更加重视综合性基础指标，除了产量、品质、用人和固定工缴等常见指标外，更强调进步率、创新与专案能力以及主管评核等指标的激励作用。王永庆认为如果经营者只是注意利润，是一种目光短视的表现，因为利润不是原因，而是结果。所以说主管特别酬劳金与绩效密切配合，不是一般意义的利润分成，而是基于个人业绩评核的效益分享。

课长级（二级主管）及以下人员定期评核方式是由主管直接按照所设定的评核表，每月评核一次，于当月10日前完成。以管理类幕僚为例，由主管按照一定的专业标准对受评人所完成"案件"的数量、质量和时效，通过计算机在线进行评分。部门主管随时可通过管理信息系统完成评核作业，视受评人工作优良或缺失事实酌予加（减）分并说明理由。每到月底，所有评核内容由计算机汇总并逐级向上呈签，直至总经理室最高主管。此时，部门主管还应依据评核内容向受评人说明情况并及时提出嘉勉或改进意见，如果是加分，则将评核内容通过 NOTES 系统群发全体人员，以便交流学习；如果减分，那么通常仅通知受评者本人。也就是说，在一个机能组内，主管评核结果的加分是公开的，而减分则不公开。这种主管评核的本质是以"计件方式"为基础的绩效评核制度，不同于"计时方式"。"计时方式"很难去评价员工尤其是管理幕僚的贡献度，但如果具体到如何处理某一个异常案件，即通过"计件方式"却可以观察和记录员工的努力程度。采取"计件方式"为基础的绩效评核制度，一方面可清楚记录事实，所发挥的管理功能及效果为整个绩效评核作业做到及时、准确和公平奠定了基础，另一方面也可引导幕僚人员关注异常、协助基层解决实际问题，持续优化各项管理制度及流程。

至于下属评核主管，在台塑企业发展的早期阶段，还难以被多数人接受❶，但随着企业人事制度改革的推进，王永庆开始尝试推行由员工直接"评核"上级主管的工作绩效。但在具体做法上，并没有正式建立员工对主管实施绩效评核的管理制度，而是将之称为一项"意见调查"，内容包括有领导统御、专业能力、训练培养、沟通协调和工作态度五个一级指标和部门目标、决策与判断力以及部门间沟通等 26 个次级指标。通过调查赋分及意见反馈，管理系统可为各个主管提供下属对自己管理能力和管理方式评价的相关信息和数据，使他们能清楚地知道自己在哪些方面被员工肯定，又在哪些方面还需要加强。为防止主管受缚于下属评核而做"好好先生"，调查结果与主管薪酬并不直接挂钩，仅仅作为上级主管掌握下级主管管理水平变动情况的重要参考。也就是说，这种绩效评核方式在开发各级主管管理潜能方面的作用要远远大于该方式给各位主管造成的困惑和束缚。

（3）年终考核

年终评核被称为考核，在每年 12 月份统一对受评人一年来的整体工作绩效进行检查衡量，考核结果不仅与其享有的年终奖金相关，同时也与其职务晋升、薪资调整等职业成长的多个方面相关。在年终考核的各个部分中，最主要的一项作业是与薪资调整、职务晋升及年终奖金密切相关的考绩评核。不论是生产体系还是幕僚体系，年终考核均采用工作品质、时效、执行力、协调四项指标来进行，如果是主管，再加上计划和领导力两项内容。在程序上，厂处长级及以上干部主要是按其职责范围所取得的整体绩效综合考核评定。课长级及以下干部员工则主要分两部分进行：一是工作考绩占年终考绩的 80％，主要参考其平时工作表现（定期工作考核）予以评定；二是考勤成绩占年终考绩的 20％，主要按其全年度出缺勤记录情况并依一定标准扣减。全体员工的年终考绩按照得分高低区分为优、良、甲、乙、丙五个等次，为避免拥挤，优等者人数限制在各职级

---

❶ 在私人企业中，员工一般是不能考核老板的。

员工总数的 10％以内，优等者和良等者人数相加应限制在各职级员工总数
的 30％以内。

每年年终考核作业后，电脑将会自动打印一张《考绩异常人员检讨处
理提报表》，其中规定应把考绩乙等（含）以下人员统统列入，分别送各
部门逐一检讨，并按照"考绩异常人员进一步处理之原则"办理降职、降
等或资遣手续。通常做法是：考绩乙等者降一个级别，丙等或连续两年乙
等者降两个级别。如果各部门未依规定进一步处理，那么该部门主管必须
说明具体原因。

3. 长庚医院的绩效评核与奖励制度

随着医疗环境的快速变化和医院间的竞争加剧，医疗机构为了永续经
营，必须在严格控制医疗成本的基础上提升医疗服务品质，因此，增加员
工生产力与提高工作效率，就成为医疗机构增进竞争力的关键。

就绩效评核与奖励制度而言，长庚医院的做法是：通过增加医护人员
的收入来提高其工作质量与生产效率。在长庚，每一个专科是一个成本中
心，其运行方式是独立经营。以心电图检查室为例：为了建立绩效制度，
首先要检讨用人是否合理。王永庆责成专业幕僚实地访查，应用工业工程
等理论，仔细测量并统计每一位患者每做一次心脏检查所需的时间；根据
市场需求和每一位技术人员在额定时间段内检查的平均人数和品质核定需
要的技术人员数量和其工作量。如果超过额定工作量，那么医院就核拨适
当的绩效奖金。如果绩效奖金超过一定比例，医院就将考虑增加技术人员
的数量，或是重新核定工作量，并在新的基准上重新运行。

长庚医院创院之初即引用台塑企业管理方法来规划并经营医院，沿袭
甚至照搬了台塑企业的基于效益分享的绩效评核与奖励制度。从薪资结构
角度来看，总薪资等于变动薪和固定薪之和，至于变动薪与固定薪所占的
百分比多少，则视员工的工作性质，与产出能够客观量化的程度而定。如
果工作可量化的程度高些，则变动薪的比例就会高些，绩效奖励制度中的
奖金制度就是变动薪的一个组成部分，其所占的比例越高，则整个诱因与

激励的效用也会越大。根据不同部门和不同职位的作业特点，长庚医院依据目标管理的基本精神设计医院各类员工的绩效奖励制度，合理分清个人和医院的责任，工作绩效越高，其个人所得也相对越高，医院也就越能够有效激发员工的切身感，使其自发地追求绩效目标的达成。

长庚医院依作业机能将职务区分为行政、工务仪器、资讯、医技、护理、主治医师、住院医师、研究员、研究助理、顾问、工读生、定期契约人员等十二项，依各职务的工作性质及困难度、职责及职务所需的人员资格（含教育、知识、技能、训练、工作经验）等，设定不同职类❶：①院长级以上主管，包括决策委员会主任委员（副）和行政中心主任（副）、特助；②处长级主管，包括组长、部处长级、高专、护理主任（副）、医技部主任（副）；③课长级主管，包括课长、副课长、专员、督导、医技主任（副）；④主办级主管，包括主办、技术组长、领班、班长、技术班长；⑤一般基层人员。具体分类请参见表 7-1，其中，各职类设定不同的职点范围，不同职点再核给不同的绩效奖金基数。

表 7-1　长庚医院行政、医技及护理人员职级及职别

职　级	职　别
主任委员级	决策委员会：主任委员、副主任委员
院长级	1. 院区：院长、副院长 2. 行政中心：主任、副主任、特别助理
处长级	1. 医务、医技部门：部主任、副部主任 2. 行政部门：处长、副处长、组长、副组长、高级专员 3. 护理部门：部主任、副部主任
课长级	1. 医务、医技部门：系主任、副系主任、科主任、副科主任、技术主任、副技术主任、技术专员、药剂总药师 2. 行政部门：课长、副课长、专员 3. 护理部门：督导、副督导
基层主管级	1. 医务、医技部门：技术组长、副技术组长、技术班长、临床药师 2. 行政部门：主办、领班、副领班、班长、副班长 3. 护理部门：护理长、副护理长

（本表根据长庚医院《人事管理规则》整理）

---

❶　参见长庚医院《职务分类作业管理办法》，修订时间 2010 年 10 月。

应该说长庚医院的整个绩效评核与奖励制度，是完全按照台塑企业的基于激发员工"切身感"的效益分享制度的精神来设计的，从而使员工在开始工作前就清楚了解到"自己能够拿到多少钱"，从而有效激发了员工的工作积极性。

除主治医师外，其他人员的绩效评核与奖励制度也是在台塑企业相关制度的基础上根据职务作业的特点而设定评核项目和绩效基准，其核心思想依然是在目标管理制度下，激发员工切身感。不管是医技人员、护理人员或是行政人员，由于工作范围与内容无法完全量化，因此实施的均是变动薪加固定薪制度。正式编制内人员❶按照台塑企业的绩效评核和奖励制度实施。课长级及以下人员，根据不同作业性质设立评核项目和绩效基准，依据个人业绩核发效率奖金，课长级以上人员，则主要依据整体经营业绩核发经营津贴和主管特别酬劳金。

作为医院主体的医师，是和企业人员不同的医疗专业技术人员。因为医师对病患的照护采取的是"责任制"，而且其工作的产出可以客观量化，加之现今医疗保险费用以按项目支付为主，因此，实施完全变动薪的医师专业报酬制度能够激励医师的工作精神与欲望。基于此，在医师薪酬上，长庚医院打破传统视医师为医院职员的"俸给制"，首开台湾先例，引入开放式医疗体系中医师专业技术报酬制度的精神，采取美国的"医师费"与"医院费"分立制度，并结合台湾医疗体制的实际情况，设定完全变动薪的"医师费（Physician Fee，PF）"制度❷。其基本思想是医师与医院为合伙关系，医疗收入以拆账方式分给医师与医院。医师费为医师劳务所得，不负担经营风险；医院费为医院经营成本回收及风险负担或回馈。这种思想更是体现了台塑企业用以激发员工"切身感"的效益分享制度。

医师专注于提高医疗水平，提升医疗服务品质，不必承担医院因经营

---

❶ 不包括编制外研究助理、临床研究人员、顾问、兼任医师、聘约人员、定期契约人员、临时人员、实习人员及外籍监护工等。

❷ 此处特指主治医师费，住院医师严格说还是在培训中的医师，长庚医院对其实施的是本薪及津贴，没有绩效奖金。

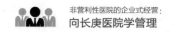
不善而引致的风险。医师的主要责任是医疗服务，不是经营活动，因此评核项目应根据医师付出服务的努力和心力程度而设定，不能让医师承担超出其责任范围外的，本应是经营管理人员承担的经营风险，如此才能有效激发医师的切身感。

自2011年起，台湾的有关法规规定，医师必须是医院的雇佣员工，必须要享有各种福利保障，如津贴、福利及保障薪等。为了遵循该法规，长庚医院适当改变了原有医师费的形式，即从每个医师的"医师费"收入中分出部分收入以福利保障等形式发放，但整个医师薪酬的计算方法仍与原有的医师费核算方法保持一致。

第二节 | 长庚医院医师绩效评核与奖励制度

1. 长庚医院医师费制度的实施背景

台湾早期的医师薪资多为固定薪资，并不具有太大的激励效应，因此为了给予努力工作的医师较高的报酬，同时减少红包文化与在外兼职情形，首先由张锦文教授将美国医师费制度加以修订，配合台湾的医疗环境，以指定医师费（Private Physician Fee，PPF）的方式引进马偕医院实施。由于指定医师看病，加上医师服务态度亲切，该制度获得病患的广泛支持，医师收入也相应有所提高。尔后为提高全院医师士气，解决不公平待遇问题，马偕医院开始全面推行指定医师费制度。

所谓"医师费"是指不管医院经营绩效如何，主治医师在提供每项医疗服务后，均由医院拨付事先洽订比例金额作为主治医师酬劳，如门诊、手术、检查检验等，参见图7-1。在美国，医院费与医师费相互独立，保险机构依其对象不同分别付给不同费用。换言之，在开放式医疗体制下，患者或保险机构付费时，按照相关规定如"加州相对值研究表"（California Relative Value Study，CRVS）等分别支付医师费和医院费，因而美国的医疗体系被称为是开放式的医疗体系。但在台湾这种封闭式医疗体系中，当局并未将医师费独立成一个保险给付制度，医疗费用给付的对象都是以医院为单位，因此医疗费用给付标准表内所列的与医疗服务项目（如手术项目、处置项目、检查项目等）的支付金额，实际上包括了医院资本支出与医师的专业服务，于是，台湾的医师费才会有所谓的和医院按提拨点数拆分收入。一般医师费订立的标准主要以个人工作绩效及工作难易度为主，且医师费在薪资制度中实际运用的方式也各不一样，有的医院将医师费作为医师全部的薪资，有的则作为医师薪资的一部分。

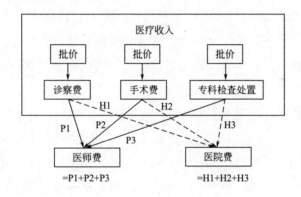

图 7-1　长庚医院医师费的来源

这种医师费制度，就其性质而言，与一般企业所采用的绩效制度相同，可确保优秀医师获得更多的薪酬，较具激励功能。王永庆在建立长庚医院前，曾向张锦文请教医院的医师薪酬设计问题，张锦文建议采取完全变动薪的医师费制度，他认为这种制度与台塑企业的基于激发"切身感"的效益分享的绩效评核与奖励制度的精神完全吻合。张锦文加盟长庚医院后任首任副院长，于是他结合台塑企业基于可控责任的目标管理思想，在长庚医院全面推行完全变动薪的医师费制度，并结合医师群体执业的特点，设计了重分配制度和保障薪、最高限额、超限基金等相应制度。此种突破性的举措，不但使长庚医院吸引了大批优秀医学人才，迅速超过台大和荣总两家公立医院，并在台湾医界造成极大的震撼，促进了台湾医界的革新风潮。

2. 长庚医院医师费制度设计及核发对象

医院和医师双方都满意的收入拆分比例的确定，是长庚医院推行医师费的关键。美国的"加州相对值研究表"等由于各自实际情况不同，不能直接搬用。因此在创院初期，长庚医院必须要首先确定医师费应占医疗费用的合理比例，使其不仅不致影响医疗服务品质与水准提升，同时又能兼顾医师所期望的收入水平。通过借鉴美国、加拿大等发达国家经验，如美国医师费约占医院医疗收入的 19%，加拿大约为 16%，法国约为 12%，德国约为 17%，同时也经由调查得知台湾医师费约占医院医疗收入的 15%～20%，于是长庚医院率先将该比率确定为 15%～20%，目前则维持在 17%。

在这个比例下，再以 1974 年"加州相对值研究表"为基础，经由医务委员会检讨修正，长庚医院设定了自己的"医疗服务收费标准表"。直到 1990 年台湾劳保甲、乙、丙表实施后，劳保病患的费用拆分原则始予更改为保险单位的医疗费用支出标准表，并与医院本身的"医疗服务收费标准表"共存。各项医疗服务与处置的内容，视医师在该项目中所提供的专业贡献，以医院服务收费或保险医疗给付采用定额提成或是定率提成的方式提拨医师费。同时为"对医师投入的人力资源成本充分的反映"，第二线支援专科（放射诊断科、放射治疗科、临床病理科、解剖病理科、核子医学科、血液科、呼吸治疗）等采取以资源为基础的相对值表（Resource-based Relative Value Scale，RBRVS)❶ 作为这些特定专科医师费的分配依据。

---

❶ 基于美国医疗费用快速上涨，为寻求"医师费"的计算标准，以合理分配医疗资源及反映医师的付出，美国哈佛大学萧庆伦教授提出以资源为基础的相对值表（Resourse-based Relative Value Scale，RBRVS），包括医师工作、执业成本及医疗纠纷保险成本三个部分，即利用测量各医疗处置的资源耗用成本，制订每项医疗服务行为耗费资源的相对价值，计算医疗费用，并于 1992 年 1 月率先于美国 Medicare 实施，随后被 Medicaid 和其他私人保险项目借鉴，用以支付医师费。该法可保证科别间的支付公平，成为指导美国医疗给付的关键指标。由于近年医疗费用剧增，高技术、高风险专科的医师流失较多，为充分反映医师投入的人力资源成本，加拿大、法国和澳洲根据本国实际，运用 RBRVS 建立费用支付表给付医师医疗服务费用。日本、新加坡与韩国等引入 RBRVS，讨论修正价格表。

同时基于医师"群体执业"的特点，在确定医师费分配依据后，为加强团队合作，长庚医院不是直接把拆分的医师费分给个体医师，而是采取以"专科别"为计算薪资的单位，先计算出单一专科的整体医师费后，再按照"三三三"制（收入积分、年资积分和科内积分）重新分配给每一位医师。同时为了照顾医师的基本生活收入，和一些不适合衡量绩效的特殊专科（如精神科）或医师出国进修等，则设立保障薪制度，如新晋升主治医师的医师费未达基本保障额度者，则补足到保障金额。考虑到医师可能会为了迅速提升自己的绩效，无限制地诊治患者，过度使用医疗资源，增加不必要的检查等，长庚医院又设立有最高限额制度，依年资基础订立超限分配率，亦即当分配的医师费超过限额时，超出部分依超限分配率计算，将超限未分配的金额单独拨出成立基金，作为医师出国进修等补助之用。

虽然当时马偕医院等也采用医师费制度，但长庚医院的医师没有任何固定薪，也就是说，主治医师的薪资报酬100％来自医院将病患的医疗费用依服务项目，按照一定比例或金额，拆分而成的医师费用，这是一种完全变动薪制度。医师所提供的服务，完全可用计量方式加以表达和支付报酬，其情况类似于上述美国医疗体系所采行的独立医师费制度，即医师费与医院费完全分开。医师与医院的关系近似"合伙"关系，由两者彼此合作来诊治病患，其中医院负责提供场所、设备、住院医师与相关医疗支援人员，而主治医师则负责执行医疗业务。

医师费核给对象的通则是核给执行主治医师，不是给开单的医师。但在下列情况下，开单的医师与执行的医师都核给医师费：①为缩短检查排程等候时间，某些由科内医师轮流执行检查的项目；②为达到共同照护病患目的（如肾透析）或是开单医师需要花费时间向患者说明的项目。该项目医师费金额不变，由开单医师与执行医师各依核定比例分配。

3. 长庚医院医师费的计算

（1）长庚医院医师费提拨原则

长庚医院推行医师费制度的基本理念是依据医师临床执业的专业性、

独立性、主导性与责任性，以医师在执行各项诊断、治疗、处置、手术、检查、检验的工作所投入资源、心力及技术的贡献程度，即以医师技术能力与辛劳付出程度为基准，再参考市场行情（保险支付标准）与医院政策等因素订出医师费提拨比例。提拨原则是按照投注心力、时间与贡献度的大小，主要归纳如下：

① 医师亲自独立执行的服务项目：医疗费用支付项目中，凡主治医师亲自操作或诊断、治疗的项目，依各医疗服务项目不同，金额应全归为"医师费"，作为医师报酬的基本来源。

② 由医疗团体合作才能完成的医疗项目，则医师费提成的比例，应依各个医疗服务项目的不同性质而定，大致原则如下：

a. 高危险性、困难度较高，养成、训练时间较长及执行诊疗项目的工时较长者，其提拨比例亦高，例如手术、侵袭性的检查或处置。

b. 使用频率低、量少者项目（如肌电图）提成的比例高，量多者项目（心电图）提成比例低。

c. 仅负责监督责任而非亲自操作，仅对异常作分析、判断者其提成的比例最低，如临床检验服务项目。

d. 执行医疗项目花费时间多者（如血管摄影），提成比例高；花费时间较少者（如胸部摄影）提成比例低。

e. 使用设备贵而人员多者，提成比例低；设备便宜，人员少者，提成比例高。

根据收费特性，分为定额提成和定率提成，其中如门诊诊察费（又细分为一般门诊、精神科门诊、神经科门诊）、住院诊察费（又细分为单人病房、双人病房、三人病房、特定病房、ICU、婴儿室、隔离病房、烧伤病房、小儿科隔离病房）、会诊、血液透析（又细分为肾脏科、小儿科）分别提供一固定金额作为医师费，而其他检查及治疗费、X线检查、手术技术费、麻醉技术费等则采用定率提成制。

设定提成定率原则一般是按照手术（含麻醉）项目、侵袭性项目、医师亲自操作、医师亲自判读、医师虽非亲自参与但有间接贡献的顺序从大到小设计医疗服务项目的医师费提拨比例。根据市场和医疗环境变化，提拨比例也会发生相应调整，表 7-2 为某一时期长庚医院医师费提成比例（或数额），现阶段手术项目 PF 按 40％拆分；侵袭性检查由主治医师亲自

表 7-2　长庚医院某期医师费的提成比例（或数额）

收费或保险支付类别	收费或保险支付项目	提成比例或数额	备注
门诊诊察费	一般门诊	140 新台币	人次
	精神科门诊	175 新台币	人次
	神经科门诊	140 新台币	人次
住院诊察费	单床	180 新台币	床日
	双床	180 新台币	床日
	三人床	180 新台币	床日
	特等病房	450 新台币	床日
	ICU	330 新台币	床日
	婴儿室	140 新台币	床日
	隔离病房	155 新台币	床日
	烧伤病房	450 新台币	床日
	小儿科隔离病房	155 新台币	床日
会诊费		200 新台币	人次
血液透析	肾脏科	200 新台币	人次
	小儿科	300 新台币	人次
检查及治疗费	侵袭性（操作＋判读）	35％	
	非侵袭性（操作＋判读）	25％	
	非侵袭性（判读，量少较难）	10％	
	非侵袭性（判读，量多较难）	5％	
X 线检查	—	20％	RBRVS
手术技术费	—	60％	
麻醉技术费	—	30％	
病理检查	临床	4％	RBRVS
	解剖	50％	
核子医学		20％	RBRVS
	—	4％	
复健治疗	—	10％	
放射肿瘤	—	20％	
呼吸治疗	—	10％	
	监督	4％	

资料来源：庄逸洲、黄崇哲，《医疗机构人力资源管理》，华杏出版股份有限公司，2004 年第 1 版。

操作（如外科手术、内科心导管、血管摄影、内视镜检查等）PF35％；麻醉项目 PF33％；非侵袭性检查、处置，由主治医师亲自操作并判读（如超音波、CT 等）PF25％；非侵袭性检查、处置，由技术人员操作，再由主治医师判读（如脑波、心电图等）PF15％；由技术人员操作，主治医师仅需督导或异常报告的判读（如生化检查、放射免疫分析等）PF5％。

（2）医师费拆分比率的 RBRVS 校正

长庚医院医师费主要是以医疗收费的某一比例为订立的标准，且要充分反映医疗成本，故使用昂贵仪器设备的检查或治疗项目收费较高，医师也因此得到较高的医师费；而一些需靠医师累积知识经验去作的判断性、评价性项目的收费较低，医师费也相对较低。因此，除了单纯门诊诊察费、住院诊察费、急诊诊察费与会诊费外，某医疗服务项目的给付较多，实际上并不一定是医师所提供该项医疗服务项目所需的技术力较高，而是医疗团队的整体贡献与医疗仪器的资本支出较多的缘故。

故在实施医师费的医院，对部分需利用高科技贵重仪器设备的收费项目，若直接设定比例分配医师费，就会造成技术力高而设备费低者，其医师费分配偏低的不合理现象，必然会影响医师操作该服务项目的意愿。而技术力低设备费高者，因为按比例所提拨的医师费较高，医师将会趋之若鹜地去提供这项服务，以获取较高医师费。一句话总结，有些医疗服务项目的医师费制度"对医师投入的人力资源成本未能充分的反映"。举例来说，放射诊断检查的医师费按照该科医疗服务项目总收入金额的 20％计算，电脑断层摄影与血管摄影两者无论操作的困难度与检查的危险性均具有相当大的差别，且设备投资、医师技术力与执行意愿差异甚大，然而却给予相同比例的医师费，使得医师费收入的高低取决于设备投资金额的大小，从而造成医师不愿操作血管摄影的情况。

"对医师投入的人力资源成本未能充分的反映"这种不合理情况，有违长庚医院合理化管理的精神，促使长庚医院管理幕僚必须去检讨和设计一个较能正确评估医师技术力报酬的矫正制度，依据医师投入的心血、技术力与时间等因素多寡，重新计算医师费收入额，使其公平合理。

美国哈佛大学萧庆伦教授提出以资源为基础的相对值表（RBRVS），其中"医师工作"是对医师提供某服务项目所投入的心血、精力与技术力等因素的综合评估。RBRVS 作为医师"服务收入"金额的重新评估计算依据，是一套相当合适且良好的制度。长庚医院决定推动一些特定科室尤其是二线支援科室医师费比例校正时，RBRVS 还尚未正式发布出版，而长庚医院对管理合理化推动一向剑及履及，经向当时院长张昭雄报告后，张院长即于赴美之时亲访萧庆伦教授，并获赠手稿，即在美国 RBRVS 研究之初，长庚医院即予引进，并逐科推动实施。

由于 RBRVS 的项目分类基准与长庚医院的项目分类基准不尽相同，在时任院长张昭雄和管理中心主任庄逸洲的全力支持下，经初步比对，再送请专家（各科医师）审查，确定各专科 RBRVS 转换分配方案后，会同计算机编程人员进行程序撰写、测试及试算，再与各专科医师反复沟通，开始逐科实施，截至 1992 年 6 月底，已完成转换 RBRVS 分配医师费的科室有放射诊断科、核子医学科、临床病理科、解剖病理科、放射肿瘤科，尚转换中的科别有麻醉科、呼吸治疗科。在这些科室，医院按照一定比例分配予该医务专科的群体医疗总费用，并在重分配之前先以 RBRVS 校正个别医疗项目医师投入资源的技术力收入后，再实施重分配制度，计算医师的个别收入。下面以长庚医院核子医学科诊察费转换 RBRVS 分配为例介绍❶医师费拆分比例的 RBRVS 校正：

长庚医院核子医学科检查主要有扫描显影（IMAGE）及放射免疫分析（RIA）两大部分，两部分的医师费原先均是以某一相同收费比例，即收费金额的 15％核付。但经实际了解后，幕僚人员发现，扫描显影检查须由医师亲自操作并判读报告，故医师需要投入很大一部分时间，但却因该项服务数量有限，医师费所得仅占其总收入的 31％；反之，RIA 检验作业主要是由技术员操作仪器，医师只负责督导及新项目研发，但因服务量较大，

---

❶ 参见：陈贻善. 长庚医院核子医学科医师诊察费转换 RB-RVS 分配前后医师生产力、收入和科经营绩效比较研究. "中国医药学院"医务管理学研究所硕士论文. 1994.

医师费所得反而高占其收入的 69％，造成医师的投入与医师费所得并不一致的不合理现象。为使核子医学科各项检查的医师费均能对医师投入的人力资源成本作充分的反映，长庚医院于 1981 年 2 月 1 日起实施该科 RBRVS 转换分配方案。

转换过程仍是以现阶段的全科医师费总额为转换基准，具体做法是扫描显影检查医师的医师费依当时全院"非侵袭性，医师亲自操作研判"的医师费给付原则，由给予收费的 15％提高到 67％，各检查项目的医师费再依 RBRVS 点数做重分配。放射免疫分析检验项目因医师未参与作业，故无 RBRVS 点数可供比对，其医师的医师费是以现阶段的医师费总额扣除扫描显影检查提高后的余额设立一定额"运用基金"（未来将每月固定给予，而与其未来检查收入无关），其"运用"方式为：①支付未来扫描显影检查较现状出现正增长医师费的 40％，另 60％由院方给付，每月剩余基金仍由各医师依扫描显影检查的 RBRVS 点数分配之。当扫描显影检查成长到"运用基金"不足给付时，即取消"运用基金"，其医师费完全由院方给付。②当扫描显影检查较现状出现负增长时，其医师费完全由院方付给，"运用基金"仍由各医师依扫描显影检查的 RBRVS 点数分配。

长庚医院核子医学科医师诊察费转换 RBRVS 分配前后，医师生产力无论在门诊或住院均有显著提升，而在资源的投入方面并无相对增加，故医师费转换 RBRVS 重分配对医师的激励诱因致使生产效率提升，详见表 7-3。核子医学科在转换 RBRVS 之后，不论服务量或检查收入扫描显影检

表 7-3　核子医学科转换 RBRVS 前后服务量及检查收入医师费差异比较

区分		转换后	转换前	服务量增减
检查件数	放射免疫分析	17845	12578	＋42.0％
	扫描显影	1852	1132	＋63.6％
	合计	19697	13710	＋43.7％
检查收入	放射免疫分析	5829072	4068369	＋43.2％
	扫描显影	2523600	1706810	＋47.9％
	合计	8352672	5775179	＋44.6％
医师费		906908	825285	＋9.9％

查成长幅度均较放射免疫分析大，这其中原因之一可由扫描显影检查的激励增加因素来说明，至于是否全是转换 RBRVS 所造成的影响，文献认为有待搜集更多资料做进一步验证，但医师费未依收入的成长同比例增加，则完全是制度转换使然，因为放射免疫分析的医师费已不再依收入的成长同比例增加。

继放射诊断科、核子医学科之后，临床病理科、解剖病理科、放射肿瘤科亦已完成转换。长庚医院接着又继续推动麻醉科、呼吸治疗科及物理职能治疗等部门的转换。长庚医院在转换 RBRVS 作为医师费分配的过程中选择由第二线的检查检验部门做起，再推至第一线的临床专科，其原因除了第二线医师的工作量较易评估且医师费结构单纯外，主要是因为第二线部门医师费的分配作业亟须检讨改善所致。过去院方考虑第二线医师的工作有较多相互支援的情形，而独立作业的比例又较低，加上第二线的项目项数较多，为简化第二线科室医师费计算，院方只计算第二线科室全科的总额，再由科室决定每位主治医师医师费的分配，故易造成人为的不公，所以相对第一线临床部门，第二线的检查检验部门转换 RBRVS 作为医师费分配方案显得更为迫切和必要。

（3）医师费比例设定的弹性策略

医师费提拨比例不是固定的，而要根据医疗市场行情、健保给付政策、医院整体发展及专科医师间收入的平衡等因素作相应弹性调整。

① 对于持续或阶段性鼓励发展的项目，特别核给一定比例 PF 或是阶段性提高 PF 率，以资鼓励。如妇产科研发的 HPV 检验项目即由原定检验项目 PF 率 1.6％提高到 15％，并保障两年。

② 维持医师薪资合理性。如补贴经营艰难的专科（如血液科、精神科、感染科等），其中的精神科由于需要花费较长时间与患者交流，又没有其他处置项目，收入较低，为激励精神科医师，按医疗项目类别将医师费比例分别设为 50％、70％、100％；业务负担较重的专科（如急诊），则加以值班津贴补助；复健科医师薪资也配合市场行情调整 PF 率，医师亲自督导且进程记录记载完整的项目由 5％提高至 12.5％。

③ 有些专科开展的项目经计算后，由于健保支付价格与成本相差不大，利润较低，依专科建议及利润量考虑进行调整，如胃肠科丙型肝炎分病毒基因型检测 PF 率由原定 5％降至 2％。

④ 为鼓励医师开展一些医疗处置项目，长庚医院亦考虑采取定额方式支付医师费。比如心脏超声检查，作为主治医师亲自操作的非侵袭性检查，PF 率本来是 25％，但由于该项目收费低，花费时间长，医师按比例拿到的医师费很少，故没有医师愿意做，但医院又必须要开设该项检查，故为了鼓励医师，医院决定采取固定金额形式支付，即每做一个，医院就提拨一笔固定金额作为医师费。

⑤ 有些专科由于设备投入大，不计价卫药材成本高，"健保局"会支付较高价格，如 CT、MRI，如果直接乘以 PF 率给医师，医师相当于享受由于资本投入带来的收益，等于不劳而获，因此有些高单价投入项目就会剔除由高单价设备、不计价卫药材带来的收益后（有的专科采取 RBRVS 进行调整）再按照原定 PF 率支付给医师。

⑥ 对于市场独占性技术，医院通常核给较高的 PF 率，或订立较高的收费标准。

⑦ 对于技术有传承、诊疗有分工的项目，医院会结合技术传承目的，允许团队诊疗的第一与第二主治医师按比例分配 PF。

⑧ 对于新设院区，病患来源培养不易，为拓展开院期间服务量及培养良好医患关系，医院可于核发保障薪期间，同步实行 PF 奖励方案。下面是一个新设院区 PF 奖励方案的操作实例：

首先依主治医师职级设定不同导入期间的服务量基准：病患培养期（开院 1～6 月），保障薪×40％；导入期 1（开院 7～9 月），保障薪×50％；导入期 2（开院 10～12 月），保障薪×60％。奖励方式分为三种：①PF 金额＜服务量基准，薪资即为保障薪；②服务量基准＜PF 金额＜保障薪，薪资是保障薪＋奖励金 ［（PF 金额－基准）×50％］；③PF 金额＞保障薪，薪资是保障薪＋奖励金 ［（保障薪－基准）×50％＋（PF 金额－保障薪）×100％］。表 7-4 为新设院区 PF 奖励方案。

表 7-4 新设院区 PF 奖励方案 单位：元

		病患培养期	导入期 1	导入期 2
医师保障薪		7000		
奖励期别		病患培养期	导入期 1	导入期 2
服务量基准		2800	3500	4200
例 1	PF 金额（依实际服务量计算）	2000	2000	2000
	奖励金	0	0	0
	核发金额	7000	7000	7000
例 2	PF 金额（依实际服务量计算）	6000	6000	6000
	奖励金	1600	1250	900
	核发金额	8600	8250	7900
例 3	PF 金额（依实际服务量计算）	12000	12000	12000
	奖励金	2100＋5000	1750＋5000	1400＋5000
	核发金额	14100	13750	13400

（资料来源于长庚医院工作幻灯）

（4）长庚医院医师费计算公式

医师费计算公式如下：

$$I_{ni} = (OPD + IPD + C + H + W_k T + W_k O)$$

式中 I_{ni}——第 i 位医师诊治第 n 个疾病的诊疗收入，n 为疾病个案数（$n = 1, 2, \cdots, m$）；

OPD——门诊诊察费；

IPD——住院诊察费；

C——会诊费；

H——血液透析费（只限肾脏科）；

T——检查及治疗费；

O——手术技术费；

W_k——提成比例，$k = 1, 2, 3, 4, 5$。

4. 长庚医院医师费重分配制度

为了达到医院的长期发展目标——服务品质与水准提升（在教学、研究与服务方面不断进步）和医务专科的未来发展，上述所提拨的医师费并不直接归入医师个人的薪资账户，而是归属到以群体执业为中心的临床专科层级，为该科医师共同拥有。若是直接拨到医师个人账户，则容易造成过分追求个人价值而失去团体共同价值，"群体执业"的真正功能与意义就难以落实，而且亦有违医院为了达成医院整体目标所设立的医师薪资制度精神，因为医师的工作除了服务病患外，还必须投入相当多的心力在教学研究上，使医院与各临床专科在医疗技术与研究水准上能够持续不断发展与突破，全面提升医疗水准造福民众。图 7-2 为长庚医院医师费重分配机制示意图。

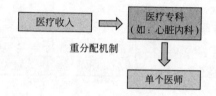

图 7-2　医师费重分配机制示意图

　　长庚医院每位医师在创造医疗收入后，归属给医师的医师费，会先实行科内重新分配后再发放给每位主治医师。至于如何把以"科"为单位的群体共同医师费，转变成激励单个医师的报酬，就需要建立一种重分配制度来达成医院的整体目标。长庚医院医师费重新分配的理念有三：兼顾服务、教学与研究，发扬群体合作的团队精神，尊师与敬重前辈的伦理价值，并基于这三个理念，考量主治医师的"年资"、"服务收入"与"教学、研究与行政"等三项因素，使科内各医师在这三方面的表现以相对积分的方式（称为年资积分、收入积分、科内积分）来加以表示，以科为单位将执业收入依据年资、收入、科内三种积分依比例重新分配，建立"三三三制"重分配制度，同时搭配设定最高限额及最低保障，一方面保障医师的基本生活水平，另一方面维持推动进修研究的动力，希望医师以科为经营团队，达到强化团队精神，提供专业研究诱因，以及提升医师对医院的忠诚度。

　　（1）年资积分

　　医师薪资制度设计除了体现尊敬资深医师多年的辛苦贡献外（苦劳），也要体现出对有成就的年轻医师的奖励（功劳）。根据这样的理念，长庚医院依据主治医师的年资与职级来设定年资积分，让"够老者"或"够好者"都可以达到一定的积分点数，目的是既尊敬前辈资深医师对医院长久以来的贡献，又奖励有成就的年轻主治医师。因此，年资积分不仅代表医师对医院的多年心力与贡献，也代表了其已具备一定的技术成熟度和资历。

如果医师在教学研究上无重大成就，无法在职级上晋升为讲师级、助理教授级、副教授级、教授级，则这类一般级医师每年可循序晋升年资1年（待遇及收入晋升1~2个基点）。但如果杰出优秀医师因研究与教学的成绩突出，那么可按照相应职级晋升讲师级、助理教授级、副教授级或教授级主治医师并获得年资积分。比如甲医师由于没有突出的研究与教学成绩，那么从一般级医师出发，在正常情况下需要6年年资才可获得32点的年资积分，需要22年获得50点的年资积分；而乙医师由于发表有一定档次的学术论文，故3年内就可提升为助理教授。虽然乙医师仅有4年年资，但他可按照助理教授级的职级，获得相当于甲医师6年的年资积分32点。如果乙医师教学与研究绩效仍然表现优良，那么再过6年还可进一步升至教授级，并可按照教授级的职级，直接获得相当于甲医师22年的年资积分50点。具体年资积分的点数计算，请参见表7-5长庚医院主治医师的年资与职级的积分点数对照表。

表 7-5　主治医师年资与职级的积分点数对照表

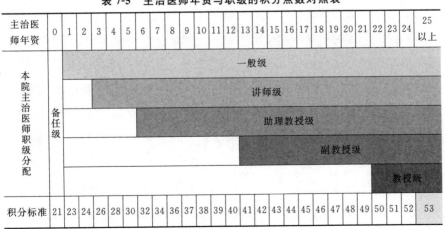

注：一般级第24年的主治医师年资积分＝教授级第3年的年资积分。

长庚医院依据一般级主治医师的年资设定积分点数以奖励"够老"的医师，同时还依据主治医师的不同职级（讲师级、助理教授级、副教授级与教授级等）给予积分点数以合理回馈并鼓励"够好"的医师。依据贡献度的"成熟曲线"理论，年轻主治医师初期因刚进入医院，能够立即学习到很多的临床专业知识与技能，其成长会较快些，短短数年内其贡献度也会有快速的成长，但年资累积到20～25年后，其贡献度则趋缓，成长比较缓慢，故年资积分点数刚开始时累积的速度要快一些，几年之后则累积速度越来越慢，而超过某一年资后，则年资积分点数不再增加，使得年资积分最高者与年资积分最低者的年资积分倍数不致相差太多，约为2倍左右，以免产生不公平的现象。

（2）收入积分

收入积分，即诊疗积分，是指每位主治医师通过诊疗服务获得的医师费收入占该科所有主治医师医师费收入的比例而分配的积分。医师提供某项医疗服务，医院依据保险支付标准或医疗机构收费标准获得医疗收入后，再按照前述的医师费提拨原则提拨一定金额作为医师的医师费。虽然所提拨的医师费并不直接归入医师个人的薪资账户，而是归属该科室医师共同拥有，但由于每位主治医师的医师费的多寡反映了每位主治医师的诊疗工作量，因此把每位主治医师通过诊疗服务获得医师费的金额作为该科室计算每位主治医师收入积分的基础。

为保证一致的计算标准和比例关系，通常以该科室所有主治医师的年资积分总分作为该科室收入积分总分的基准（二者比重一般为1∶1），依主治医师个人当月的医师费收入，占该科室总医师费收入的比例分配收入积分总分。如该科室的年资积分总分为100分，则该科室收入积分总分也为100分，再计算出该科室的甲医师医师费收入占该科室全部医师费收入的10％，则甲医师的收入积分就占该科室收入积分总分的10％，即10分。但有些特定专科的医疗项目，由于医疗设备投入不同，产生医师费不能真实反映医师投入程度，比如X光操作，每人次只要5分钟，收费200元，而CT操作每人次却要120分钟，但收费只有1200元，因此，这些特定专科（如放射诊断科、放射治疗科、临床病理科、解剖病理科、核子医学科、血液科、呼吸治疗科）先以前述的 RBRVS 调整各医师的诊疗医师费收入，再依上述方法分配积分。

（3）科内积分

科内积分是指医师个人对于该科室教学、研究与行政等方面的贡献得分。由于此分数评估较为主观，为保证一致的计算标准和比例关系，避免人为主观偏差，通常以该科室所有主治医师的年资积分总分为该科室科内积分总分的基准（二者比重一般为 1∶1），再依主治医师个人当月的"行政及职务代理"、"对该科的贡献程度"、"研究及教学"等得分占该科室所有主治医师科内积分总分的比例综合分配每个主治医师的科内积分。

如该科室的年资积分总分为 100 分，则该科室科内积分总分也为 100 分，再计算出该科室的甲医师科内积分（即"行政及职务代理"、"对该科的贡献程度"、"研究及教学"等得分）占该科室科内积分总分的 10%，则甲医师的科内积分就是 10 分。为提高人员工作配合性、服从性及积极性，促使主管交付任务能顺利完成，除设定"行政及职务代理"、"对该科的贡献程度"、"研究及教学"等客观评核项目外，还设定主管对部属的"主管评核"得分作为科内积分总分的一部分，一般主管评核得分占科内积分总分的 20%。科内积分的各部分比例也会因环境和医院发展需要而相应调整，以前是"行政及职务代理"占 20%，"对该科的贡献程度"占 10%，"研究及教学"占 50%，"主管评核"占 20%，近几年调整为"行政及职务代理"占 23%，"对该科的贡献程度"占 13%，"研究及教学"占 44%，"主管评核"占 20%，如表 7-6 所示。

另外，除科内积分评核项目外，为强调医疗等各项工作的品质等，还设立加减分项目，如病历品质优良、被实习医师推选为优良带教医师等实施加分，病理组织查核异常、担任委员会的委员开会缺席、病历质量不良或逾期未完成等实施扣分。

（4）医师费积分重分配比例

医师费科内重分配时，年资积分是分配的基础，年资积分总分是收入

表 7-6 主治医师科内积分评核表

评核项目		医师姓名					合计	
							%	积分
行政及职务代理	1.现为科(系)负责人						5	
	2.负责科教育(委员)工作						5	
	3.负责科事务(委员)工作						2	
	4.负责科研究(委员)工作						3	
	5.担任院内各项委员会委员						3	
	6.担任各专科病房主任						2	
	小计						20	
对科内贡献度	1.曾对于科医疗技术之提升贡献(需举证说明)						4	
	2.曾任科(系)负责人						4	
	3.参与公共事务贡献						2	
	小计						10	
研究教学	1.本院职位及部定教师资格						5	
	2.三年内学术论文发表						10	
	3.获优良表扬事迹						5	
	4.教学训练						20	
	5.三年内学术研究						10	
	6.其他各项记录							
	小计						50	
折合积分							80	
科主任评核								
科系部主任(或院长)评核	1.对科的成立发展有特殊贡献						5	
	2.当期科内主治医师的增减情形(每增减一名主治医师加减科主任积分0.5%)						5	
	3.综合评核						10	
	小计						20	
合计							100	
各主治医师确认签章								

积分总分与科内积分总分的标准，在科室年资积分计算后，收入积分及科内积分的总分也将等比例放大或缩小。基本上，三类积分各占 1/3 权重，使三者总积分相同，达到一致的基础。如上述某科室的年资积分总分为 100 分，则该科室收入积分总分和科内积分总分也为 100 分。科室也可以依据特殊需要，如鼓励医师对医疗服务的投入，或者是鼓励医师专注于科内贡献，可以变更三类积分的权重。但签报核准变更积分权重时，必须以收入积分不得低于 1/3，年资积分不得高于 1/3 为原则。现阶段，为因应台湾健保政策调整及医疗市场变化，长庚医院将收入积分权重调至 1/2。

如某科室有五位主治医师，其年资积分总分为 180 分，按照通常的三类积分各占 1/3 权重的原则，那么这一科的收入积分和科内积分的总分就与年资积分总分相同，都为 180 分。根据这一科五位主治医师为病人治疗处置所获得的个人医师费金额，计算出每位医师的医师费占科室总医师费的比例（或者每位医师的 RBRVS 分数所占的比例），将 180 分分配给每位主治医师。同理，按照这一科五位主治医师各自科内积分占五位科内积分总分的比例，将 180 分科内积分分配给每一位主治医师。表 7-7 为一虚拟科室积分分配案例。

表 7-7　长庚医院主治医师医师费分配计算示例

单位：元（新台币）

医师别		A	B	C	D	E	小计
当月诊疗收入		300000	320000	240000	160000	120000	1140000
分配积分	收入积分	47.4	50.5	37.9	25.3	18.9	180.0
	科内积分	52.0	40.0	30.0	26.0	32.0	180.0
	年资积分	50.0	42.0	36.0	24.0	28.0	180.0
	积分小计	149.4	132.5	103.9	75.3	78.9	540.0
分配金额		315400	279722	219344	158967	166567	1140000
收入限额标准		280000	224000	196000	140000	156800	—
超限分配率		85%	82%	60%	38%	44%	—
超限分配金额		30090	45692	14006	7207	4297	—
实际所得金额		310090	269692	210006	147207	161097	1098092
主治医师年资		24	12	8	2	4	—

此外，如果具有跨院区或者是跨科系的合作时，除了科内的分配外，还会先做部系的重分配，而基本的部系与科的分配比例是 2：8。部系可以依据自己的特殊需要变更部系分配比例，但这须经签报核准后，才可以采取其他适当的部系重分配比例。举例来说，台北妇产科由妇科、产科与生殖分泌科三个细分科组成，那么这三个细分科内部各自保留自己科所创造的分配之前的医师费的 60％，其余 40％则放入整个台北妇产科来重分配。

（5）医师费重分配收入计算公式：

$$PF_i = \frac{(A_{ri}+A_{pi}+A_{si})}{\sum_{i=1}^{j}(A_{ri}+A_{pi}+A_{si})} \times \sum_{i=1}^{j}\sum_{n=1}^{m} I_{ni}$$

式中　PF_i——第 i 位医师的薪资收入；

　　　A_{ri}——第 i 位医师的收入积分；

　　　A_{pi}——第 i 位医师的年资积分；

　　　A_{si}——第 i 位医师的科内积分；

　　　I_{ni}——第 i 位医师诊治第 n 个疾病的诊疗收入；

　　　n——疾病个案数（n=1，2，…，m）；

　　　i——医师数（i=1，2，…，j）。

5. 其他诊疗收入及超限分配率

并不是所有的诊疗收入都参与重分配，一些特殊的诊疗收入不用参与科分配，如正常门诊时间外的门诊、手术、麻醉等诊疗费和其他经呈报核准的项目，如健诊、特约门诊、厂区体检等的医师费。

分配前诊疗收入经过"三三三"制重新分配给每位主治医师后，每位主治医师个人所产生的不参与科重分配的其他诊疗收入，就会逐步加入每位主治医师的总收入中。但为了避免主治医师为提高医师收入积分无限制诊治患者，影响医疗服务品质，同时也考量让病情严重的病患能有机会由资深医师诊治，鼓励医师多从事基础医学与临床医学方面的研究与创新，故设定医师费的最高限额。加入不参与科分配的收入后，每位医师的收入将会以超限基金为基准进行提拨，超过限额者应缴回到超限基金作为医师共同基金。

依据医师费最高限额的标准，参与科内分配的医师诊疗收入加上不参与科分配的诊疗收入归属至主治医师个人后，每位主治医师收入超过上限金额标准的部分，会乘上超限分配率（参见表7-8）后，再回归给医师，超限分配率以外的金额，则归入超限基金，由全院医师统一运用。但是超限基金并不是将医师的收入拿到医院的口袋中，而是用于医师退休金，出国开会、进修补助金，补助收入较不理想的特定科别医师的薪资。

表 7-8　医师费最高限额及超限分配率

主治医师年资	0	1	2	3	4	5	6	7	8	9	10	11	12	13	14	15	16	17	18	19	20	21	22	23	24	25以上
本院主治医师职级分配	备任级	一般级 →→ 讲师级 →→ 助理教授级 →→ 副教授级 →→ 教授级																								
上限金额/元（新台币）	21万	23万	24万	26万	28万	30万	32万	34万	36万	37万	38万	39万	40万	41万	42万	43万	44万	45万	46万	47万	48万	49万	50万	51万	52万	53万
超限分配率/%	无	40	43	46	49	52	55	58	62	66	70	73	76	79	82	85	85	85	85	85	85	85	85	85	85	85

超限分配率应依主治医师的年资设定，年资越轻者其超限分配率越低，例如年资1年者超限分配率为40％，而年资越大者其超限分配率也越高，例如年资10年者其超限分配率为70％。我们可以举一例加以说明：一个年资为一年的医师，假定依据年资、收入与科内等积分可每月分得30万元新台币，但年资一年的月最高限额为23万元新台币，超过的7万元新台币依超限分配率40％计算为2.8万元新台币，则该医师当月共可得25.8万元新台币，剩余4.2万元新台币归入超限基金。

为保持激励和科学公平性，每半年就每一医师核算一次，如有部分月份未达上限金额时，由该期该医师提拨至超限基金的累积金额拨补，如以年资 12 年的一般级主治医师为例，如果半年内有五个月的收入都是 50 万元新台币，超过上限金额 40 万元新台币，那么会按照 76％超限分配率，合计五个月拨到超限基金的金额为 24 万元新台币［(50－40)×(1－76％)×5］。另外一个月仅有 20 万元新台币的收入，没有达到超限金额，则会从其拨至超限基金 24 万元新台币中拨回 20 万元新台币给该主治医师。

另外对于一些医院鼓励发展的项目，为了激励医师，还设有不受收入上限限制的项目，如值班津贴、论病例计酬绩效、分类管理正负绩效、健保审核补贴、器官移植奖励金、诊断书医师费等。

随着健保支付的价格越来越低，按照医师费提成比例，医师收入相应也越来越少，达到超限标准越来越难，加上为进一步激励医师提高医疗服务量，长庚医院现已取消最高限额规定。

6. 单个医师实得医师费

长庚医院每位医师创造医疗收入后，按照医师费提成比例（特定专科经过 RBRVS 校正）提拨，这些所提拨的医师费作为分配前诊疗收入，归属到以群体执业为中心的临床专科，经过年资、收入和科内三项积分的科内重新分配给每位主治医师后，再加上每位主治医师不参与重分配的其他诊疗收入，若有超过上限金额标准的部分，则会乘上超限分配率后回归给医师，最后再加上不受上限的医疗收入就是单个主治医师实得的收入，参见图 7-3。

如果医师因为特殊因素，该月份都正常出勤、看诊、执行医疗任务，但是该月份的收入欠佳，医院就会从超限基金中提拨基本保障薪资，以维持医师的基本收入。另外健保审查核减的案件，其有不应发给医师费者，则追回已核发的医师费。违背健保已明令规定事项而被核减者，也予以追扣被核减金额。

7. 长庚医院论病例计酬制下的医师薪资制度

长庚医院为因应健保制度改变，提高主治医师财务风险的分摊比例，

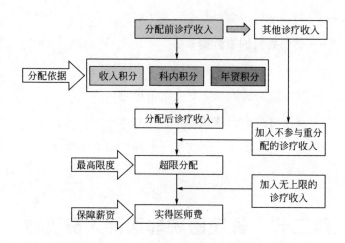

图 7-3　长庚医院医师费重分配流程

由提升效率转为重视效益，对于论病例计酬的个案，除原有医师费的薪酬外，还增加绩效制度，以激励医师能有效控制医疗成本。

以论病例计酬项目的健保给付金额为基准，依节省金额（健保给付金额与批价金额之差）乘以该个案诊疗收入比例，作为绩效奖金。由于麻醉方式非手术医师可控制项目，故剔除麻醉方法的费用，但若因手术时间延长所增加的麻醉费用则由手术医师负责。对于不符合健保基本诊疗项目规定者，其核减金额依比例由绩效奖金中剔除，再以科为单位计算及分配绩效奖金。科内依各医师参与个案数比例分配，为了反映各医师费用控制的情况，实施个人绩效评核，但个案的负绩效的扣减以医师薪资收入的35％为上限。依此原则可得下列公式。

医师绩效计算公式：

$$PP_i = \frac{\sum_{i=1}^{j}\left(F_{ui} \times \dfrac{I_{nci}}{F_S}\right)}{\sum_{i=1}^{j} n_{ci}} \times n_{ci}$$

式中　　PP_i——第 i 位医师绩效（$i=1$，2，…，j）；

I_{nci}——第 i 位医师诊治第 n 个论病例计酬疾病的诊疗收入；

F_{ui}——第 i 位医师节省的金额 $[F_{ui}=F_S-(F_{Ni}-F_{NAi})-F_{Di}]$；

F_S——基准金额（$F_S=F_I-F_{SA}$）；

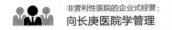
F_I——健保给付金额；

F_{SA}——健保给付的麻醉费；

F_{Ni}——第 i 位医师的总医疗费（批价金额）；

F_{NAi}——第 i 位医师的麻醉费（批价金额）；

F_{Di}——第 i 位医师的核减金额；

n_{ci}——第 i 位医师执行论病例计酬的疾病个案数。

第三节 | 长庚医院非医师人员绩效评核与奖励制度

长庚医院除医师外其他人员分为直接服务部门和间接服务部门，直接服务部门包括医技、护理、工务、医事等部门，类似于企业的生产部门，间接服务部门包括行政管理部门，类似于企业的服务部门。除主治医师外，其他人员绩效评核与奖励制度完全按照台塑企业绩效评核与奖励制度的精神来实施，亦即根据职务作业的特点设定评核项目和绩效基准。

1. 标准工作量确定

科学、合理和精确地设定标准工作量是绩效评核与奖励制度取得成功的关键。长庚医院建院开始，即沿袭台塑企业的作业整理法，采取实地观察，计算每个作业流程，并通过时间动作分析每个作业需要的标准工时，同时观察统计每个医疗服务项目每月标准工作量。以心电图检查室为例，为了解该检查室需要几个技术人员才合理，幕僚们通过实地访查，收集测量出一个患者做一次心电图所需的时间、一个早上一位技术人员可以做几位患者的详细流程资料，然后再根据每月患者量，计算出每个员工的基本工作量。

比如会计作业的"作业整理"：王永庆要求幕僚们在电脑系统的支持

下，首先统计出会计人员处理 100 万张凭证的时间最快可达 50 小时，最慢为 70 小时；其次是通过进一步的比较与分析，最终把每 60 小时完成 100 万张凭证作为标准工时数，以此来衡量财务部门的工作绩效，亦即把 100 万张 /60 小时当作是"凭证处理作业"的一个管控标准。这类似于把对会计人员的绩效评核由原来的"计时制"改为"计件制"，亦即把单位时间内完成的"件数"作为会计人员凭证处理作业费用分析和控制的主要依据❶。

2. 基于客观指标的绩效奖励制度的推行步骤

（1）选定绩效评核项目

首先通过检讨与分析，了解现阶段作业的品质、流程或效率等究竟遇到了什么样的问题及预期可能会发生的影响绩效的问题，以及最易产生工作绩效的项目，再考虑日后评核的难易度加以设定绩效评核项目。对于医技、护理、工务等单位而言，绩效项目大致包括服务量、品质和成本等指标；对于共同事务幕僚，如医事、会计等，除自身常规性工作内容外，一般还要着重依据其处理事务的效率和正确率进行评核；对于专业管理幕僚，长庚医院更是依据其完成管理专案的数量、品质和时效进行评核。

比如麻醉科的麻醉技术师绩效评核项目可采取麻醉时间进行控制，但为使科内技术人员有效提升作业效率，缩短病患催醒时间，同时把技术人员绩效与麻醉科的经营管理相联系，使其产生彼此一致的切身感，故多采用麻醉费用作为麻醉技术师的绩效评核项目；复健科物理治疗的物理治疗师绩效评核项目采用物理治疗收入进行控制，这是因为健保对物理治疗医疗费用的给付方式是依治疗项目区分为简单、中度、复杂等三项，单一给

---

❶　2001 年，已 80 多岁高龄的王永庆仍决定要对财务部人力资源结构实施改善。他派出了一个由三人组成的专案小组，花费了三个月时间，统计出了财务部现有 55 人的年度总工时数为 14 万小时。经过比较和分析，王永庆认为该部门实际只需要 41 人，且总工时数可通过进一步简化流程压缩至不足 11 万小时。

付项目包含多种治疗内容，不易正确测量实际工时；临床病理科临床检验项目繁多，包括生化、血液、血库、尿液与粪便等，且每项检验工时测量难度很大，再加上检验频率及批量作业对工时也有较大影响，经了解各项的检验项目费用，虽不完全但大部分尚能反映其服务成本，因此将检验收入作为医检师的工作评核项目，同时另考量检验材料耗用为该科的主要成本项目之一，且于一定范围内，医检师可控制其耗用量，因此将材料成本的控制程度也列入评核项目，使技术人员能有诱因与动机去控制检验材料的使用，并与科的经营管理产生紧密切身感；超声波检查室技术员评核项目设为各项超音波检查项目数；血液透析室护理师评核项目为血液透析人次及材料耗用金额；一般病房和加护病房（ICU）❶ 护理人员则把各科患者护理照护处置项目设为评核项目；急诊、手术室（含恢复室、供应组）、产房等科室护理人员以医务收入率作为绩效评核项目；医事（挂号、批价）人员以挂号、批价数量作为评核项目。

（2）设定绩效评核薪资比重

长庚医院为了使员工具有切身感，更愿意尽心努力工作，在实施绩效奖励制度的同时，将员工的部分固定薪或全部固定薪，转换为变动薪，即绩效奖金，员工如果绩效表现的好，则其所得的薪资也会越多，如果绩效表现比过去差，低于所设定的标准则薪资可能受到缩减。究竟应该将原本固定薪的多少转换为变动薪，即绩效奖金，各个部门根据医疗服务项目特性而有所不同，一般有全薪评核和津贴评核两种方式。

全薪评核是将员工每月的全部薪资所得，都转换成以"变动薪"的方式加以计算，以支付员工每月的工作酬劳。所谓全薪包括本薪、各项津贴、加班费、健（劳）保费、年终奖金、服装费与其他的薪资等。以全薪做绩效评核，因为事关自己的全部薪资所得，员工会投入最大的心力在工作上，若能产生良好绩效，对员工的激励效果也比较大。但由于医疗业务的不确定性，医疗淡旺季对薪资可能会产生较大的影响，一般会在医疗旺

---

❶ 即重症监护室。

季时候保留一些绩效奖金，用于在淡季时作为补贴薪资的基本保障薪资。一般而言较适用于可自行开拓新的服务项目与第一线医疗专科，比如复健（康复）科等。

津贴评核是指除本薪以外，将员工薪资的一部分，比如各式各样的津贴，转换成以"变动薪"的方式，依工作量或业绩的多寡，核算为"绩效奖金"后拨发给员工。津贴包括职务津贴、工作津贴、夜勤津贴及加班费等。以津贴做绩效评核，对员工激励效果比全薪评核要小，但其好处在于整体薪资的稳定性较高，淡旺季对薪资影响较小。一般而言较适用于第二线专科或非利润中心的单位。

（3）绩效奖金计算

考量各单位的作业情况、员工需求及机构目标，长庚医院主要按单价制、费率制和负荷制三种计算方式计算绩效奖金，目前使用最多的是单价制和费率制。由于负荷制基本上是把出勤工时作为计算基础，但基于相同出勤时间工作负荷不一定相同，故现在基本上不使用负荷制。三种绩效奖金计算方式请参见表7-9。

（4）绩效奖金分配

如果部门是实施个人绩效评核，则绩效奖金的分配就按个人绩效表现计算分配。但由于医疗活动是团队性较强的工作，大部分科室实施团体绩效评核，即先计算团体的绩效奖金总数，然后再依事先所设定的奖金分配方式，分配至员工个人。部门绩效奖励优先以个人绩效评核，无法评核个人绩效时，才实施团体绩效评核。部门绩效奖金按月计算及发放。

常用的奖金分配方式，包括个人产值、平均分配、出勤工时、职务评点、个人考核结果或是上述几个项目分别给以权重的混合制等。必须特别注意的是，为求分配的公平性，有些费用应该先行分给较属于个人与他人有不同努力或付出部分，例如各组长由于担任管理责任，其实际绩效不如员工，那么就要给组长先支付组长津贴。另外加班费、夜间出勤津贴等项目，应先从绩效奖金总数中扣除后发给个人，然后可分配的剩余数，再依较合理的分配方式分配给个人，整个奖金分配流程请参见图7-4。

表 7-9　单价制、费率制和负荷制绩效奖金计算方式

计算方式	计算公式	优缺点
单价制	基准建立：工时单价＝总评核薪资（全薪评核或津贴评核）/总工时 绩效单价＝工时单价×单位工时 绩效奖金的计算公式 全薪评核：部门绩效奖金＝Σ（各工作项目绩效单价×当月各工作项目件数）－（本薪＋…）（即固定用人费） 津贴评核：部门绩效奖金＝Σ（各工作项目绩效单价×当月各工作项目件数） 每基数奖金＝部门绩效奖金/总发放基数 个人绩效奖金＝每基数奖金×个人发放基数	单价制的绩效奖金计算方式是按件计酬，即"做多少就领多少"，比较能反映实际的工作劳力付出，另外医疗保险给付也不会影响其实际工作所得，同时激励目标明确，最大的好处是直接、简单、易懂，较适用于从事工作项目独立性高、作业的变异较小、较容易衡量、不使用批量作业及非连续性的工作特质部门。缺点是基准建立较费时费力，而且绩效单价计算较为复杂，要按照科学管理时间动作分析，用码表测出完成一个项目的标准工时
费率制	①绩效费率制 基准收入＝实施前一年获80％工作负荷之收入 绩效费率＝总评核薪资（全薪评核或津贴评核）/基准收入×100％ 全薪评核：部门绩效奖金＝当月收入×绩效费率－（本薪＋…）（即固定用人费） 津贴评核：部门绩效奖金＝当月收入×绩效费率 每基数奖金＝部门绩效奖金/总发放基数 个人绩效奖金＝每基数奖金×个人发放基数	较容易建立基准、计算方法简单、有明确的激励目标，但当各种不同工作项目的组合结构产生变化时，其原本计算的费率基础可能不复存在，会影响奖励的合理性，且费率的计算易受到医疗保险支付价格调整的影响，因此仅适用单一部门，必须特别注意工作项目的结构及支付价格是否发生变化，在必要时重新核算费率，以避免不合理的情况发生，而丧失其原本设立的基础与精神
	②用人费率制 基准用人费率＝过去一年用人费用/总收入 部门用人费用＝当月收入×基准用人费率 部门绩效奖金＝部门用人费用－单月总固定薪资 每基数奖金＝部门绩效奖金/总发放基数 个人绩效奖金＝每基数奖金×个人发放基数	基于绩效奖励办法设定当时的情况考量或是以过去最近一年的实际资料为依据，设定基准用人费率。较易获得实施部门员工的支持。采用用人费率制的主要原因是部门的用人费用常会与收入的成长成正比
	③可控制成本费率制 可控制费率＝过去一年可控制项目的总费用/总收入 总可控制费用＝收入×可控制费率 部门绩效奖金＝总可控制费用－实际发生的可控制费用 每基数奖金＝部门绩效奖金/总发放基数 个人绩效奖金＝每基数奖金×个人发放基数	关于可控制成本项目的选定，是以各部门实际所能掌握或影响的成本支出为基准，如用人费用、材料费用、药品费用、杂项购置、消耗品、医疗供应品，以及布类洗缝费用等 原则上以工作合理化后的可控制成本占收入的比例为基准费率，但在特殊情况下，工作合理化不易进行或基于鼓励员工的考量时，也可以最近一年实际发生的可控制成本占收入的比例为基准费率

续表

计算方式	计算公式	优缺点
负荷制	负荷率通常是以80%为基准 工作负荷率＝当月实际作业总工时/当月应出勤时数×100% 每基数奖金依工作负荷率的相对值计算 个人绩效奖金＝每基数奖金×个人发放基数	实施工作负荷率制度好处,在于人员的奖金不会受到每月可工作天数、工作项目的改变、工作项目结构改变,或是医疗保险支付价格调整的影响。工作负荷率设定应考量部门人员的待遇,通常会设定20%的放宽条件,以工作负荷率80%为支领原"总评核薪资"的基准,工作负荷率越高,则绩效奖金越高。但由于工作负荷往往以作业时数(工时)计算,但同样的工作负荷,可能员工的付出不一样,因此会造成不公平。故负荷率制在长庚医院已经几乎不再使用

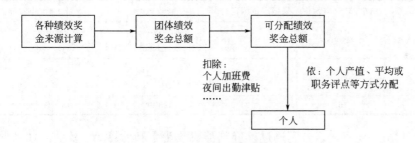

图 7-4　绩效奖金分配流程

(5)绩效奖励计算及分配实例

以生殖中心技术人员的绩效奖金计算为例[1],以单价制及绩效费率制进行计算,并区分为以全部薪资皆纳入绩效奖金计算的"全薪评核",以及将职务津贴作为评核范畴的"津贴评核"两种计算方式。

生殖中心的"精虫形态分析"、"果糖定量测定"二项检查项目的收费、平均每件工时、每月平均件数、收入及工时整理如表7-10。该生殖中心目前有A、B两位技术人员,其薪资结构如表7-11。2006年1月,A、B两位技术人员工作量请参见表7-12。

---

[1]　本例节选并整理自魏庆国、王舜睦的著作《医疗机构绩效管理》,华杏出版有限公司,2009年第1版。

表 7-10　生殖中心日常作业情形　　　　　单位：元

检查项目	收费	工时	件数/月	收入/月	工时/月
精虫形态分析	800(a)	0.75(c)	230	184000	173
果糖定量测定	400(b)	0.5(d)	230	92000	115
小计			460	276000(e)	288

表 7-11　技术人员薪资结构　　　　　单位：元

人员别	本薪	工作津贴	伙食津贴	交通津贴	执照津贴	合计
A	26300(f)	8500	2600	940	1200	39540
B	22000(g)	5300	2800	940	1200	32240
小计	48300(h)	13800(i)	5400	1880	2400	71780

表 7-12　2006 年 1 月生殖中心技术人员工作产量

人员别	精虫形态分析/件	果糖定量测定/件	检查收入/元	产量工时/小时
A	120(j)	140(l)	152000(n) (a)×(j)+(b)×(l)	160 (c)×(j)+(d)×(l)
B	140(k)	160(m)	176000(o) (a)×(k)+(b)×(m)	185 (c)×(k)+(d)×(m)
小计	260	300	328000	345(p)

　　利用上述资料，分别通过单价制及绩效费率制估算 A、B 两人绩效奖金，计算结果请参见表 7-13。由于单价制是将单位内的工作津贴依个人工作表现进行重新分配，若以单价制的计算结果看，总绩效奖金并没有改变，然而由于全薪评核的基准数较大，因此因工作表现的差异导致彼此间的绩效奖金的差异也愈大。至于绩效费率制的部分，由于 2006 年 1 月的收入（328000 元新台币）高于基准收入值（276000 元新台币），因此绩效奖金的总值会高于原本的工作津贴总值，而且全薪评核的绩效奖金总值较高，员工间的工作表现所呈现的奖金差异也较显著。

　　不论是单价制或是绩效费率制，若以津贴评核的方式，员工间因工作表现的差异所导致的奖金变化幅度较小，相对来说激励效果也较弱；若采用全薪评核方式，员工间因工作表现的差异，所导致的奖金变化幅度较大，相对来说激励效果也较强。由表 7-12 看，B 员工不论在"精虫形态分析"或"果糖定量测定"二项检查的工作产量均比 A 员工多，依表 7-13，

表 7-13　绩效奖金计算结果一览表

		单价或费率计算	绩效奖金
单价制	津贴评核	工时单价＝总工作津贴/总产量工时＝13800(i)/345(p)＝40 元/时 绩效单价＝工时单价×单位工时 精虫形态分析绩效单价＝40×0.75(c)＝30 元/件 果糖定量测定绩效单价＝40×0.50(d)＝20 元/件 绩效奖金＝∑(绩效单价 i×当月件数 i)	A＝30×120(i)＋20×140(l)＝6400 元 B＝30×140(k)＋20×160(m)＝7400 元
	全薪评核	工时单价＝总薪资/总产量工时＝[48300(h)＋13800(i)]/345(p)＝180 元/时 绩效单价＝工时单价×单位工时 精虫形态分析绩效单价＝180×0.75(c)＝135 元/件 果糖定量测定绩效单价＝180×0.50(d)＝90 元/件 绩效奖金＝∑(绩效单价 i×当月件数 i)－本薪 注:伙食津贴、交通津贴及执照津贴等项目属个人既定津贴所得,不宜纳入绩效奖金计算	A＝[135×120(i)＋90×140(l)]－26300(f)＝2500 元 B＝[135×140(k)＋90×160(m)]－22000(g)＝11300 元
绩效费率制	津贴评核	绩效费率＝总工作津贴/基准收入×100%＝13800(i)/276000(e)×100%＝5% 绩效奖金＝当月收入×绩效费率	A＝152000(n)×5%＝7600 元 B＝176000(o)×5%＝8800 元
	全薪评核	绩效费率＝总薪资/基准收入＝[48300(h)＋13800(i)]/276000(e)×100%＝22.5% 绩效奖金＝当月收入×绩效费率－本薪	A＝152000(n)×22.5%－26300(f)＝7900 元 B＝176000(o)×22.5%－22000(g)＝17600 元

若采用津贴评核计算的话，A 员工的薪资总额仍高于 B 员工，只是彼此间薪资差距缩小；然而若采用全薪评核计算，A 员工的薪资总额反而会低于 B 员工，表示做愈多事情的员工，就能获得较高的报酬。

为激励及留住护理人员，提高工作效率及服务品质，自 1990 年起实施护理绩效奖励作业。一般病房和加护病房以科人日单价制设置护理绩效奖金，依各科患者护理照护处置项目及执行频率、工时多寡，分别设置照护人日单价，部门绩效等于收治病患科别所核给单价×占床日。急诊、手术室（含恢复室和供应组）、产房、健诊科以医务收入费率制设置护理绩效奖金，部门绩效总额等于上月医务收入×费率。个人绩效奖金按照护理人员出勤时数和职务津贴分配。各单位间护理人员调度，由单位护理长将调入或支援人员于该单位实际出勤时数，核算绩效奖金。部门总绩效或分配净额为负值时，若个人出勤基数≥1.0，则予保障个人标准职务津贴发放。

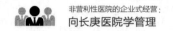
（6）绩效评核与奖励制度的修订

部门组织机能变更或业务内容异动时，因其原本所假设的绩效标准已经有所不同，故其部门绩效的评估方式也应加以修正，以避免不适切的情况产生；部门的工作方法变更、作业流程改变或医疗仪器设备功能有所更新时，其绩效评估的评估方法、对象或基准也应有所改变，以符合医疗服务的实际作业状况，以免与现实产生重大的脱节，而产生不甚公平的情形；政策或人为的支付或收费价格的调整，如全民健保给付标准、医疗收费标准或是医疗服务的成本项目，有所调整、变动或是变更时，产生的价差而造成绩效奖金的增加或减少，若增加或减少并非是来自于员工的努力或懒惰等因素，那么医院有必要加以修正以免造成不公平现象；部门绩效连续三个月成长（或衰退）超出部门业务量变化基准的150％或未达50％时，即可能意味着原本所设定的绩效奖励标准可能有错误或不公平情况发生，因此应仔细分析其发生原因，在必要时应针对绩效奖励办法加以检讨与修正；部门绩效奖励办法实施满一段时间（如三年）应定期加以修正，以符合环境的变迁及其所产生的影响；另外一些其他特殊情形，如人力市场价格变动、法定工时变动时，也要相应修订部门绩效评核与奖励制度。

3. 平时定期主管评核

部门主管对部属的平时工作表现应详细考核，部属平时如有特殊优良或异常的工作表现，应随时记录，作为每月绩效奖金发放及定期、年终考核的依据。

（1）部处长级及以上人员

长庚医院部处长级及以上人员，相当于台塑企业一级主管以上人员，主要包括院长级主管［决策委员会主任委员（副）、行政中心主任（副）、特助］和处长级主管［组长、部处长、高专、护理主任（副）、医技部主任（副）］，按其职责范围内的整体绩效，由其上级主管综合考核评定，核发经营津贴。评核指标与台塑一级主管及以上人员评核指标一致，即在部处长级及其以上干部的可控职责范围，突出经营管理层应具备的素质和能力，不包含利润指标，重视综合性基础指标，除了病患量、品质、用人和固定工缴等常见指标外，强调进步率、创新与专案能力等。评核方式也与台塑企业完全一致，先由受评人自我申报"年度工作目标"的阶段目标达成情况及工作绩效重点，再由其主管评核得分及填写"主管评语"，并安排与受评人进行面谈，沟通说明评核依据，再由受评人签名认可。

（2）课长级及以下人员

课长级及以下人员，相当于台塑企业二级主管及其以下人员，包括课长级主管［课长、副课长、专员、督导、医技主任（副）］、主办级主管［主办、技术组长、护理长（副）、领班、班长、技术班长（副）、专科护理室1～4级、手术专责护理师1～2级］和一般基层人员，采取以"计件方式"为基础的主管评核制度。

评核方式是由部门主管于平时对其部属的服务态度、作业时效、工作品质、工作执行（协调）、安全卫生等项目进行评核（基层、二级主管人员尚包括计划能力、领导统御），以80分为基础分，部属若有特殊优良或异常的工作表现随时于《平时工作评核记录表》（见图7-5、图7-6、图7-7）内视其优良或缺失事实酌予加减分数，并注明其加减分的理由，再于次月5日前就全月所记录内容向受评人说明并提供改进意见或嘉勉，并列为绩效奖金的评核依据（其中安全卫生评核至少占绩效奖金10％）。对于绩效出现较大异常的部属，需予安排说明及提供改进意见后，填写《人员工作考核辅导记录表》（参见图7-8），经受评人签认列入追踪改善计划。

每年6月5日（评核期间为上年12月至本年5月）及12月5日（评核期间为本年6～11月），各部门主管汇总该评核期间内各受评人的加减分数并计算评核分数，将评核结果向受评人说明，并请该受评人于图7-5、图7-6、图7-7右下栏填入本人意见及签名，再由初评主管填入综合评语呈上一级主管复评核定；各部门主管应依人力资源部门公告作业期限就源完成输入作业。

4. 年终考核

部门主管进行年终考核时应依据部属的平时工作表现、平时工作评核、

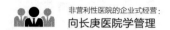

评核期间： 年 □上半年度(12/1-5/31) □下半年度(6/1-11/30)
部门： 受评人姓名： 人员代号：

日期 评核项目 加减分数 案件内容摘要	服务态度	工作(医疗)品质	工作时效	工作执行	作业规定与安全卫生之遵守	环境清洁设备维护	加减分理由及沟通结果
加减分数合计（A）						评核结果 80＋(A/6)	
复评主管评语						受评人意见	
						初评主管意见	

备注：本表仅记载绩效显著或较大异常案件。

图 7-5 长庚医院平时工作评核记录表（第一线基层服务人员）

评核期间：　　　年　　□上半年度(12/1-5/31)　　□下半年度(6/1-11/30)
部门：　　　　受评人姓名：　　　　人员代号：

日期	评核项目 加减分数 案件内容摘要	工作(医疗)品质	工作时效	工作执行	主动性	作业规定与安全卫生之遵守	环境清洁设备维护	加减分理由及沟通结果
加减分数合计 （A）							评核结果 80＋(A/6)	

复评主管评语	受评人意见
	初评主管意见

备注：本表仅记载绩效显著或较大异常案件。

图 7-6　长庚医院平时工作评核记录表（间接基层服务人员）

评核期间：　　　年　　　□上半年度(12/1-5/31)　　　□下半年度(6/1-11/30)
部门：　　　　　受评人姓名：　　　　　　　人员代号：

日期　　加减分数　案件内容摘要　评核项目	服务态度	安全卫生	工作(医疗)品质	工作时效	工作协调	计划能力	领导统御	加减分理由及沟通结果
加减分数合计（A）							评核结果 80＋（A/6）	
复评主管评语					受评人意见			
					初评主管意见			

备注：本表仅记载绩效显著或较大异常案件。

图 7-7　平时工作评核记录表（基层及二线主管）

人员工作考核辅导记录表　　　（附表二）

单位名称：_____　　访谈日期：_____
受评人姓名：_____　职级：_____到职日：_____

辅导事件说明	
辅导记录（具体陈述待改善事项及完成时间）	
部处长：　　　　　主管：　　　　　受评人：	
改善追踪记录	

图 7-8　长庚医院人员工作考核辅导记录表

考勤奖惩记录，评定考绩等级，作为薪资调整及年终奖金核发的依据，供将来晋升调任参考。

（1）考核内容

每年 12 月份统一进行年终考核。部处长级以上人员按其职责范围内取得的整体绩效，综合考核评定，见图 7-9（部处长级以上人员等同于台塑企业一级主管以上人员，其年终考核参照台塑企业一级主管以上人员年终考核表）。课长级及以下人员不论是医疗体系还是幕僚管理体系，对基层人员均采用责任心、协调合作、熟练度三项指标考核，对专员、主办再加上计划能力，对课长级二级主管，再加上领导力、训练督导和考核力三项内容。人力资源部门于每年 12 月公告年终考核作业时间，各部门主管依公告作业时效就源评核输入。凡当年度服务未满 6 个月及当年底尚在停职或停薪留职中者不参加年终考核。

课长级及以下人员的年终考核包括工作考核（考绩）积分、考勤积分、奖惩积分和案件处理时效积分四项综合评价，年终考核的总成绩依这四项成绩合计，见图 7-10。工作考核成绩占年终考核成绩的 80 分，每年年终考核时，主管依据各考核等级比例限制范围及参照平时考核分数后重

从业人员年终考核表(一)

年终考核办法	公司	职级					公司别	填表日期	本单编号

A-1	姓名	到职日期	职务名称	考绩等级			考绩代号	人员代号	评语（考绩等级为优、良者，简要述明其具体工作绩效）	适用对象：厂处长级以上人员
				初核	复核	核定				
年										
月										
日第										
次修订										

表号：P0050601　　　　规格：A4　　　　母公司总经理：

母公司经营主管：　　　　公司总（副）经理：

图 7-9　台塑企业一级主管及以上人员年终考核表

新评定"工作考核积分"，该积分的高低排序应与同部门内各受评人"定期主管评核"的年度平均分数高低排序相同。凡有不同者，评核主管应于年终考核作业的"综合评语"栏内叙述具体原因。考勤成绩占年终考绩的20分，并按从业人员全年度出缺勤记录情况，依规定标准计扣。奖惩成绩依从业人员全年度奖惩记录，按规定标准加减考核成绩。案件处理时效积分是依从业人员各项案件处理时效情形，由单位收发人员按月计算其提前或逾期日数汇总于《各项案件处理时效汇总表》，经主管核签后输入电脑，年终时由电脑计算全年（上年11月至当年10月）累计提前或逾期完成日数，并按规定标准加减考核成绩，如每提前一日加0.25分，全年最多以加5分为限，每逾期一日扣0.25分，全年最多以扣5分为限。

（2）年终考核成绩及等级

全体员工的年终考绩按照得分高低区分为优、良、甲、乙、丙五个等次，各等的考核分数范围为考绩90分以上计为优等，85～89分计为良等，

机构	院区	部门	职级

从业人员年终考核表

页次:第 1 页

姓名	到职日期	职务名称	(1)考勤积分	(2)奖惩积分	(3)案件处理时效积分	考绩限制注记	定期工作评核之平均分数	工作考核项目评分							(4)工作考核积分			考绩分数及等级(1)±(2)±(3)±(4)						综合评语(考绩等级为优、良等者,简要述明特殊表现事由)
								责任心	协调合作	熟练度	计划能力	领导力	训练督导	考核力	初核	复核	核定	初核		复核		核定		
																		分数	等级	分数	等级	分数	等级	
								A 0~40	0~20	0~20		—	—	—										
								B 0~35	0~15	0~15	0~15	—	—	—										
								C 0~20	0~10	0~10	0~10	0~10	0~10	0~10										

考核等级评定说明	优—90 分以上 良—85~89 分 甲—75~84 分 乙—60~74 分 丙—59 分以下	考绩限制注记说明	*:不得列为优等 **:不得列为优或良等 ***:不得列为优、良或甲等(含应执业登记而未办者) ****:应列为丙等	核定	院长	处长
					人资部	课长

适用对象:课长级(含)以下人员。配分区别:

C 为课(副)长、领班、班长、护(副)理长、技术组(副)长、技术班长。

B 为专员、主办适用。

A 为基层人员适用。

图 7-10　长庚医院二级主管及以下人员年终考核表

75～84 分计为甲等，60～74 分计为乙等，59 分以下计为丙等。长庚医院基于其全体员工都应合格的前提开展评核，同时考虑员工的感受，并没有把丙等及以下称为不合格。为避免拥挤，优等者人数限制在评核职级总人数的 10％，良等者人数比例为评核职级总人数的 20％，超过比例，系统程序以 5 舍 6 入原则管制存档。

同时对年终考绩等级做出限制，规定：凡当年度有考勤扣分达 5 分（含）以上、奖惩累积扣分达 0.5 分（含）以上、有旷职记录、有停薪留职记录、有安全意外事故、基层以上主管有直属部门安全意外事故情形之一者不得评核为优等；凡当年度有考勤扣分达 7 分（含）以上、奖惩累积扣分达 1 分（含）以上、有旷职记录、有停薪留职记录、有安全意外事故、基层以上主管有直属部门安全意外事故情形之一者，不得评核为良等；凡当年度有考勤扣分达 20 分、奖惩累积扣分达 3 分（含）以上、旷职时间累计达一日（含）以上情形之一者，不得评核为甲等；凡当年度有奖惩累积扣分达 9 分（含）以上、旷职时间计达二日（含）以上情形之一者，应评核为丙等。

除主管评核为甲等者外，评核为优、良、乙、丙者，应于年终评核作业的"综合评语"栏内具体叙述原因，未具体叙述原因其评核为优、良者，则电脑不予上档，另评核为乙、丙者（考勤因素除外），应将该员工当年度的《定期工作评核记录表》及《人员工作考核辅导记录表》附呈核决主管（二级主管人员送行政中心人力资源发展部备查）。当主管输入"工作考核积分"及"说明"且存档成功后，系统自动预写入上级主管栏位。

（3）年终考核的核决权限

各层次考核的核决权限如表 7-14。

表 7-14　长庚医院年终考核的核决权限

核决权限职级	基层主管	课长	处长	院长(特助)	主任(执行长)	主任委员	董事长
院长级人员					立	审	决
处长级人员			立	审		决	
课长级人员		立	审	审		决	
基层主管级人员		立	审	决			
基层人员	立	审	决				

（4）年终考绩未达基本标准者的检讨提报

每年年终考核作业后，于次年一月份电脑将会自动打印一张《考绩异常人员检讨处理提报表》（参见图7-11），其中规定应把考绩乙等（含）以下人员统统列入，分别送各部门逐一检讨，并按照"考绩异常人员进一步处理之原则"办理降职、降等或资遣手续。通常的做法是：考绩乙等者，列入该表由部门主管检讨，如不能胜任工作，应予以担任较低层级的工作（基层人员则予以降职点5点），若未予降级（或降点），则主管应具体说明原因。考绩丙等或连续二年乙等者以下者，应进一步检讨，当事人如确实不能胜任工作，应予资遣或降级，令其担任层级较低的工作（基层人员则予以降职点10点），若未予资遣或降级（降点），则主管应具体说明原因。

考绩异常人员检讨处理提报表　　　　　（附表三）

院区：　　　　　部门：　　　　　制表日期：
　　　　　　　　　　　　　　　页　次:第　页

姓名 （进企业日）	职务名称 （生效日）	考绩			检讨结果		
		前三年	前二年	前一年	拟处理对策	说明	
					☐资遣 ☐降级（基层人员则降 　职点　　点） ☐其他＿＿＿＿		本表一式二联：
					☐资遣 ☐降级（基层人员则降 　职点　　点） ☐其他＿＿＿＿		部门→管理部→主任委员
					☐资遣 ☐降级（基层人员则降 　职点　　点） ☐其他＿＿＿＿		电脑列印→人资部→发生 电脑列印→人资部存查

院区管理部　　　　　发生部门　　　　　人资部

院长级主管：　　　　部（处）长：　　　　经办人：

图7-11　考绩异常人员检讨处理提报表

本项作业于一月份列表后，分送各部处（临床专科由驻院区经管组负责）进行检讨，经院区管理部、院长核签后，再送行政中心人力资源发展部汇总呈行政中心主任（或执行长）核定。单位主管每季（3月、6月、9

月、12 月）与上年度考绩异常人员会谈辅导并提供改善或嘉勉意见后，填报《人员工作考核辅导记录表》，呈部处长级主管核决。

（5）年终奖励

基本奖励：年终奖金视医院当年度医疗绩效而定。奖励标准最低为一个月（年度有惩处记录者不在此限），超过一个月依个人当年度考绩及出勤情形计发。

考绩奖励：主管评核得分高低攸关个人的绩效奖金多寡，有的部门依照主管评核奖金额对照表，即可决定每基数的绩效奖金。大部分部门主管评核的成绩列为个人年终考绩及年度调薪的主要依据。年终主管评核考绩奖励金额为月本薪×（奖励标准月数－1）/3×奖励比例，奖励比例如表 7-15。

表 7-15　考绩奖励比例

考绩等级	优	良	甲	乙	丙
奖励比例	130％	115％	100％	80％	40％

出勤奖励：出勤奖励项目分为平日出勤与台风等天灾假出勤两项。奖励金额＝月本薪×（奖励标准月数－1）/3×（平日出勤奖励比例＋台风等天灾假出勤奖励比例）。

参考文献

[1] 崔雪松. 百年奋斗——经营之神王永庆. 长春：吉林大学出版社，2011.

[2] California Medical Association. 1974 Revision of the 1969 California Relative Value Studies. 5th ed. San Francisco：California Medical Association，1975.

[3] 庄逸洲，黄崇哲. 医疗机构人力资源管理. 台北：华杏出版股份有限公司，2004.

[4] 宋霈蓁. 健保支付制度、医院薪资制度与医师医疗行为之研究——以股及腹股沟疝气修补术为例. 长庚大学管理学研究所企业管理组硕士论文，2000.

[5] 庄逸洲. 美国 RB-RVS（医疗资源基准相对价值表）在长庚医院之应用. 中华卫志，1992，11（4）：357-365.

[6] 陈贻善. 长庚医院核子医学科医师诊察费转换 RB-RVS 分配前后医师生产力、收入与科经营绩效比较研究. "中国医药学院"医务管理学研究所硕士论文，1994.

[7] 财团法人长庚纪念医院核子医学科医师 PF 分配制度.

[8] 吴德朗. 理想的国度吴德朗医师回忆录. 第 4 版. 台北：典藏艺术家庭股份有限公司，2005.

[9] 魏庆国，王舜睦. 医疗机构绩效管理. 台北：华杏出版股份有限公司，2009.

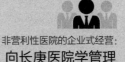
第八章

长庚模式: 医院企业式经营的成功经验及启示

第一节　长庚模式的成功经验

第二节　医院的企业式经营

第三节　对大陆医院管理的相关启示

非营利性医院无论怎样改革，都不能偏离其公益性本源。人们既不能把医院当作企业一样经营管理而一味盲目追求利润最大化，也不能走入另一极端误区，将企业管理方式完全抛弃而不讲效率或效益。本书的基本观点是医院不能企业化管理，但要企业式管理。医院应以博大的胸怀去吸收企业管理的精华，把企业管理的理念和方法恰当地应用于医院管理之中。

早在 1912 年，美国著名外科专家 Albert 就曾预言："一个医院就是一个工厂——健康和幸福的工厂。所以，医院应该掌握管理工厂的优秀原理，这些原理会使医院产生最高效率……"。当时，他的话令人吃惊，但一百年后的今天，他的预言成为现实，许多先进的企业管理方法和模式被应用于医院管理中，在提升医疗品质的同时降低成本，提高医疗效率。由"经营之神"王永庆先生创办的长庚医院，积极引入台塑企业的管理模式，同时注重结合医疗卫生事业特点，形成了一套独特的医院管理模式，使长庚医院成为国际上知名的医院管理标杆医院。

当前中国大陆的医疗卫生事业改革已经进入深水区，而医院改革又是医疗卫生事业改革的重中之重。伴随着管办分离、医保总额支付等政策制度的实施，以及社会办医的兴起，医院管理者面临的经营压力越来越大。如何在提升医疗品质的基础上降低成本，提高医院运行效率，已成为当前必须解决的研究课题。国内外众多大型企业所取得的先进经营管理方式和经验为医院的经营管理提供了借鉴。越来越多的医院开始推行"企业式"经营模式，并因此提高了运营效率，其中长庚医院是被广泛学习和模仿的一个典型代表。

"长庚模式"为研究医院"企业式"经营提供了现实而有价值的第一手材料，它既进一步丰富了医院管理研究的理论体系，同时也为中国大陆医院，尤其是大型公立医院的经营管理提供了有意义的经验和启示。

第一节 | 长庚模式的成功经验

1. 管理制度化、制度表单化、表单电脑化

"管理制度化"、"制度表单化"与"表单电脑化"既是台塑企业合理化管理经验的浓缩，也是长庚医院获取竞争优势的法宝。长庚医院不是靠人管理，而是靠制度管理。医院要识别、诊断、消除各种异常，推行管理合理化、精细化，就必须建立一套严密的管理制度，这是实施精细化管理的基本前提。管理制度能否设计好、执行好、监督好，在很大程度上又取决于专业管理幕僚的推动。整体来看，长庚医院管理制度运行的平台是电脑，电脑运行的方式是表单，表单来源于制度。

王永庆认为宁可靠制度管人，绝不靠人管人，人管人会气死人。长庚医院建立时，台湾医院几乎都是公立医院，官僚作风严重，服务态度极差，经营方式老旧，在内无规章制度和外无经验可资借鉴的情况下，王永庆指派成立"五人工作小组"❶，检讨医院营运问题，引进企业经营理论与经验，逐步建立长庚医院管理体系。1983 年长庚医院成立医务管理中心后，从台塑企业调来五十多名行政人员充实医务管理中心，开展作业整理，形成了涵盖整个医院运营管理的各类管理作业规则、办事办法、办事准则、办事细则、作业要点及电脑作业说明。在引进台塑企业各项专业管

---

❶ 长庚医院在创院之初，曾出现亏损，为使医院转亏为盈，王永庆召集台塑企业总管理处杨兆麟、长庚医院张昭雄院长、范宏二、吴德朗及医务管理处黄谦信等主管成立长庚五人小组，每个星期五晚上在台北长庚旁边的良士西餐厅边吃饭边开会，每次讨论一个主题，检讨医院运行过程中出现的种种问题。王永庆利用星期天下午，每个月至少亲自主持一次检讨会。如此一点一滴地积累建立了如今长庚体系较为完善的经营管理制度。这和台塑企业当初为建立企业制度采取的"午餐汇报会"的做法如出一辙。后来人们在反思这一时期的工作情况时，曾开玩笑说，这五个人在饭店吃掉了几头牛之后方才建立了长庚医院的制度体系。

理制度（如目标管理制度、单元成本分析与控制制度、改善提案制度、资财管理作业规范、采购作业与稽核管理、人事管理规章、利润中心制度、电脑管理制度及绩效考核制度等）基础上，长庚医院又结合医疗服务行业的特点，组织专业管理幕僚对医院经营所涉及的一系列繁杂作业进行深入分析和检讨，逐步建立了医院的目标管理制度、预算管理制度、绩效评核制度、各种经营报告制度、专科经营助理制度、医师费制度、分科经营制度，以及涵盖医疗、医事、总务、财务、人事、一般材料和医药、工程与设备养护等七大管理机能在内的一套经营制度体系。

很多企业虽有一流的管理制度，却没有一流的管理水平，原因就在于企业的管理活动仅停留于纸上谈兵，既忽略了"如何把管理纳入制度化轨道，并将制度条文进一步编写为可流动的表单"，又忽略了"如何再把流动的表单全面电脑化"。这样的企业谈不上建立管理流程，当然也就更谈不上如何经由流程提升组织效率。为既有效又简单地实施管理制度，长庚医院行政中心持续推进"制度表单化"，统一设计了制度表单，把制度的实施对象、解决问题、推行步骤、评价标准等内容都纳入表单，拟订制度编码，分类分级编号，并通过电脑系统全部实现"无纸化"运行，即"表单电脑化"。

长庚医院行政中心资讯管理部在深入了解医院管理需求的基础上，参考台塑企业电脑化程序，结合欧美发达国家经验，以设计各类表单为基础，并根据长庚医院的实际情况加以修改，自主独立开发了医院 ERP，即 HRP（医院资源计划系统，Hospital Resource Planning）❶。HRP 使长庚医院的各大管理制度及相应的管理作业实现了有机关联，按照"就源输入、多次应用、环环相扣、相互勾稽"等原则，进行各项基础数据的采集、传递和应用，不仅实现了即时记录分析医院各项数据，适时稽核，及时追踪处理各类异常状况，减少各项作业处理过程中的延误，同时还可甄

---

❶ 长庚医院秉承台塑集团独立开发适用于自身需要的企业管理软件系统的传统，除医院使用的 PACS 系统外，其余所有系统均是自行开发研制。

别医院各项流程中暴露出的管理瓶颈，并及时进行改善或再造。

2. 切身感管理：个人利益与企业利益的结合

王永庆的全部经营哲学可总结为一个朴素的道理——切身感，并且这一道理至今仍是台塑企业的最高管理法则。王永庆认为，人性都是自私的，只有对自己的事业最有切身感，才会下苦心去经营。他说，企业的管理制度与工作环境若能激发出员工的切身感，员工的潜能至少可以发挥到十成以上。❶

1967 年解散新东公司后，参与创业的三四百名干部，因为都是独立门户，其经营责任十分明确，故而每个人的经营热情十分高涨，迅速成为台湾石化工业的主力军。❷ 这使得王永庆深刻体会到了培养干部员工切身感的必要性和重要性。王永庆解释说，解散后的新东公司为什么具有活力，它的背后显然潜藏着某些令人深思的东西。王永庆所谓"令人深思的东西"实际上就是指切身感：这些干部的目标再明确不过了，他们是在"为自己干"。正因为如此，他们的经营积极性空前高涨，其切身之感最明显，也最强烈，因为自己的命运与企业的盈亏紧密相连。

王永庆认为，一个企业的管理制度如果设计合理，那么久而久之就会达成这样一种境界："员工为企业工作就像为自己工作一样努力"。他认

❶　参见王永庆于 1984 年 7 月 28 日对塑胶业的演讲词。

❷　20 世纪 50 年代末，台塑和南亚两公司生产的 PVC 粉及塑胶皮和布仍旧堆积如山，无法顺利外销出去。此时王永庆决心自己做三次加工，不顾股东反对，于 1963 年创立新东公司。四年后，新东公司规模更大了，雇用员工数千人，年销售额高达 2600 万美元，甚至还吸引日本人前来观摩和学习。但就在新东公司业务蒸蒸日上之际，王永庆却突然决定要解散它。面对股东们激烈反对，王永庆解释说，新东公司已培养了三四百名青年干部，如果让这些干部各自出去创业，自立门户，每人成立一家塑胶加工厂，那么必将在台湾创造出一个潜力无穷的下游市场。而此时台塑集团，则悄悄退回至中游原料的生产与销售。至 20 世纪 90 年代中，原来的三四百家加工厂商已扩展为三四万家，他们共同使用台塑和南亚两公司提供的原料，并在竞争中成为台塑集团最忠实的下游客户。在新东公司解散后的十年中，台塑集团的营业额几乎每年都以净增 1000 亿元的速度在增长。解散新东公司使王永庆深刻体会到了培养干部员工切身感的必要性和重要性。用他的原话讲，叫做"新东公司为台湾三次加工业播下了种子"。

为，切身感不是一般性的物质激励，而是一种更高层次的"心灵沟通"。如果你的管理过程讲究合理化，那么员工必定会"心往一处想，劲往一处使"；而且你做得越是合理，员工的"切身感"也就越强烈。为此，他以"切身感"为核心形成了他的基于效益分享的一整套激励理论和方法。

王永庆所谓的切身感是指责任感，亦即：企业如何按照内部分工，使全体干部员工各自承担并履行各自的责任。只要员工按照分工标准履行了各自的责任，那么企业就应该给予相应的报酬和奖励。王永庆的基本观点无疑是说，企业式经营的根本要义就在于如何培养全体干部员工的责任感。人们就像是在为自己工作一样，把企业的事当成自己的事来做，其个人命运始终与企业的未来发展息息相关。

责任经营制度长期有效运行的关键在于，员工切实负起经营责任后，能够充分享受经营绩效提升后的成果。唯有实施这种基于效益分享的激励机制，企业才能在最大范围内以及在最起码的层次上激发出全体从业人员的责任感，即增强切身感。巧合的是，美国经济学家马丁·魏茨曼（Martin L. Weitzman）于 1984 年出版了《分享经济：用分享制代替工资制》一书，书中观点就可被看作是对王永庆经营思想的一次"西方式"总结。

长庚医院作为一个财团法人机构，无财政预算补贴，必须自行承担全部经营风险。王永庆在 1976 年长庚医院设立之时，就把切身感带入医院营运中。长庚医院一开始即采用各科责任经营制，将一些大科细分为更专业的小科，比如，眼科、牙科等不但独立，其下面再细分为许多小科，每个小科的成本分为可控和不可控成本，可控成本由若干医师负责经营，独立计算盈亏。长庚医院再经过深入作业整理分析，订立各科合理的标准成本，如果各科经营成本低于双方订立的平均成本，即可平分其中的盈余；如果超出标准成本，则各科要自行承担亏损。例如，曾经长庚医院一共有10 位制造义齿的人员，却一直无法完成全部的工作，一部分还必须外包。王永庆参照前述电梯维修的方式，设立成本中心。经过计算，只要一个人就可以包下全部义齿制造工作。如此一来，工作绩效相差达 10 倍以上，这也是切身感产生的成效。

许多人认为长庚医院实施分科、分类等责任经营制度，是一味地追求利润。但事实上，长庚医院努力追求的是工作的合理化。曾经掌理长庚医院的王瑞瑜❶指出，这种制度不但让各单位发挥自主经营的切身感，有效控制成本，更能避免依年资给薪、忽略绩效表现的不公平现象。王永庆1997年在一篇文章中写道：可能因为各科实施责任经营制，盈亏切身，对待患者的态度就像是对客户一样，各方面相当周到，所以患者人数非常之多，四个院区❷都是门庭若市，经常一床难求。

3. 融责任在内的目标管理

1954年德鲁克（Drucker）在其所著的《管理的实践》中提出目标的重要性，强调必须借由组织系统架构的配合，将机构所欲达成的整体目标，逐次转变为组织各阶层单位的目标，以构建机构整体的目标体系，才能引导所有的组织成员积极进行具体化的行动。

目标管理思想已经深植于台塑企业的各项管理活动，并且得到进一步发扬，企业的总目标层层向下分解意味着企业经营的总体责任也被层层向下分解，这就是台塑式融责任在内的目标管理的含义。长庚医院成立后，台塑目标责任管理思想被迅速应用到医院各项管理活动，长庚医院的责任经营制度、绩效评核与奖励制度、品质管控制度、成本管控制度及各项活动的稽核检讨等都是目标管理思想的体现。

长庚医院推行目标责任管理，首先是划分责任中心，落实目标责任，整个医院总目标伴随着责任层层向下分解到各个责任单位或责任人。目标管理推行的另一个关键因素是制订既有挑战性又有合理性的目标以及达成目标的具体方案。以医院成本中心为例，按照责任原则，长庚医院将医疗服务项目成本分为可控与不可控两部分，并将成本中心所能控制的项目成本按照"横向到边，纵向到底"的原则——列出，项目成本包括服务量、

---

❶ 王永庆的五女，现任台塑集团七人决策委员会委员。

❷ 1997年，长庚医院只有台北、林口、基隆和高雄四个院区。

品质、人事、能耗等内容，然后针对每一项目运用单元成本分析法，依照三个参考值❶，对其构成要因深入分析后，再据以设定标准成本。在医疗品质监控方面，长庚医院依据各品质管理指标订立责任中心，并依据各指标性质，呈现重点异常责任单位，向下细拆分到最基层专科或病房。如果所有单位和个人都能实现各自的分目标，那么长庚医院的整体目标也就能够顺利实现。

目标体系确定之后，目标管理就是考虑如何控制目标的执行过程，以及对执行的结果实施合理的绩效评核，以便为最终的"论功行赏"环节提供事实依据。在管理实践中，一般企业主要依靠预算管理来完成控制过程。长庚医院使用台塑企业独特做法，不是为预算而预算，而是推行"寓预算于目标管理"，亦即"按照目标达成的方案编制预算"，强调把预算与目标的执行方案紧密结合起来。也就是说，每个员工不仅要积极制订各自的工作目标，更重要的是要同步制订出达成各自目标的具体方案，以便使后续的目标管理活动能够真正落到实处。目标达成的方案是一套包含利润管理、预算管理和成本管理在内的目标管理制度，这一点构成了台塑式目标管理制度推行的主要特色。目标达成方案的内容通常比较具体，可被分解为多个"细微项目"，且尽可能用数字或图表直接表现出来，比如物耗降低多少、用人精简多少等，然后再据以编制预算。目标达成的方案和每个月实际产生原物料和水电等数据，被全部输入电脑，经会计人员整理为单位成本报表后，上级可看出预算执行情况，如有问题，即进一步追查原因。

经营者通过目标及其达成情况即可对全体员工，包括经营者在内进行管理并评核绩效。目标管理制度与绩效评核作业紧密相连，甚至可把绩效评核看作是目标管理制度的一个重要组成部分，只有目标而没有绩效评核的管理制度是不可能长期有效的。

4. 基于异常管理的检讨改善

制度化管理往往会使整个单位产生僵化思想，一切按制度办理，如果

---

❶ 理论值、优秀同业实绩、自身过去的最佳实绩。

出现突发、现有制度又没有规定的情况，或者有比既定制度更有效的方式，由于囿于现行制度，就会无法及时处理，从而影响创新性，不利于培养及时反应能力。为避免这种情况，长庚医院以合理化为目标，在制度化管理原则下，辅以基于异常管理的持续性检讨改善，切实发现问题源头，提高应变能力和创新能力。台塑企业创办人王永庆认为："绝大多数公司都有制度，但最重要的是制度设定时有无经过深入检讨，实施后有无再行研议是否有窒碍难行之处，并予改善修订。只有专精之幕僚人员负责推动，始能获致良好效果，否则将事倍功半，甚至徒劳无功。"

异常管理是暴露问题，正视问题，防止短视地、临时地、简单地处理问题的最好途径。它是现场管理的核心，可以让问题透明化，经过及时的改善，从而促进根本性问题的解决，提高管理和生产技术能力，达成经营目标。被誉为"科学管理之父"的泰勒最早提出了"异常"概念，所谓"异常"是指那些不符合常规、惯例或偏离计划、目标的意外事件。在新古典经济学的意义上，异常就是对均衡状态的偏离，其本意包括特别好的情况和特别差的情况。一方面，对出现的有利异常要查明出现的原因，往往能给医院带来新的效率提升机会；另一方面，有害的异常往往给医院造成或大或小的威胁或危机，是组织运行"故障"的最佳指示器。对异常的关注可以确保医院在解决管理问题方面有的放矢，增强医院的战略前瞻性，同时减轻医院高层管理者决策的负担，使其能够忽略例行问题，集中精力解决异常所显示的重要问题。

异常管理又被称为"例外管理"或"例外原则"，是相对于例行管理而言的。"例行"有三层含义：一是指成文的规章制度，即所谓"例行制度"；二是指"惯例"，即约定俗成的成文或者未成文的规矩；三是指"判例"●，即以往或者历史上出现过的"先例"。"例行"的核心是"标准"或"依据"。从现代企业管理的角度来看，例行管理是指按照事前制订好的战略意图、规划、计划及规范化的管理制度和流程进行的管理活动。

● 判例是指法院先前的某一判决具有法律的效力，从而成为以后审判同类案件的依据。

例外管理最初由泰勒提出，指管理层对日常发生的例行工作，提出处理意见，使之规范化、标准化、程序化，然后授权给下级管理人员处理，而自己主要去处理那些没有或者不能规范化的例外工作，并且保留监督下级工作人员的权力的一种管理制度或原则。为了更好地保证领导者有时间和精力履行领导职责，医院管理应当推行"例外管理"，这样可使领导者减少日常重复性工作，集中精力抓大事，同时也可使一般员工增强独立工作的能力和负责精神。对那些例外事件，由于缺乏制度以及解决问题的流程，也没有相应的组织机构负责处理，因此领导者必须过问，及时处理，必要时使之制度化、流程化。例如，我国汉代"丙吉问喘"❶ 的故事就是例外管理思想的体现。异常管理引致的"应急型变革"不断增多，进而可以推动一种持续性变革，不断改进组织运行的例行程序，使整个组织活动逐渐合理化。

异常管理制度是长庚医院能够精益求精，做到止于至善的关键。对长庚医院来说，在"医管分工合治"的组织结构下，幕僚管理人员负责异常管理，解决异常事件后，制订相关流程制度，将此形成常规事件，常规事件根据相应的规章制度例行处置。幕僚管理人员只关注异常，面对未曾预料到的异常，采取超出现有的知识集合和惯例集合进行调适，不断检讨改善，搜寻新的问题解决办法，逐步使各项活动达到合理化。

长庚医院的异常管理一般按照识别异常、诊断异常和消除异常的程序

---

❶ 有这样一个故事，讲的是汉代一位名叫丙吉的宰相。有次他外出巡视，遇到一宗杀人的事件，他没有理会。之后他看见一头牛在路边不断地喘气，却立即停下来，刨根究底，仔细询问。随从的人觉得很奇怪，问为什么人命关天的事情他不理会，却如此关心牛的喘气。丙吉说，路上杀人自有地方官吏去管，不必我去过问；而牛喘气异常，就可能发生了牛瘟或是其他有关民生疾苦的问题，这些事情地方官吏一般又往往不太注意，因此我要查问清楚。这则故事有很多耐人深思的地方：如果我们把"杀人事件"看成例行事件，那么牛喘气实际上就是一个例外管理的典型。"杀人事件"的处理实际上已制度化、流程化，并由专门的机构负责处理，作为领导完全可以让他们去解决。相反，牛喘气作为一种偶发性例外事件，由于缺乏制度化、流程化的解决方式，而且没有专门负责的组织机构，就容易被忽视而造成严重的后果。丙吉这种放手流程内和例行性事件、专注流程外和例外事件的管理思想，对现代企业的管理及其他工作有着深刻的启示。

进行。识别异常，即基于作业整理，通过报表体系，感知并判别医院运营中的异常问题，并在医院上下、内外传递异常信息；诊断异常，即发现异常后，采取鱼骨图法，用抽丝剥茧的手法，一层层地追踪下去，直至找到异常背后的原因特别是主要原因，这是整个异常管理的关键一步；消除异常，即消除并避免在未来导致异常的那些原因，见诸具体的管理改善行动和对处理结果的反馈、检查和评估活动。

在患者川流不息的院区内，长庚医院的医护人员总是在等候患者，而不是患者在等候医师。如果出现患者在等候医师的现象，计算机实时监控系统马上就会发出警示，若无人应对，计算机将会把信息转换成异常情况呈报给上级主管。一旦被列为异常，行政中心的幕僚就会赶到现场处置，不经过几番追踪检讨是绝对不肯罢休的。

5. 以信息化做管理的中心

人们只注意到了长庚医院的高效率，却很少注意到高效率背后隐藏的网络化管理机制。为谋求永续经营，长庚医院始终坚持以信息化作为推动发展的基本工具，彻底实现了各项医疗事务的在线作业与在线管理。王永庆曾经斩钉截铁地说："电脑化是企业追求合理化的必经过程。用电脑是一种需要，非用不可！人类整个生活都改变了，没有电脑就不能和别人竞争。"当长庚医院还未诞生之时，身为准副院长的医院管理专家张锦文，便提出了电脑化的作业方案，"想要提高大型医院的服务水准，改善作业流程，决不能全靠人力"。王永庆采纳张锦文的建议，最终使长庚医院成为台湾第一家全面电脑化作业的医院。下面这段话是张锦文回忆长庚医院开始采取电脑化的情形：

张锦文曾听说，王永庆不信任电脑，并常质疑："电脑哪有人脑快？"问题是，张锦文早已看出来，电脑将是医院管理必备的工具，为了提升工作效率，避免批价发生错误，并减少人事成本，处处都需要使用电脑。因此，张锦文想尽办法，要说服王董事长同意长庚一开幕即采用电脑作业，这样才不会产生新旧资料重叠，事务员也不必学习两套作业系统。要解决这个棘手问题前，张锦文要先弄清楚：因何王永庆对电脑作业没有信心？经他进一步了解才知道，原来，台塑企业的电脑采用的是非即时的离线作业，怪不得，王永庆老说电脑比人脑慢；因为离线作业只是事后把资料用人工键入电脑，做简单的统计及加总而已，哪里称得上是电脑化自动作业？因此，张锦文便利用陪王永庆到美国手术的机会，详细列举、说明长庚医院采用即时线上电脑作业的种种好处，这种作业方式，与台塑关系企业绝对不同。幸好，王永庆听进了，同意张锦文的建议。回台后，张锦文马上组织成立医院电脑小组，每星期三晚上自己披挂上阵，亲自授课，讲解整个医院电脑流程。由于多数人不擅打字，他建议利用光笔作业解决。长庚开幕三个月，开始电脑作业，成为台湾医界的医疗资讯化先锋，并且是台湾使用光笔的第一家医疗机构。

建院伊始，长庚医院实施电脑化管理，先由会计、采购、资材着手，进而挂号、诊疗、病历、检验、药剂等作业电脑化，再发展为无纸化电子医院，现在已经全面电脑化。长庚医院成立之初，电脑中心便是隶属于院长之下的一级单位，当时的电脑中心处长洪显彰即许下宏愿：不电脑化则已，一旦电脑化，势必要深入做，多开发系统，而不应仅止于一些低层次的用途。

长庚医院因全面电脑化而建立的临床辅助决策系统、患者安全通报系统、用药安全系统，在减少医疗差错、保障患者安全、维护患者隐私、确保医疗服务品质、辅助医疗研究发展及提升组织竞争力方面发挥了重大作用。在用药安全方面，电脑设立20项医嘱开立药品处方提示管制，如重复用药、相同药理开方电脑提示、药品交互作用跨科跨院区提示、药物过敏开方提示、管制不可剥半嚼碎的药品、用药禁忌提示、14类107项药物危险药品开方电脑管制、63项肾功能不佳处方药品提示、依体重年龄等管控儿童用药。在检验品质管控方面，长庚医院研制检验信息管理系统，实现检体异常与延迟时效控管、异常报告统计与监控、仪器品管监控及报告时效管控等。在抗生素管控方面，长庚在全台湾首创执行住院病患第二、三线抗生素线上针剂审核管控机制，提升抗生素有效使用及减少细菌抗药性。2008 年长庚实施电子病历，通过了卫生部门电子病历稽核小组检查及 ISO27001 认证，提高病历信息的即时性，加快调阅病历的速度，提升服务品质，降低营运成本及人事费用，有助于医学研究、交流及统计。办公自动化方面，长庚将已完成的 123 张表单纳入 OA 作业，各类异常状况发生情形通过电脑可及时追踪处理，透视医院流程瓶颈，协助流程再造，减少处理过程延误。同时设立各项统计指标系统，即时监控各项医疗活动，给管理者提供决策支持。

电脑信息系统是支持医疗、行政等各项作业的基础，是将长庚管理模式应用于实际工作中的基本工具。HIS、CIS、PACS、LIS❶ 等仅仅是数据采集系统，仅有它们还不能称为电脑化。电脑化是各项系统有机联系和稽核的实现，对医疗、教学、科研和行政管理起辅助决策支持作用。由行政中心资讯管理部在深入了解医院医疗管理需求的基础上，以各类表单为基础，自行开发各类软件系统，到 1984 年，长庚医院开发出六大类系统（资材管理、人事薪资、会计账务、医疗事务、医疗辅助、医疗研究），三十九个小系统，并做到相互关联。原来台塑企业 ERP 生产、营业、人事、资材、工程和财务六大管理机能，被引入医院之后，演变为医疗、医事、总务、财务、人事、一般材料和医药、工程与设备养护等七大管理机能，形成医院资源计划系统（Hospital Resource Planning，HRP）。其运行原则：一是所有数据从源头一次输入，多次传输使用；二是各机能之间相互串联，环环相扣；三是各机能之间相互勾稽；四是注重异常管理。

6. 追根究柢，止于至善

"追根究柢"就是对问题不追究到水落石出，绝不罢休的态度。王永庆说"经营管理，成本分析，要追根究柢，分析到最后一点，我们台塑就

---

❶ 是医院信息化必要组成部分，包括 HIS（医院信息管理系统）、CIS（临床信息系统）、PACS（影像归档和通信系统）、LIS［实验室（检验）信息管理系统］、RIS（放射科信息管理系统）、CAD（计算机辅助检测软件系统等）。

靠这一点吃饭"。这和日本推行数十年，对提高经营绩效极有助益的"源流方法"相一致。所谓"源流方法"就是，凡事遇到问题或发生异常都要深入分析，并且追究问题的本源，就好像河川的流水浑浊了，我们要探求它的原因，必须溯流而上，一直追到河川的源头，才能真正排除异常，解决问题。中外驰名的"午餐汇报会"制度就是"追根究柢"的源流分析法的体现形式。

追根究柢在成本管控上体现为单元成本分析。一般企业使用的是单位成本分析，仅把单位成本区分为固定成本与变动成本。单元成本分析是把成本分析到影响成本因素的最根本处，例如层层分析每一项医疗服务项目的用人成本、不计价卫药材成本、设备费用、作业费用、行政管理费及教学研究和社会服务费用。一项医疗服务项目单元成本的构成可能有数千种，每一种都有它发生变化的不同因素，只有彻底追踪检讨改善，才能建立一个确实的标准成本。曾经服务于美国台塑 JM 公司的陈定国教授把台塑的"单元成本分析"形容为"剥五层皮"。在保证病患安全上，根本原因分析法是"追根究柢"的体现，就是针对医疗事件或事故以一套系统化的程序，采取鱼骨图法，用抽丝剥茧的手法，一层层地追踪下去，直至找到问题发生的原因，执行改善行动。

"止于至善"是一种不断进步的动态过程，经由不断的改善，而接近、达到最完善、最完美的理想境界。"至"字表现出一种不断努力，不断超越，永不满足的进取精神。正是基于这一理念，长庚医院不断对材料、流程、技术等不合理之处进行可持续改善，使各项活动逐渐走向合理化，品质不断提高，成本不断下降。"止于至善"的理念为长庚医院解决了一个发展原动力的问题，因为经营的尽善尽美永远在前面、永远无止境，所以能督促长庚医院永远追求合理化，永远向前走。

第二节｜医院的企业式经营

1. 医院实行"企业式"经营的必然

近二十年来，世界各国的医疗服务费用都呈现快速增长的趋势，在提升医疗服务品质的基础上，降低医疗服务成本，提高医院运行效率，已成为全球医疗体制改革的研究热点。在我国，医院尤其是公立医院❶运行效率问题显得更为突出，效率低下一直困扰着医院发展，导致"看病贵、看病难"成为我国突出的社会民生问题。

计划经济体制时医院性质单一，公立医院作为事业单位完全由国家包下来，没有成本核算，不与利润税收发生关系，不进行投入产出分析，认为公立医院在经营上可以承受亏损，才是真正为病患着想。公立医院如果经营管理而获得利润，往往被认定违背了公益事业的宗旨。长期依赖政府财政补贴造成公立医院凭经验、感性，粗放经营管理，缺乏管理的科学性，普遍存在高投入、低效率、医疗资源浪费严重，机构臃肿、人浮于事的现象，导致医疗服务成本居高不下。

随着疾病谱变化、物价上涨以及人民群众对医疗服务品质要求的提高，使国家医疗费用逐年增长。政府财政没有能力再承担快速上涨的医疗

---

❶　虽然近年，我国民营医院数量有所增长，但现阶段我国仍然以公立医院为主体，根据国家卫生和计划生育委员会 2013 年 6 月 3 日公布的《2013 年 4 月全国医疗服务情况》，截至 2013 年 4 月底，我国公立医院有 13362 所，民营医院有 10234 所，公立医院仍占 56.63％，尤其是和公立医院相比，民营医院的医疗资源仍然处于劣势，据《2011 年卫生统计年鉴》，2010 年民营医院床位数仅占总床位的 11％。2012 年原卫生部医疗服务监管司在江苏省南京市召开民营医疗机构评审工作研讨会，中国医院协会民营医院管理分会副会长兼秘书长王培舟介绍，尽管民营医院近年来已获长足发展，但在我国 8000 多家民营医院中，三级医院只占 1.57％，二级医院占 8％，一级医院占 90％以上，民营医院虽然数量众多，但规模仍偏小。

费用，对医院的财政补助比例逐渐降低，医院的医疗收入无法补偿医疗服务的成本支出。为补偿成本消耗，医院以药品收入盈余补偿医疗服务成本消耗，形成"以药养医"的局面，由此引发严重的"看病贵"等现象。"新医改"方案❶明确提出"公立医院要实行医药收支分开管理，探索有效方式逐步改革以药补医机制"，并已在多地医院进行试点改革，如北京市的友谊医院、朝阳医院、同仁医院、天坛医院、积水潭医院已正式启动"医药分开"的改革❷。同时，"总量控制、定额管理"的医疗保险政策的推行❸，以及具体在门诊均次费用、日均住院费用、人均住院总费用等指标实行单项控制，要求医院把服务价格稳定在一定水平。这样就使得医院在减少了财政补贴、药品收入等补偿来源的同时，又必须控制项目价格，造成了各级医院面临前所未有的生存压力。

与此同时，随着我国降低社会办医的门槛，外资医院和民营医院越来越多挤进医疗服务市场，其先进的管理方式和优良的服务态度将使公立医院面临的竞争越来越激烈。为了吸引患者，各公立医院纷纷展开购买高昂仪器设备和引进高级医疗人才的"军备竞赛"，但这种"红海竞争"又导致了医院经营成本进一步上涨。

任何机构要想长远发展，发挥最大功能，首先必须保证获得合理效益，医疗服务机构也不例外。虽然医院是以服务病患为目的，并非一般企业追求利润的最大化，但医院若不重视经营管理，缺乏营运定位及成本控制观念，没有合理适量的绩效与收益，则将无法永续经营，最终不

---

❶　按照党的十七大精神，为建立中国特色医药卫生体制，逐步实现人人享有基本医疗卫生服务的目标，提高全民健康水平，2009 年 3 月 17 日，《中共中央国务院关于深化医药卫生体制改革的意见》正式出台。相对于 1997 年《中共中央、国务院关于卫生改革与发展的决定》的上一轮"医改方案"，一般称这次为"新医改方案"。

❷　2012 年 12 月 1 日，继 2012 年 7 月 1 日北京市友谊医院、2012 年 9 月 1 日北京市朝阳医院两批试点之后，北京市同仁医院、天坛医院、积水潭医院三家公立医院正式启动医药分开改革，取消 15% 药品加成，增收医事服务费。

❸　2012 年 5 月 18 日北京市出台《公立医院改革试点方案》，除在医药分开、法人治理机制等方面进行试点外，友谊医院、朝阳医院、积水潭医院、同仁医院同时进行医保资金总额预付制试点。

能充分发挥医疗服务患者的功能。为了永续经营，同时兼顾病患福祉，医院除了合理化经营管理外，别无他法。为此，"新医改"把"公立医院改革试点"作为新一轮医药卫生体制改革的五项重点改革之一，明确提出"改革公立医院管理体制、运行机制和监管机制，积极探索政事分开、管办分离的有效形式……大力改进公立医院内部管理，优化服务流程，规范诊疗行为，调动医务人员的积极性，提高服务质量和效率，明显缩短患者等候时间……"。

在这种医改政策背景下，医院管理者就必须在坚持医疗服务公益性的前提下，改革传统管理模式，摆脱过去"医院不能经营"的思想束缚，从既定医疗体制的外部来寻找医院管理改革的新思路、新途径和新措施。医院管理者应该通过建立科学化的管理体系和有责任、有激励、有竞争、有活力的运行机制，有效地利用医疗资源提升营运绩效以及做好成本管控，从而降低医院运行成本，提高医院运行效率。

在市场经济运行过程中，企业所积累的管理经验最为丰富，企业尤其是大型企业在长期竞争发展中，为实现经营目标，提高品质和效率，形成了先进的管理模式。医院作为非营利性组织，包含一切组织的资源要素，经营管理同企业一样也要以人、财、物等资源的有效配置和管理为存在基础，也要符合经济学规律，讲求经济效益。在激烈竞争的医疗市场上，医院经营成功的根本应对之策，很大程度上在于是否能够统筹医疗资源，提升内部管理水平和效率。国务院在 2000 年发布的《关于城镇医药卫生体制改革的指导意见》中提出"加强医疗机构的经济管理，进行成本核算，有效利用人力、物力、财力等资源，提高效率、降低成本"。因此，借鉴现代企业的管理理念和方式，已成为现阶段医院提升内部管理水平和效率的主要思路，尤其是在医疗人才、设施、技术等面临约束的当前，实行"企业式"经营对于医院持续发展和赢得竞争优势愈发重要。不过，究竟什么是医院"企业式"经营，如何运行和操作？仍然困扰着当前的医院管理者。

2. 医院"企业式"经营

古典经济理论将企业视为以营利为目的的生产组织，将其作为一种创造财富的有效工具。例如，古典经济学的创始人亚当·斯密（Adam Smith）认为企业是将土地、资本、劳动力等生产要素联系起来的一种组织，其目的在于创造财富。依据古典经济学理论，企业可以定义为通过有效配置可获得的资源来实现利润最大化的生产单位。以罗纳德·科斯（Ronald H. Coase）为代表的企业契约论，把企业看成是契约的集合体，认为企业的出现在于它能通过契约减少交易费用，为企业主及生产要素所有者带来更多的利益。兴起于 20 世纪 80 年代的企业能力理论则将企业的本质归为能力，把企业看作能力的结合体，认为这些能力的意义在于使企业获得稳定的超额利润。

通过以上理论，可以看出企业的本质在于通过蕴藏在各种生产要素背后的能力，减少交易费用，实现利润最大化。利润对企业来说是永恒的，因为利润为企业的持续发展提供了基础。正如《基业长青》（Built to last）中所写的，"企业需要利润就像人体需要氧气、食物、水和血液一样，没有它们就没有生命"。企业实现利润最大化是靠蕴藏在其背后的"能力"，这种能力主要是指统筹资源的先进管理方法和经营理念。

企业和医院分别属于物质生产和非物质生产两个不同的体系，两者性质不同，经营的内容、方式、目的也不同。企业是独立核算的经济单位，生产的目的就是盈利。非营利性医院不以营利为目的，不承担为社会积累资金的职责，而且还需要国家公共事业费予以补贴，加强医院经营的目的是提供优质服务，同时努力降低成本，争取获得最佳经济效益和社会效益，为人民健康服务。二者最根本的区别在于获得利润的去向和用途，以及是否以考虑利润最大化为目的。

我国公立医院作为事业单位❶，虽不以营利为目的，但并不代表不能够盈利，不等于不需要投入产出分析，不等于不讲效率、不讲成本，而是

---

❶ "事业单位"是与"企业"平行使用的常用词语，事业单位是指国家以社会公益为目的，由国家机关举办或者其他组织利用国有资产举办的，从事教育、科技、文化、卫生等活动的社会服务组织。企业与事业单位的最主要区别在于，企业以营利为目的，事业单位以社会公益为目的。1997 年《中共中央、国务院关于卫生改革与发展的决定》明确指出，我国卫生事业是政府实行一定福利政策的社会公益事业，以满足公众健康需求作为卫生服务机构的主要目的。

指经营利润不能用于个人收益，只能用于医疗机构自身发展和公益事业。在现阶段政府财政补偿不足和"药品零利润"政策实施的形势下，医院为了生存和发展，以便更好地保障人民群众的健康，必须通过合理化经营来持续发展。

医院进行经营管理，会被混淆为实施"企业化"，可能招致许多非议，因为这似乎与医院的公益性目标相违背。20 世纪 80 年代末，受国内经济体制改革的影响，医院出现"企业化"改革的趋势，由此引发了一系列过度逐利问题。所以医院管理者首先应该分清"企业式"和"企业化"之间的区别。

从字义上来看，"化"是指"性质或形态改变：变～、分～、僵～、教～、熔～、融～、潜移默～、～干戈为玉帛"。"化"至少应有两种含义，一是指某种事物的性质或状态所发生的根本性变化，是一种"质的转换"；二是指某种事物向某种性质或状态所作的改变或变化，是一种"转变的过程"❶。前一种转换具有彻头彻尾性，是质变的结果，而后者则是一个量变的过程，是从较少具有某种性质或状态逐渐发展到较多具有某种性质或状态的过程。医院"企业化"经营不论是通过"化"的两种方式中的任一种实现，最终都将使医院产生质的变化，都将赋予医院企业的本质，从而改变了医院的非营利性质。

"式"的意思，据字典❷字面解释为"模范，榜样"；《说文·工部》中"式，法也，从工，弋声"，引申为法度、规矩、规格、样式、典礼、仪式；用作动词，指仿效、效法、使用。"企业式"经营是指采取企业经营的方式方法管理组织。医院"企业式"经营是以医院的经营实践作为自己的实践客体，既不是把实践对象变成具有独立法人地位的企业，也不是简

---

❶　进一步的资料请参见邬志辉主编并由东北师范大学出版社出版的《中国教育现代化新视野》一书中的有关内容。

❷　进一步的资料请参见由胡培俊编著并由湖北长江出版集团崇文书局出版的《常用字字源字典》、由曹先擢、苏培成主编并由北京大学出版社出版的《汉字形义分析字典》，以及由汉朝许慎编著的《说文解字》等书中的有关内容。

单地把企业经营的一套办法照搬过来，而是从实际出发，把企业经营中一些适合医院经营需要的原则和理念、方式方法，即上述企业的"能力"进行合理的移植和借鉴。医院实施"企业式"经营，并不是改变医院性质，只是用经营企业的模式经营管理医院，采用企业中广泛运用的科学管理方法，统筹医院各项活动和资源，提高医院运营效率，降低成本，取得更大的社会效益与经济效益，实现永续经营和优质服务病患的双重目标。

医疗服务作为一种特殊的非物质性产品，具有无形性、不可储存性、服务与消费同时性、差异性、专业技术性、垄断性、高质量性、供给者的主导性等特性。医师提供医疗服务的过程就是生产产品的过程，病患接受医疗服务的过程就是消费产品的过程，二者必须坚持等价交换的原则，以货币为媒介进行商品买卖交易。医院是医疗服务这一特殊商品生产、交换和消费的场所。医务人员的劳动是创造价值的生产性劳动，这决定了医院是生产非物质产品的部门，这是医院实行"企业式"经营的理论根据。马克思指出："对于提供这些服务的生产者来说，服务就是商品，服务有一定的使用价值（实际的或想象的）和一定的交换价值。在任何情况下，医师的服务都属于生产上的非生产费用。可以把它算入劳动能力的修理费"。[1] 马克思说得很清楚，医务工作者所提供的服务就是一种生产行为。这种生产行为同那些维修机器设备和运输行业的生产一样，无疑是创造价值的生产劳动。

医院经济活动的客观过程表明，医院作为一个相对独立的经济实体，具有商品生产和商品流通的独立经营、自负盈亏的属性，这种属性正是医院实行"企业式"经营的必要条件。医疗服务工作中所使用的药品、器械、设备等都是商品，必须遵循价值规律，在医疗服务过程中的物质消耗也必须按等价原则获得等价补偿。另外，医院的床位和医疗服务也类似于商业服务业等。因此，医院是社会分工的组成部分，同国民经济各部门存在着分配、交换、消费等多方面商品经济的交换关系，所以，医院也必然

---

❶ 见中央编译局编译的《马克思恩格斯全集》第 26 卷第 1 册第 149 页和第 159 页，人民出版社出版，1972 年 6 月第 1 版。

存在经营问题。

我国公立医院要承担一定的福利职能，实现以低廉的价格，提供优质的医疗服务，满足人民群众的基本医疗需求。由于医院与企业具有根本性质的区别，为保证医院的公益性，医院不能变成企业，不能实行"企业化"经营，不能以追求利润最大化为目的。本书所提的医院"企业式"经营是在不改变医院非营利性质的基础上，把企业管理的方式方法在医院管理中推广运用，这是有别于"企业化"经营的。

第三节 | 对大陆医院经营的相关启示

现阶段大陆公立医院基本上属于直线职能制组织结构，采取"专家管理医院"的粗放型、经验型经营模式。医院领导和临床科室主任除忙于自身业务发展以外，还要负责经营管理、质量控制、教育培训等管理事务。行政管理部门因忙于医院常规性工作并执行医院领导临时交办的任务，实际并没有精力关注医院战略发展与经营管理，也没有时间从事各项工作的分析与改善。在医疗人才、设施、技术等面临紧约束的当前，这种管理模式必然会影响到医院长期持续地健康发展。

"企业式"管理已在长庚医院得到长期推行，并取得了良好的经营绩效。长庚医院的经验表明，按照分工与专业化原则建立"医管分工合治"的组织结构，设立专业管理幕僚系统，采取"企业式"经营方法，在机构建制和管理机能上，使医疗体系和管理体系两者能各司其职、各建其功，如果再辅之以完善的激励机制，那么大陆医院必定会在一定程度上改善目前面临的经营困境。

1. "专家经营医院"向"幕僚经营医院"转变

劳动分工是在科学分解生产过程的基础上所实现的劳动专业化，劳动协作又是共同完成某种整体性工作的必要条件。亚当·斯密（Adam Smith）分工理论认为具有经营管理能力优势的商人和具有生产某种产品能力优势的生产者之所以选择共同组建企业，关键在于企业这种生产的组织形式能够给双方带来更高的收益。美国企业内部高度的专业化分工，迫使技术人才和管理人才必须维持高水平的专业技能，并使专业技能达到标准化的水平，才能适应任何公司的需要。

医院是由医疗专业部门和管理部门两个部门结合而成的，医疗专业人员执行着医院的主要功能，管理人员执行着医院的次要活动，协助医护人员完成主要目标。若仅依赖医疗专业人员从事医院经营，那么因为他们并不都是经营专家，所以很难发挥经营机能。一个在专业领域很强的医师，如让其担任行政主管，往往是损失了一个出色的技术专家，增加了一个平庸的部门经理（当然也有例外）。为充分发挥分工的比较优势，采用企业的管理者与专家分工协作的组织形式，在医院实行"医管分工合治"组织结构，由专业管理人员负责经营管理，让医疗专家集中精力提高医疗技术水准和医学研究。

现阶段大陆医院高层及中层管理者主要来源于技术骨干或学科带头人，在医院经营实践中常表现出"经验型"和"封闭型"并存等特点。如果医院能够按照专业分工原则，引入专业管理幕僚，设立幕僚部门，潜心医院经营管理，辅助院长及科室主管决策，同时专职负责制度设计和推动、资源统筹、作业检核和稽核等管理工作，这必能不断推动医院经营管理合理化、精细化，达到降低医院成本，提高经营绩效的目的。

2. 设立专科经营助理

医院在各临床科室中设立隶属于医院总部幕僚机构的专科经营助理，并由专科经营助理辅助科主任工作，承担科室人事管理、经营分析、设备管理、日常一般事务、项目流程改善等非医疗专业性工作，使医师能够集中精力提高医疗技术水准和医学研究。经营助理在服从医院目标和专科经营方向的约束条件下，通过科室经营管理报表，及时准确掌握科室的各项经营收入和费用支出数据，并分析各医疗服务项目经营的损益状况，研拟出进一步提升及改善的相关措施。

作为一种双赢的制度安排，专科经营助理在保障医疗专业人员提供医疗服务方面主导权的同时，减少了医疗专业人员在经营管理方面耗费的高昂时间成本，又避免了非职业管理人员执行管理作业可能导致的低效率。并且，专科经营助理不隶属于医疗专科，他们把追求医院的整体目标作为紧约束条件，因而在一定程度上避免了医疗专科为满足自身利益而可能损害医院整体目标和患者利益的不当行为，亦即：专科经营助理的桥梁作用，可使得专科的医疗行为更加符合医院的经营目标与战略诉求。近年来，大陆一些医院（如四川华西医院）开始借鉴并采用专科经营助理制度，取得了较好的管理效果。

3. 基于作业标准实施异常管理

异常管理制度的本质是各项作业的"标准化管理"，没有标准，幕僚们将难以发现异常。这意味着围绕"标准优化"展开的检讨改善活动才是异常管理的核心，因为"标准优化"关涉整个医院的制度建设。医院要识别、诊断、消除各种异常，推行管理精细化，就必须基于各项作业标准设计各项作业的管理表单，并通过各类管理表单及时发现异常。幕僚们不仅要按照程序去追踪各项异常及其发生的源头，还要分析检讨所涉及的管理制度是否存在漏洞。对于被认定的重大异常，不同机能部门的幕僚将牵头联合其他方面的专家，组成"专案小组"深入分析和讨论。当"异常"被解决之后，幕僚们还要及时跟踪并评估改善结果，目的在于发现各项作业的标准是否需要及时调整。

例如，在科室成本管理作业方面，各专科经营助理每月可将各科室各医疗项目实际发生的成本与标准成本或作业标准进行比较，找出标准与实际之间的差异，并按统计管制原则将重大差异逐一标示，然后再采用特定方法对重大差异进行层层分析，直至探究出差异产生的根本原因为止。

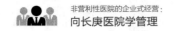
4. 基于可控责任实施责任经营制

医疗服务过程中所耗用的一切资源都是商品，必须遵循价值规律，按照等价交换的原则与外界进行交易。在医院内部，为完成整体目标，内部各个单位实施分工协作，如后勤部门为医疗部门提供后勤保障服务、行政管理部门为其他部门提供管理服务，这些内部服务的交换也要坚持商品等价交换原则。因此，不仅整个医院需要经济核算和管控成本，为强化责任，调动积极性，医院内部各单位也需要划分各类责任中心，实行企业管理的责任经营制度。各个责任中心以有偿服务为基础，因而医院内部服务关系也具有了商品交换性质。

企业内部实行高度专业化分工，采取明确的指标控制以及个人决策方式等，决定了企业内部的每一个人都有明确的工作范围和目标责任。医院为保证对各个责任中心实施有效控制，同时公正评核各个单位或个人工作，实施可控责任制。可控责任是指各个单位或个人对自己能够负责的工作负责，对自己不可控的工作不负责任。比如医师对医疗负责，经营者对经营负责。就临床专科来说，它对自己能控制的成本负责。在各个责任中心，每个员工根据各自的工作内容，承担可控责任。可控责任制与"企业式"经营融为一体，从而使经营不仅是形式上的改变，而且从经营机制上得到了转换。可控责任制与"企业式"经营这两者互为基础，"企业式"经营使可控责任制具有了"企业式"特点，而可控责任制又使"企业式"经营的运行机制进一步得到完善，从而使内部单位和个人具有了明确的责任考核标准、监控依据和完成任务的具体指标。

5. 建立"切身感"的绩效奖励制度

目前大陆医院大多采取绩效奖金核算和分配的"全成本绩效核算"模式，即全部收入（包括药品、材料、检查等）减全部成本支出（固定成本和可变成本）的奖金分配方式，鼓励临床创收并借以控制成本，将个人收入与科室收支相联系。这种模式引发了越来越多的问题：①引发逐利医疗行为、过度医疗和乱收费，导致"看病贵"；②没有考虑医师专业技术劳动付出，无法全面反映提供不同医疗服务所需的技术含量、风险因素等，导致医师倾向于多做风险低，技术含量低的项目；③以收入为主导，将医、护合并在一起核算，难以反映医师实际工作量和服务质量的变化；④由员工承担已经发生的、可控能力差的固定成本打击了员工积极性；⑤由不负经营责任的员工承担不属于其应该承担的经营责任，有失其公平性。

医院"企业式"经营必须以基于目标管理的员工绩效管理系统作保障。该系统中员工的个人目标是经由医院总目标层层分解而得的，并且是员工与上级进行讨论、修改，最终形成双方都满意的员工个人目标。在设定个人目标的同时，员工还必须制订达到目标的详细步骤。这一过程同时也制订了医院、部门以及员工个人的绩效衡量标准。对比衡量标准，上级用得到的实际数据对员工所完成的工作进行定期或不定期评估，考核部门或员工完成目标的程度。在绩效考核期间，当取得新的数据或其他方面数据时，上级发现标准不合适时，可以修正目标。

全成本奖金核算制度更改为基于分享的绩效评核与奖励制度。医院应该实施医、护、技全面分离，全面分析医、护、技的每个行为，根据行为的工作强度，风险性和投入成本（科室可控成本），变简单的收入减支出为更加合理细化的行为奖金考核。医院应当科学测量医师专业技术报酬，设计基于技术力的医师专业技术报酬测算制度和科内重分配方案，全面平衡医院、科室和个人的利益。医院应当确认和区分医技人员的工作性质，明确界定其奖金绩效的设立标准，避免奖金只体现设备与仪器价值，不能客观反映人员的劳务贡献。

6. 精细化管理提升医院运行效率

精细化管理作为一种模式，要求医院应当尽量在各个管理细节上减少资源的浪费和滥用，并把成本控制作为提升医院经营水平的主要目标。高额的医疗成本已迫使大陆许多医院越来越多地重视精细化管理，有不少医院因此引入了精益管理、流程再造等管理方法，但往往自喜于取得初步效果而裹足不前，或因为领导任期、员工抵制、无专人负责等原因而半途夭折，始终没有一套成型的标准和理论可供遵循，因此，大陆医院在精细化管理的道路上依然步履维艰。

精细化管理的基础是经由规范化和标准化之后形成的各项规章制度。电子计算机的运用极大地推动了精细化管理进程，为制度的规范化和标准化提供了便利。可以说，没有管理的规范化，就不可能有管理的现代化。医院的"企业式"经营在管理工具的层面上，必须以科学管理为准则，建立科学化、规范化、制度化的管理流程。医院为了提高对外部环境的适应性和内部的一致性，应当以书面化的政策、岗位职责、任务标准、工作程序、行为准则为基础，从技术到管理，从医疗到经营，从激励到约束的各个方面都切合实际地制订和实施定量的标准，建立起明确、科学的规则、程序和制度，覆盖工作研究、岗位设计、财务预算、成本管控、品质改善、现场管理、工作考核、会议及报告程序、信息传递、职工培训和民主管理等管理的全过程。同时充分利用计算机、网络技术、系统工程等现代管理工具和方法技术，把各项管理职能贯穿起来，建立起有效的工作系统和正规化的运行机制，从范围、深度、动态性上适应精细化管理的要求。

"管理制度化"、"制度表单化"与"表单电脑化"就是长庚医院实施精细化管理的经验浓缩，也是其获取市场竞争优势的法宝。在此基础上，充分发挥组织的力量，并借用信息化平台，实现医院各管理单元从粗放型管理向集约化管理转变，从传统经验型管理向科学化管理转变，以有限的医疗卫生资源投入创造出更多的产出，更好更有效地满足人民群众的医疗服务需求。

参考文献

[1] 吴德朗. 理想的国度——吴德朗医师回忆录. 第 4 版. 台北：典藏艺术家庭股份有限公司，2005.
[2] 郭泰. 王永庆经营理念研究. 台北：远流出版事业股份有限公司，2012.
[3] 郭泰. 王永庆给年轻人的 8 堂课. 台北：远流出版事业股份有限公司，2005.
[4] 崔雪松. 百年奋斗——经营之神王永庆. 长春：吉林大学出版社，2011.

［5］ 郭大微. 台塑巨人应变记. 天下杂志，1993.

［6］ 王永庆. 台湾活水. 台湾日报社，1997.

［7］ 王志华，黄德海，王冬，杜长征. 管理型幕僚与医院精细化管理——以长庚医院为例. 2011 清华医疗管理国际学术会议论文集. 2011-10-29.

［8］ 潘佩琪. 王永庆谈电脑化与高科技. 资讯与电脑，1984，（53）：73.

［9］ 李淑娟. 望医心切——张锦文与台湾医院的成长. 台北：允晨文化实业股份有限公司，2002.

［10］ 狄英. 王永庆谈美国投资设厂. 财讯，1985，（42）：135.

［11］ 宋秉忠. 台塑能，台湾不能？远见杂志，2005.

［12］ 关于进一步鼓励和引导社会资本举办医疗机构意见的通知. 国办发〔2010〕58 号.

［13］ 关于深化医药卫生体制改革的意见. 中发〔2009〕6 号.

［14］ 黄淇敏. 医院管理的企业化运作分析. 上海预防医学杂志，2003，15（6）：257-259.

［15］ 徐幼民. 论企业稳定存在的充分与必要条件及其企业的本质. 湖南大学学报：社会科学版，2005，（3）：39.

［16］ 吴宣恭. "企业契约论"对企业本质的歪曲. 高校理论战线，2005，（11）：23.

［17］ 姚树荣. 企业性质理论的演变与最新发展. 北京科技大学学报：社会科学版，2002，（1）：76.

［18］ James C Collins, Jerry I Porras. Built to last：successful habits of visionary companies. New York：HarperBusiness，1997.

［19］ 曾放. 医院企业化管理的思考. 中国农村卫生事业管理，1988，（8）：10-11.

［20］ 邬志辉. 中国教育现代化新视野. 长春：东北师范大学出版社，2000.

［21］ 鲁群林. 医院实行企业化管理的可行性探讨. 财会通讯，1987，（4）：30-31.

［22］ 王世钰. 对"医院企业化管理"提法的商榷. 中国卫生事业管理，1990，（2）：79-80.

［23］ 查宪生. 医院企业化管理医院≠企业. 中国医院管理，1987，（11）：14-15.

［24］ 王世玲. 华西医院重组生产方式中国最大医院"变形记"：移植长庚模式. 21 世纪经济报道，2009-8-26.

［25］ 朱舒婷，任晋生，申俊龙，陈京. 医院全成本核算奖金制度和工作量奖金制度的比较研究. 中国医院管理，2012，32（12）：33-35.

［26］ 张文力，李乃复，敦凤霞. 医院奖金分配模式和分配方法的研究与实践. 中国卫生经济，2004，23（7）：73-74.

［27］ 瞿星，苏维，吴皓，文燕. 以工作量为基础的医院绩效奖金计算及分配制度初探. 现代预防医学，2008，35（3）：500-502.

［28］ 李维进. 台湾医院经营管理的重点与借鉴系列之一——台湾医院的成本控制手段. 中国医院，2008，12（2）：70-72.

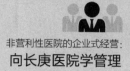

非营利性医院的企业式经营：
向长庚医院学管理

附　录

附录一　长庚医院大事记

附录二　林口、台北长庚医院 2011 年上半年院长信箱检讨实例

附录三　长庚医院根本原因分析方法应用实例

附录四　长庚医院医疗供应作业改善实例

附录一 ｜长庚医院大事记

1976 年 12 月 1 日　财团法人长庚纪念医院台北门诊、急诊中心落成

1977 年　发行《长庚医学》杂志，以利医师学术交流

1978 年 12 月 1 日　林口长庚医院开幕，创亚洲地区最大私立医院的先河

1979 年 8 月 1 日　台北、林口长庚医院开办劳保业务

1980 年　发行《长庚医讯》，免费提供民众广泛的医疗知识

1983 年 7 月 6 日　为培养护理人才，长庚医院与明志工专建教合作成立二年制护理科，为长庚护专前身

1983 年 10 月 5 日　配合基隆、高雄长庚医院筹建，成立"医务管理"中心

1984 年 3 月 23 日　完成亚洲首例肝脏移植手术

1985 年　为统筹医疗服务、教学及研究管理，成立"医务决策委员会"

1985 年 4 月 5 日　基隆长庚医院开幕

1985 年 6 月 3 日　基隆长庚医院开办劳保业务

1986 年 1 月 1 日　高雄长庚医院开幕

1986 年　台湾"教育部"核准长庚医学院筹备成立

1986 年 10 月 8 日　为抑制医疗保险费用增长，率先引进 DRG 制度，作为医院内部管理参考

1986 年 12 月 16 日　林口长庚医院复建大楼落成

1987 年 4 月 1 日　成立长庚医学院

1987 年 6 月 6 日　台北、林口、基隆及高雄长庚医院开办公保医疗业务，同时选择部分疾病采用 DRG 方式计费

1987 年　王永庆邀集台湾岛内基础医学研究学者及专家访谈，研拟推

动基础医学研究的工作重点

1988 年 6 月　成立长庚护专

1988 年 7 月 2 日　高雄长庚医院开办劳（农）保业务

1989 年　急诊成立"专科主治医师制"，并开始培训急诊专科医师

1991 年 7 月 2 日　林口长庚医院完成医院首例心脏移植手术。由于多人同时捐赠器官，林口、基隆、高雄三院区同步进行器官移植手术

1993 年　林口儿童医院开幕

1994 年 6 月 17 日　高雄长庚医院完成医院首例活体肝脏移植手术

1994 年 8 月 26 日　林口长庚医院完成医院首例骨髓移植

1995 年　高雄儿童医院开幕

1995 年 12 月 1 日　林口长庚医院完成世界首例以内窥镜实施心脏内部的开心手术

1996 年　为推展中医药的临床服务、研究发展及培育人才，董事长邀中医药学者专家座谈，研拟成立中医临床服务部门；并在长庚医学暨工程学院医学院筹设中医药学系、所

1996 年 7 月 1 日　林口院区成立中医部，并自 8 月 1 日起开办中医门诊业务

1997 年 8 月 1 日　长庚医学暨工程学院经核准，自 8 月 1 日起改制为长庚大学，并由张昭雄教授担任代理校长

1997 年 9 月 11 日　林口儿童医院分立，成为全台首创的长庚儿童医院

1998 年 7 月 1 日　林口院区开办台湾首创的"桃园地区急重症系统"，整合结盟医院的急诊与 ICU 医疗资源，发展跨六区的急重症医疗

1999 年　台北院区成立"中医分院"（林口中医分院开幕）

2000 年　"高雄县"委托经营凤山医院（高雄院区凤山医院开幕）

2000 年 2 月 23 日　与"高雄县政府"正式签约，接受委托经营凤山医院

2001 年 3 月 12 日　长庚医院护理之家于林口开幕

2001 年 5 月 2 日　高雄长庚医院完成台湾岛内首例孕妇活体肝脏移植

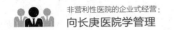

手术

2002 年 1 月 16 日　嘉义长庚医院开幕

2002 年 8 月 1 日　长庚护专改制为长庚技术学院

2002 年 8 月 28 日　台湾首例活体双肝移植，全球第三个完成活体双肝移植的医院

2003 年　复健分院更名为桃园分院，并开始门诊服务

2004 年 11 月 24 日　高雄长庚完成第 200 例活体肝脏移植手术。200 例受肝者一年存活率 97.3%，五年存活率 93.4%，是当时全球最高的存活率

2004 年 12 月　养生文化村开幕，为银发族提供全方位的照护环境

2005 年 1 月 2 日　养生文化村正式开放营运

2006 年 11 月 3 日　基隆情人湖院区正式开始营运

2007 年 1 月 27 日　陈肇隆教授获选中国工程院医药卫生学部院士，成为台湾地区第二位获选的中国工程院院士

2008 年 5 月 6 日　王永庆先生亲自莅临厦门长庚医院进行开业剪彩

2008 年 10 月 15 日　王永庆先生逝世于美国新泽西州

2009 年 3 月 30 日　法人名称改为"长庚医疗财团法人"

2009 年 12 月 28 日　云林长庚纪念医院启用

附录二｜林口、台北长庚医院 2011 年 上半年院长信箱检讨实例

（本例根据长庚医院工作幻灯整理）

在医疗作业区域人员流动频繁处设置"院长信箱"。林口院区设置 42 个院长信箱，每周一、三、五专人收集反映案件。台北院区设置 16 个院长信箱，每周二、五专人收集反映案件。每天再汇集网络收到的院长信箱、满意度问卷和意见反映服务专线 3456 的民众意见。案件汇集后依院长信箱

案件处理作业准则进行案件登录→案件处理（一般案件 7 天、重大案件 3
天、未立案 1 日）→案件处理结果回复（电话、电子邮件、当面说明）→改
善追踪（每月呈报及追踪）。2011 年上半年台北、林口院长信箱收集案件
数参见附表 2-1。

附表 2-1　2011 年度上半年台北、林口院长信箱案件

院区\类别	正向案件数	负向案件数	纯建议案件数	年度合计
台北	260	14	1	275
林口	2197	32	4	2233
2011 年上总计（A）	2457	46	5	2508
2010 年上总计（B）	2241	47	7	2295
差异（A−B）	＋216	−1	−2	＋213

2011 年度上半年正向案件以部门分析排序，参见附表 2-2，正向立案
呈准后通知单位主管予以公开奖励表扬并列入个人考核。附表 2-3 为 2011
年上半年度纯建议反映案件的类别分析。附表 2-4 为 2011 年上半年负向案
件部门分析。附表 2-5 为 2011 年上半年度负向案件类别分析。

附表 2-2　2011 年度上半年正向案件部门分析排序

部门	件数	排序	部门	件数	排序
护理部	1368	1	神经外科	42	7
教学部	145	2	医事处	40	8
妇产部	101	3	胃肠肝胆科	37	9
儿童内科部	80	4	一般外科	32	10
心脏血管外科	56	5	其余科系	30↓	11↓
骨科部	55	6			

附表 2-3　2011 年上半年度纯建议反映案件的类别分析

案件类别	事项	处理结果
环境卫生	急诊公厕脏湿、味道难以忍受。建议医院确实巡查改善	一、环管清洁维护频率评估由原 1 小时改为 30 分钟 二、工务课全面检视厕所排风系统，针对急诊公厕排风系统流速建议改为每小时 15 次以上，并于 2011 年 3 月 30 日完成设备替换 三、2 月 24 日致电向病患说明获理解

续表

案件类别	事　项	处理结果
急诊等候	急诊患者多要先检伤才能排序再看诊，等候久。建议医院改善急诊看诊作业	一、检伤分级由急诊医学科部长建请卫生部门于电视媒体公告民众周知 二、针对检伤分级为3～5及之病患照护，请护理部再检讨照护流程之应对作业细节 三、胃肠肝胆科胃镜检查切片后留观，勿送至急诊观察，因未加挂急诊，致急诊无法掌握病患动态，恐衍生医疗照护纠纷，影响病患安全 四、2月24日致电向病患说明获理解 五、检伤一级病患需签住加护病房照护时，建请由黄××副院长指示加护病房委员会主席杨××主任统筹指导调度
环境卫生	胃肠超声波检查室床单及枕头套未达卫生标准。建议改善	一、本院均定时更换检查床之床单及枕头套等寝具，并视现场状况有脏污即时更换，皆符合卫生标准并获医院评鉴成绩为特优 二、本院为持续加强执行安全的环境与设备，有关超声波检查床单及枕头套，另检讨，改采铺以即弃式纸巾，于每位病患检查后即更换即弃式纸巾方式，以加强卫生 三、胃肠科检查室于6月全面更换即弃式纸巾方式
设备检修	病理大楼电梯反应慢，电梯门一开走到入口按键无反应。建议改善，否则易发生危险	一、现况病理电梯等候乘客进入时间为8秒，一般乘客进出是足够，但若行动不便者可能会有不足之虞。按上下键无反应，经实际测试＃3～＃6可重复再开门，＃1～＃2是癌症中心专用须由车厢内控制关门与否 二、3月11日去电向柯先生说明 三、3月14日知会社服请社工于高峰时段（9～11时及14～16时）引导乘客上下电梯
服务制度	肿瘤科住院历程等待2个多月，恰是一部无形的杀手机器。建议医院改善	一、本案经医事处了解病患等签床历程（2月26日限签单人房、4月6日改单、双床等候、4月21日改不限床位等级签住、4月26日急诊等床、4月27日签7F09C） 二、病患等床时间取决于科别特性、床等及医师手术日等诸多原因，特别是床等更是影响等床时间的一大因素。肿瘤科为本院最长科别之一（平均22.3天），又受床等因素影响，故等床2个月才签住，仅表遗憾 三、本院6月22日去电致意并说明病患签床流程，该科平均等床日数及因受床等因素，等床2个月才签住仅表遗憾。医事部门改善：即时提供病患完整等床资讯、签床SOP作业，服务病患更明确了解等床时间的评估，降低不明确而产生的抱怨。经说明后，病家能理解 四、签床作业依医事课改善对策执行（签床SOP）

附表 2-4　2011 年度上半年负向案件部门分析排序

部门	件数	部门	件数
护理部	6	医事处	2
眼科部	6	急症外伤外科	1
急诊医学科	5	胃肠肝胆科	1
妇产部	4	胸腔内科	1
整形外科	3	麻醉部	1
耳鼻喉科	3	肾脏科	1
牙科部	3	神经内科	1
一般内科	1	影像诊疗科	1
泌尿科	2	心脏内科	1
骨科部	2	皮肤科	1

附表 2-5　2011 年上半年度负向案件类别分析

案件类别	对象	处理结果	改善方案
服务制度（主治医师未亲自看诊）	耳鼻喉科门诊吴××主治医师	一、本案经了解个案系多年前看诊过吴医师，治疗效果佳，故本次头晕症状即挂吴医师诊治。惟初次住院医师看诊处置后，回诊已改善许多，故住院医师未再进一步找吴医师看诊 二、4 月 29 日吴医师亲去电向患者致意并说明，能获病患理解接受	一、针对耳鼻喉科主治医师未亲自看诊，医院以交办案件，耳鼻喉科全面加强宣导主治医师必须亲自诊视病患并作个别指导 二、管理部 5 月 20～26 日查核及访问病患，耳鼻喉科零异常
服务态度（工作人员应对口气及态度不佳）	医师类:12 位 护理类:6 位 医技类:1 位 行政类:2 位	一、去电致意 二、说明澄清，感谢给予人员再教育机会，取得病家理解 三、协助后续就医	一、各部、处、专科被反映服务态度不良案件，皆责成案例于科会或医护联合讨论中检讨改善及人员个别教育训练 二、6 月起被反映服务态度不良者，需学习服务礼仪教育训练、课后心得报告交管理部存查 三、列入专科教学教案
服务态度（医师应对口气及态度不佳，直接退诊要病患至急诊就医待住院）	一般内科主治蒲××医师	一、于 4 月 12 日再次去电致意并说明医师超声波检查不到 24 小时，结果报告尚未上档，医师无法详加说明，深表遗憾。但因担心病患病况改变，口头嘱咐若有不适可回急诊甚至由	一、依一般内科刘主任意见，科内加强医病沟通技巧，避免医师们类似案件发生 二、8 月起林口院区改仅每周六看诊高龄医学周全性评估整合门诊

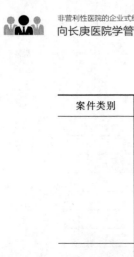
续表

案件类别	对象	处理结果	改善方案
		急诊安排检查才能掌握时效。因医病双方对于检查及转诊认知误解，使得病患有所不满。经说明后，病患能理解但对医师态度仍无法认同，本院表示一般内科已要求蒲医师改善 二、目前病患于本院胃肠科门诊定期追踪，病况稳定	
服务态度（医师应对口气及态度不佳，看诊时都说不清楚）	眼科主治陈××医师	眼科部回复，并于3月9日科主任去电亲向病家致意，澄清病患医疗、配镜过程的误解，为医师应对用语似有不恰当处，表示会要求陈医师改进。经说明后，病患能理解，目前镜片重换后已能适应	本案依眼科部陈医师检讨改善方针执行沟通技巧，避免医师们类似案件发生
服务态度（护师执行翻身动作粗鲁，家属提示多小心不要弄伤病患，未料却口气差要家属外面休息，即拉起围帘）	CCU 黄××护理师	一、经护理部回复，并于3月4日去电致意澄清说明病家反映事项及未来改善处理对策。经说明后病家表示能理解接受 二、依护理部加护单位改善对策执行	一、当会客结束家属不愿离开时，询问家属是否有担心或需要协助之处，以免误以为催促他们出去 二、针对家属反映的翻身技术、关门及拉床帘的动作，教导人员在执行措施时动作要轻柔，且须主动向病患或家属说明目的，其他的护理措施执行时亦需比照此方式 三、针对此事件与当事者分析说明正确的执行方式，使下次遇到类似的情境能处理的更妥善 四、单位主管于会客中监控
服务态度（柜台人员态度冷漠很不友善，臭脸，好像缴费是在还她钱）	医事处杨××医事管理员	一、经了解为中午轮流用餐时间，适逢杨员用餐时间，故已关线并未开线服务 二、本案已于5月26日13:50电话与投诉者陈小姐了解状况并予说明，已获理解	一、个案处理检讨：责成人员虽于用餐时间亦协助留意柜台状况，如有需要随时协助 二、改善对策：1.责成现场主管加强高峰人力弹性机动调度，降低病患候时间，以提升服务品质。2.加强宣导柜台服务的关线作业流程SOP，减少及避免造成病患观感不佳误解

续表

案件类别	对象	处理结果	改善方案
			三、该员学习服务礼仪教育训练及6月30日完成心得报告回管理部存档
医护技术(医护技术不佳,未确切诊断或处置后结果不好)	医师类:9位 护理类:1位	一、去电致意 二、医疗处置过程说明澄清,感谢给予人员再训练机会,取得病家理解 三、协助后续就医	各部、处、专科被反映案件,皆责成案例于科会或医护联合讨论中检讨改善及人员个别教育训练
医护技术(异物插入耳道流血,医师无法擦药及检查,仅开立抗生素,未对病患外耳残留血迹清除)	耳鼻喉科张××医师	一、本件经耳鼻喉科回复,医院于3月30日去电致意并说明医师未清洁耳道及开药的用意 二、说明后家属能理解,但对看诊后耳朵周围残留的血迹污渍都无医护人员协助清洁,无法释怀	个案提供耳鼻喉科及急诊医学科参考改善,让医疗服务更完善
医护技术(护师对病童体温监测及点滴回血脚肿等感受处理错误百出)	护理部蔡××护理师	经护理部回复说明,并于3月29日去电致意并了解事件经过,对病家感受护师不够用心致表遗憾,并经单位主管沟通说明后,病家能理解体谅	依护理部意见"建立家属自备耳温枪照护须知"等改善措施执行
医疗争议(处置失效、不可逆后遗症发生、病患往生)	医师类:12位	一、去电致意,说明医疗过程,部分能获理解 二、召开医疗团队与病家医疗处置说明 三、8件转社服处医疗争议纠纷处理	一、医纠案例检讨 二、建置系统改善(用药安全、检查、验异常提示)
医疗争议(搔刮内膜组织结果异常,一年后才被通知罹癌,速回诊治疗)	妇产部宋××医师	一、去电致意,说明病理报告通知流程,为病患未再回诊,造成此一疏失 二、病家无法认同,诉求医院道歉及赔偿损失 三、转社服处医疗争议纠纷处理	一、医纠案例检讨 二、建置系统改善:检查、验异常提示主治医师
医疗争议(病家反映医师使用抗癫痫药物未做基因试案,致病患发生Stevens-Johnson综合征需住院诊疗)	神内张××医师	一、去电致意,说明医师用药目的及副作用之说明 二、病家无法认同,诉求医院道歉及赔偿住院诊疗费用损失 三、转社服处医疗争议纠纷处理	一、医纠案例检讨 二、建置系统改善:使用该类药物需有过敏提示或需基因检测提示主治医师

案件类别	对象	处理结果	改善方案
抱怨处理者回复不佳（病家反映医师未针对病患疾病用药且数落家属跟不上现代用药常识）	院信承办人	去电致意，说明当时无法电洽，仅能电子邮件做初步回复，回诊时主治医师会亲自说明，造成家属误解，致表歉意，并再次线上澄清医师用药评估，能获理解，表示医师不该说家属跟不上现代用药常识，让家属无法释怀	一、专科编成教案，列入医病沟通训练项目 二、案例呈报检讨 三、院信处理中流程回复： 1. 电话联系：告知收件并致意→了解案件过程→转知相关部门主管了解回复→一周后会再联系说明 2. 电子邮件：范本 ×女士（先生）　惠鉴： ×年×月×日大函敬悉 承蒙台端来函指正，促使本院了解不足之处，进而改善并提升医疗服务品质，仅此致谢 大函指出（主要抱怨事项），本院将立即深入检讨问题发生之原因，并预定于一周后再径复台端说明。若方便敬请能提供确切电话联系号码（病患姓名、身份证字号等资料），以利本院进一步联系说明 再次谢谢台端对本院之关心，期望继续不吝赐教，策励本院精益求精，造福病患。专此奉覆　敬颂 时祺 林口长庚医院管理部院长信箱林小姐　敬上 电话：03-3281200 转 3456
现场工作人员直接请病患反映至3456或写院信反映（常见有：药物更改厂牌、挂号、签床、申请病历资料、收费等）	院信承办人	一、向病家致意并了解事件内容及病患诉求 二、说明并协助达成病家需求	一、相关主管，针对案件寻求一致说明 二、各科做成教材，教育训练现场人员 三、相关案例说明回复： 1. 2011 年上半年度负向案件等床类别案例 台端来函之电子邮件本院已接获，承蒙来函说明，谨此致谢 来函反映住院等床事宜，造成台端困扰，本院深表遗憾。本院向来目标皆希望病患能依其签住日期皆有床位可住院；惟目前院区各科病房占床率高，等待住院的病患很多，主管机关给予本院的床数亦有一定，无法再行扩充，因此所有预住院病患，都以当天住院日期确认有床位时依序通知及给床。惟当日无法签住的外科系病患，住院中心与主治医师再行确认后，隔日中午前会再与病家联系 本院感同病家住院等床的焦急，仅此表达本院的关怀。再次谢谢您对本院的说明与指导，期望继续不吝赐教，策励本院精益求精，以造福病患 祝健康快乐 长庚林口管理部院长信箱林小姐　敬上 电话：03-3281200 转 3456

案件类别	对象	处理结果	改善方案
			2. 2011年上半年度负向案件挂号类别案例 本院门诊挂号除由医师预约必要之持续性医疗外,并提供网路、人工专线、电脑语音及现场等不同挂号方式。惟基于确保病患安全及提升医疗服务品质考量,本院依科别特性及医师看诊速度订立看诊名额,使医师有充裕时间诊察病情,以维病患就医权益 另查本院有多位医师提供××门诊服务,如民众欲挂诊之医师门诊量已达管制限额,仍可选择改挂诊其他时间或医师门诊,其就医权益不受影响 3. 2011年上半年度负向案件更药厂牌类别案例 本院目前使用之××锭剂与更换厂牌前锭剂之成分、剂型、作用与副作用均相同,均符合GMP及PICS认证,且亦由健保给付,病患用药权益并无影响。请与主治医师联系说明,评估若有临床治疗之必要性,可依照新药引进评估机制与申请流程,进行相关申请

附录三 ｜ 长庚医院根本原因分析 方法应用实例

（本例根据长庚医院工作幻灯整理）

据台湾媒体报道,27岁的陈××因打篮球致右脚脚掌骨碎,到林口长庚医院就诊,由骨科医师张××主刀,却因登记疏忽致错开左脚,之后重新麻醉又动刀一次。

院方声明会负起后续的医疗照护责任,给予合理赔偿。依规定终止张××进行手术的职权,并送医师资格审查委员会议处。林口长庚指出,陈××两脚伤口恢复良好,医院全力照护,与其家属达成和解。

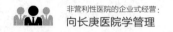
一、RCA 前准备

组织一个小组，小组成员包含临床单位及行政部门，品质管理中心执行长任小组长。临床单位包括骨科部的部长、医师，护理部的主任、副主任、督导，麻醉部的副部长、医师、护理长，手术室管委会执行秘书；行政部门包括副院长、副主任，护理组的副组长、专员，医管部专员，教学部高专，管理部高专、专员，品管中心医品师，经管组专员。

二、情境简述

27 岁陈先生因右脚踝关节疼痛至骨科门诊就医，经医师安排于 2010 年 6 月 21 日进行踝关节内视镜检手术，医疗团队成员及主刀医师未落实手术部位确认而导致手术部位异常。

三、收集信息

医师负责收集作业规范、病历记录、报告及访谈；护理师负责收集护理技术手册、标准作业规范、报告及访谈；麻醉技术师负责收集麻醉作业规范、报告及访谈。

四、访谈对象

主治医师（主刀医师）、值班住院医师、值班实习医师、巡回护理师、手术专责护理师、麻醉科主治医师、麻醉技术师。

五、病患就医背景介绍

陈姓病患、男性、27 岁，于 2010 年 4 月 9 日因右踝疼痛来本院骨科门诊就诊，经理学检查、X 线检查及超声波检查，诊断为右踝有游离体。经主治医师张××医师说明后于 2010 年 6 月 4 日排定，2010 年 6 月 20 日入院，2010 年 6 月 21 日接受手术。

六、事件介绍及说明

事件类别：手术部位错误异常事件（右踝关节误开成左踝关节）。

发生时间：2010 年 6 月 21 日 14 时 35 分。

发生地点：手术室 57 房。

事件说明：陈姓病患于 2010 年 4 月 9 日门诊就诊，诊断为右踝有游离体，经张××医师（主刀医师）说明后安排病患接受手术，当时张医师将病患资料书写在自备本子上时误写为左踝，2010 年 6 月 18 日输入手术排程时输为左踝关节镜手术，具体说明经过请参见附表 3-1。

附表 3-1　手术部位错误异常事件具体经过

时间	事件
6/20 19:00	陈姓病患入住 7H07C，由实习医师吴××医师询问病史，做身体评估之后完成病历记录。稍后由吴医师执行手术部位标示，依本院标示规定与病患确认手术部位之后完成标示
6/21 11:55	等候室护理师廖××使用条形码确认病患身份后，以病历手术同意书及手术前护理记录单等核对病患手术部位时，病患反映其手术部位为右踝，廖××依据病历及手术同意书向病患说明病历记载及标示均正确后离开
6/21 12:00	巡回护理师 N3 张××与巡回护理师 N3 柳××共同依手术排程表确认病患资料，由 N3 柳××准备手术器材设备，N3 张××至等候室接病患
6/21 12:11	巡回护理师 N3 张××与麻醉技术师蔡××到等候室迎接病患，依手术排程表、病历各自核对病历。手术前护理记录单及手术同意书之手术部位，与病患自诉均为右侧踝关节，巡回护理师实际查看患侧确实已执行右侧手术部位标示。然而，巡回护理师 N3 张××发现手术排程单手术方法错输为"左侧踝关节镜手术"，与病患及家属确认手术部位正确为右侧踝关节，故拟进入房间后再提醒医师重新更改手术排程
6/21 12:25	将病患接入手术房间 57 房后，因无任何医师在手术房间，故 N3 张××未及时告知医师。N3 张××在与 N3 柳××交接完内视镜仪器及器械后，因 N3 柳××表示"已经知道病患状况"，故未再进一步交班，遗忘提醒手术排程错输事宜
6/21 12:26	准备麻醉前，麻醉技术师蔡××与麻醉科沈××医师核对麻醉同意书与手术同意书的手术方式为右踝关节镜手术。病患当时表示对麻醉方式不了解，且主诉腰椎间盘脱位，不适合做半身麻醉，故由麻醉科沈××医师告知病患半身麻醉跟全身麻醉的不同及优缺点，于 12:33 完成全身麻醉
6/21 12:40—12:51	麻醉完成后，预备进行腿部刷洗前，张××医师先检视病患双脚关节活动度及手术部位后，由手术专责护理师陈××依手术排程单上资料为病患在大腿绑上驱血带，张医师随即离开进行刷手，手术专责护理师陈××接着进行手术部位刷洗。主治医师张××与住院医师范姜××刷完手后，共同执行左侧肢体消毒及铺单（手术专责护理师陈××协助抬脚），但刷洗前及消毒时未依规定确认标示于病患右脚大拇指的手术部位标示记号，于 12:51 划刀左侧
6/21 14:31	手术结束，陈姓病患于手术室门口处醒来主诉："我是开右脚为何左脚疼痛"，张××医师此时发现病患手术部位标示于右脚，手术部位误开成左脚，立即向病患坦承疏失，交代巡回护理师先将病患送至恢复室等候接台，并向巡回护理师表示会代为将此事件告知手术室护理长
6/21 14:35	巡回护理师及麻醉技术师将病患送至恢复室

七、比对标准作业规范

比对 2010 年 5 月第五次修订的《手术全期护理标准作业规范》，发现：

① 手术前，除应使用至少两种以上的病患辨识方法外，手术团队应在每个阶段分别核对病患及手术部位、手术方式正确，才能进行手术。本次事件中，手术专责护理师、手术医师与巡回护理师，未落实手术部位确认。

② 病患基本资料与预定表或手术预约单资料不符时，需立即停止接送病患，确认病患资料正确后才可进行手术。本次事件中，巡回护理师并未落实即时进行通报及更正资料。

八、问题确认

①手术前，主刀医师将病患资料书写在自备本子上时误写为左踝，输入手术排程时输错为左踝关节镜手术。②巡回护理师、麻醉技术师发现手术排程标示与病历不符，未及时通知手术医师更正。③皮肤消毒前，手术专责护理师、手术医师与巡回护理师，未落实手术部位确认。④划刀前，主刀医师并未于执行手术前，再次确认个案手术部位是否正确，不符合院内标准作业程序。

九、原因分析（参见附表 3-2、附图 3-1）

附表 3-2　手术异常原因分析

原因	关卡/控制/防御机制	机制有无运作	为何机制会失败及失效的影响
为何主刀医师将手术部位书写错误？	主治医师（主刀医师）于门诊看诊时可将病患手术资料直接输入手术排程	无	主治医师（主刀医师）于门诊看诊时未将病患手术资料直接输入手术排程，而是先行书写在自备的小本子上，且未正确依据病历而造成输入手术排程手术部位错误
为何巡回护理师及麻醉技术师发现手术排程部位错误未通知医师？	手术室护理人员依据病历（核对手术前护理单、手术同意书及手术前医嘱、手术室使用预定表或手术预约单资料）核对手术方式及部位，发现错误时应立即通报	有机制未正确执行	巡回护师及麻醉技术师依病历核对病患所有资料，但在发现手术排程表与病历、手术标示部位不符时，未立即通报医师更正，并在排程未更正时仍将病患接入手术室，而且在交接班时遗漏交接发现异常事项

续表

原因	关卡/控制/防御机制	机制有无运作	为何机制会失败及失效的影响
手术团队成员未落实执行部位确认?	《手术全期护理标准作业规范》指出手术前,除应使用至少两种以上的病患辨识方法之外,手术团队应在每个阶段分别核对病患及手术部位、手术方式正确,才能进行手术	有机制未正确执行	本次事件于手术准备前段确实依标准作业执行两种病患辨识法核对及接送病患,并检查出手术排程输入错误。但本案执行缺失为:1.皮肤消毒准备前,手术专责护理师、手术医师与巡回护理师,未落实手术部位确认;2.划刀前主刀医师未再次确认手术部位

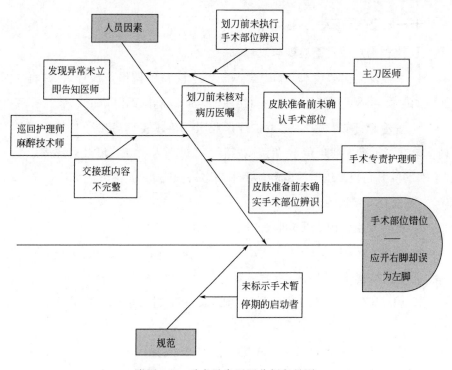

附图 3-1　手术异常要因分析鱼骨图

十、即时介入措施

召开检讨会议,时间见附表 3-3。

6 月 24 日发布全院性电子公告,明确制订详细作业规定,重申确实执行手术病患辨识、手术部位确认、手术前暂停期作业,以确保手术病患安全。

附表 3-3　事件发生后即时介入措施

项次	日期	内容
1	6 月 22 日，6 月 23 日，6 月 24 日	院长召开跨部门手术部位错误异常检讨会议
2	6 月 22 日	管理部召开手术部位异常事件根本原因分析检讨会议
3	6 月 24 日	手术室管理委员会召开临时会议
4	6 月 25 日	病患安全委员会召开临时会议
5	6 月 29 日	管理部召开危机处理小组会议
6	7 月 1 日	管理部召开医疗异常事件处理流程检讨会议

十一、改善行动方案

① 流程与规范重新检视与改善

a. 重申及落实"手术室病患辨识与手术前暂停期作业流程"，并再次强调如遇疑问随即暂停后续作业直至厘清问题，确认无误为止。

b. 规范修订如："手术全期护理作业"、"手术室病患接送"、"手术护理记录书写标准作业规范"、"手术护理"、"护理人员交接班及运送病患"、"手术室各房间交接班"、"麻醉部手术病患辨识"。

② 全面教育训练

a. 针对发生错误人员即时进行追踪辅导。

b. 分别于 6 月 25 日及 6 月 28 日 07：30—08：30 及 16：30—17：30 举办四场次教育安全宣导。

c. 通过 RCA 分析，强化医疗团队人员在划刀前–暂停期的认知与行为。

d. 医疗人员职前训练及在职教育课程加入暂停期的概念。

e. 将异常案例做成教学教案，加强人员问题评估及处理能力，落实医疗团队间交接班作业。

③ 强化内、外部稽核作业。由品质管理中心、外科部、骨科部、眼科部、妇产部医师主管成立稽核小组，定期与不定期稽核。

④ 信息化界面协助医疗作业。手术部位电脑查核机制参见附图 3-2。

⑤ 通报 TPR（Taiwan patient safety reporting system）。

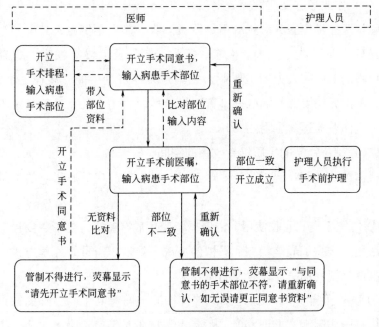

附图 3-2　手术部位电脑查核机制

附录四｜长庚医院医疗供应作业改善实例

本例参考长庚医院决策委员会原副主委庄逸洲先生撰写的文章，以长庚医院医疗供应作业改善实例介绍长庚医院流程改进。

一、检讨改善动机

长庚医院医疗供应作业是提供手术室、病房、门诊室及各检查室所有医疗处置（包括手术、护理作业及检查、治疗）所使用的敷料及器械包盘。医疗供应（CSR）虽属后勤供应部门，然其供应物品品质的良窳及作业效率直接影响第一线医疗部门的各项医疗处置作业品质，故长庚医院医疗供应服务的品质一直不断检讨改善，但还存在以下缺失。

（一）作业形态无法发挥效率

现状医疗供应服务作业从用后器械回收、制作至供应，其间需经历数次点交分类及清洗、烘干、检查、配盘、制作及消毒等程序，属流程冗长、烦琐的低层次人力加工作业，尤其是无经济规模的"多样、小批量"制作，不但无法发挥作业效率，管理复杂费时费力，且品质的稳定不易控制。供应作业流程参见附图 4-1。

（二）供应物品的品质仍有改善的空间

根据传统"回收使用"与"即弃式"材料对医疗品质影响的文献研究发现：

① 传统重复"回收使用"的器械，使用后有磨损、变形、变钝等现象而无法始终维持于最佳状态且器械的清洗、处理、消毒等处理方式已难满足标准愈趋提高的医疗作业及品质要求。

② 国外早自 1952 年起已察觉传统棉质包布有其不易弥补的缺点，并陆续由临床实际测试求证发现"即弃式"材质对伤口感染率仅为传统棉布质的 38.7％～42％。

（三）人力成本持续大幅成长

由附表 4-1 作业成本结构的变化可知，医疗供应服务最主要的成本为"人力"及"材料"成本，其中"人力"占总作业成本的比例由 1987 年的 13.0％成长至 1990 年的 26.8％，增加 13.8％，增加率为 106％；而"材料"占总作业成本的比例反由 1987 年的 58.0％降至 1990 年的 39.0％，减少 19.0％，减少率为 32.0％。而无任何证据显示，人力成本增加有助于作业品质的提升。

经由上述检讨，为达"有效促进作业效率、提升作业品质及控制成本"的目的，除加强人员训练外，可借投资更新的自动化硬件设备以获得改善；但以医院目前每月耗用的批量仍难达自动化生产的经济规模。因此，由外界医材原料供应商调整其结构，收集各医院用量，以投资自动化设备来专业生产、供应的模式反而较为可行。

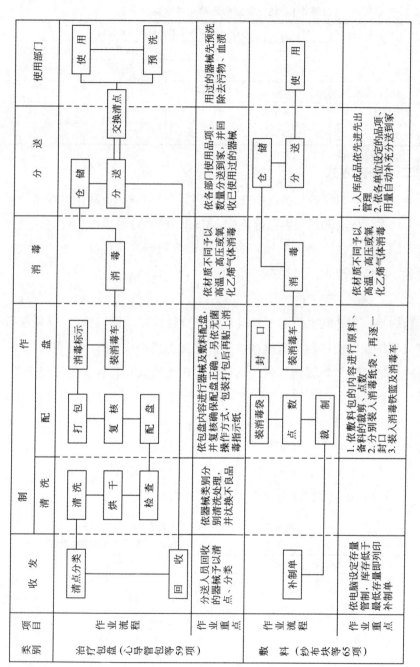

附图 4-1　CSR 治疗包盘制作供应流程图

项目 类别	收 发		制	清 洗	配	盘	消 毒	分 送		使用部门

（治疗包盘（心导管包等59项）行）

作业流程：清点分类 → 回收 → 清洗 → 烘干 → 检查 → 配盘 → 复核 → 打包 → 装消毒车 → 消毒标示 → 消毒 → 分送 → 仓储 → 交换清点 → 预洗 → 使用

作业重点：分送人员回收的器械子以清点、分类　依器械类别分别清洗处理，并汰换不良品　依包盘内容进行器械及敷料配盘，并复核确保配盘正确，另依无菌操作方式，包装打包后再贴上消毒指示纸　依材质不同子以高温、高压灭菌或环氧乙烯气体消毒　依各部门使用用品项、数量分送到家，并回收已使用过的器械　用过的器械先预洗除去污物、血渍

敷料（纱布块等65项）

作业流程：补制单 → 裁制 → 点数 → 装消毒袋 → 封口 → 装消毒车 → 消毒 → 分送 → 仓储 → 使用

作业重点：依电脑设定存量管制、库存低于最低存量即列印补制单　1. 依敷料包的内容进行裁剪、点数 2. 分别装入消毒纸袋、封口 3. 装入消毒铁篮及消毒车　依材质不同子以高温、高压灭菌或环氧乙烯气体消毒　1. 入库成品依先进先出管理 2. 依各单位设定的品项、用量自动补充分送到家

251

附表 4-1　医疗供应物品单元成本结构分析

区分 项目	医疗供应物品单元成本结构分析			
	1987 年	1990 年	结构差异	结构差异率
人力成本	13.0％	26.8％	＋13.8％	＋106.0％
材料成本	58.0％	39.0％	－19.0％	－32.0％
其他成本合计	29.0％	34.2％	＋5.2％	＋17.0％
成本总计	100.0％	100.0％	0.0％	0.0％

二、改善方式

为使医疗供应服务及品质能符合使用部门的需求并提高供应效率、控制作业成本，医院即召集各医疗部门、CSR、感染管制小组、资材课及行政等部门人员组成一个"专案改善小组"彻底执行"供应品"及"供应作业流程"的检讨改善。其改善过程说明如下。

（一）"供应品"的检讨改善

首先将目前"回收使用"材料，逐一检讨改采"即弃式"，并依每项医疗处置作业需使用的个别材料按处置别集中组合成单一"处置包"，然后逐一检讨每一"处置包"内个别材料的需要性及适用性，并通过合并、简化、取代及预先组合等处理，将各处置包整合以使其成为符合使用需求的最简化组合，进而设定品质标准、检验规范并进行成本分析后交专业制造商试制样品，再由"专案改善小组"评估检验品质，经确认符合标准后，即予引进纳入正常使用。有关作业流程，举例说明如下。

1. "处置包"检讨设定（范例请参见附表 4-2）。

附表 4-2　"处置包"检讨设定范例

材料编号：84-921-000012　　　　　　　　　　品名规格：即弃式脊椎造影检查包

改善前			改善后		
项次	品　名	数量	项次	品　名	数量
1	测压器	3PC	1	腰椎穿刺针♯20	1PC
2	腰椎穿刺针♯18	1PC	2	即弃式镊子	1PC
3	腰椎穿刺针♯20	1PC	3	纱布块 5cm×5cm	2PC
4	腰椎穿刺针♯22	1PC	4	小棉球	7PC
5	不锈钢杯	2PC	5	细菌培养管	1PC

续表

改善前			改善后		
项次	品 名	数量	项次	品 名	数量
6	无齿镊子 14.5cm	1PC	6	即弃式 PP 杯 60mL	1PC
7	治疗盘	1PC	7	即弃式 PP 置物盒	1PC
8	纱布块 5cm×5cm	2PC	8	即弃式洞巾 8cm	1PC
9	小棉球	13PC	9	即弃式治疗巾 127cm×177cm	1PC
10	细菌培养管	3PC	10	消毒纸袋	1PC
11	治疗巾 48cm×68cm 双层	1PC			
12	洞巾 10cm 双层	1PC			
13	治疗盘套 137cm×137cm 双层	1PC			
合计	13 项	31PC	合计	10 项	17PC

注：PC 即件数。

2. 建立供应品品质标准及检验规范

以"阻力线纱布块验收规范"（参见附表 4-3）为例，说明如下：所有材料验收规范均包括下列三大部分。

① 取样规定。规定取样负责部门，取样时间及用具，样品保管部门，样品保管期限，样本总数等。

② 取样方法。如随机抽样、分层抽样等。

③ 检验标准。每一检验项目下设定标准及每一检验项目检验的频率、负责检验的部门等。如外观、荧光、经纬纱数等，每批均需检验并由使用部门护理部负责检验；而水溶性物质、酸碱度等则必要时才检验并委托专业部门检验。

基于此材料验收规范，供应厂商才知道医院所要求的品质为何，而不容易有争议。在此明确的标准下易于挑选出最便宜的供应厂商，以最低的成本达到所设定的品质标准，而不是只买便宜的东西（若无明确的标准，即使付最贵的价格也不一定买到品质好的东西）。

3. 医疗供应品质管制制度

经上述改善后，使用部门于进行医疗处置时仅需开启一个处置包即可，既节省备料、人力与时间，且不致以往因需开启多项材料包而有更多机会对伤口造成感染。另厂商因有医院明确的品质标准及检验规范，故仅需

附表 4-3　阻力线纱布块验收规范表

材料名称	阻力线纱布块			编　号
				84-132-01

一、取样规定

主 办 部 门	供 应 课	会 同 者	承交厂商
时　　　间	卸 货 后	样 品 总 数	8 BX
用　　　具	样 品 袋	保 管 期 限	合格:20 天
保 管 部 门	供 应 课		不合格:结案为止

二、取样方法

顺　　　序
1. 每批进货为一检验批,随机抽取四箱,每箱抽取 2 BX 样品(交货量不足四箱时全数抽取)。
2. 每 BX 样品平分为两份装入样品袋中,密封后会同签封。
3. 样品一份送检验部门,一份存保管部门。

三、检验标准

检验项目	标　　准	检验频率	检验部门
外观	洁白无杂物,毛边向内折,不得露出;另至少有一根与纱布同长,且无脱落或中断的阻射纱	每　批	护理部
荧光检验	不得有荧光反应	每　批	护理部
经纬纱数	经纱:19 条以上,纬纱:15 条以上	每　批	护理部
纱布尺寸折叠层数	40cm×44cm 以上,16PLY	每　批	护理部
吸水力	30 秒以内吸水下沉	每　批	护理部
水溶性物质	0.25% 以下(炽灼残渣 0.075% ↓)	必要时	委托检验
酸碱度	不得呈现粉红色	必要时	委托检验
糊精或淀粉	不得呈现红色,紫色或蓝色	必要时	委托检验
炽灼残渣	0.15% 以下	必要时	委托检验
脂肪类物质	0.70% 以下	必要时	委托检验
醇溶性染色剂	不得呈现绿色或蓝色	必要时	委托检验
材质	42 S * 100%　COTTON	必要时	委托检验
X 线检验	经 X 线检验能明显反应	每　批	委托检验
阻射性含量鉴定	含硫酸钡($BaSO_4$)不得少于 55%	必要时	委托检验

四、检验方法

（1）外观

官感检查。

续表

（2）荧光检验

取检品在暗室的紫外线下照射，观察其显现的光色与强度。

（3）经纬纱数

取检品 4PC 摊开平铺，操作时不得用力张拉，每 PC 任择其中一处用"密度测定器"（DENSIMETER）量测其经纬线数。

（4）纱布用料尺寸及层数

取检品 4PC 逐一检查其折叠层数后将之摊开平铺，操作时不得用力张拉，以尺（精度 1mm）量测其长度与宽度。

（5）吸水力

取边长 90cm 检品，折成 10cm 的方块，将松开边用 60 号棉线轻轻联接；如为卷装者则用整卷或取 0.84m²，将其徐徐平放于 25°之平面上，则应于 30 秒钟内饱吸水分而沉降。

（6）水溶性浸出物中之炽灼残渣：

取检品 20g（±100mg），置于 500mL 水中煮沸 15 分钟，必要时可加适量沸水保持原容积，将水液经漏斗过滤，滤液收集于 100mL 容量瓶中，另将此浸湿之药用纱布置于漏斗上，用玻璃棒挤出所含之水，再用沸水洗涤 2 次，每次 250mL，每次洗涤后亦用玻璃棒挤出所含之水。洗液并入滤液中，放冷，加适量水，使全量成 1000mL，混合均匀。取上述溶液 400mL，置已知重量之蒸发皿中，于水锅上蒸干，再于 105℃ 干燥至恒重，残渣重量不得超过 20mg（0.25％），再移至于热至暗红色的电炉内炽灼至恒重，残渣重量不得超过 6mg（0.075％）。

（7）酸碱度

将上述剩余溶液分为三等份，每份 200mL。第一份加酚酞试液 3 滴，第二份加甲基橙试液 1 滴，两液则均不得现石竹红色。

（8）糊精或淀粉

将上述第三份之 200mL 水溶液中，加碘试液 1 滴，则不得现红色、紫黄色或蓝色。

（9）炽灼残渣

取检品 5g，精确称定。移至适量坩埚中，加稀硫酸湿润之，然后徐徐加热至炭化后，再强热炽灼之，则残渣不得超过原检品重之 0.15％。

（10）脂肪类物质

取检品（10±0.01）g 置索氏（SOXHLET）抽提器中，将抽提瓶预先精确称定重量，以醚为剂抽提 5 小时。调节抽提速率使醚液虹吸至抽提瓶的次数不少于每小时 4 次。抽提液中的醚液不得现极淡的蓝色、绿色或棕色。将抽提液蒸干。并于 105℃ 干燥至恒重，残留物重量不得超过 70mg（0.7％）。

（11）醇溶色染色剂

取检品 10g，填充于狭形渗滤器中，用醇缓缓抽提，使所收集的渗滤液达到 50mL。将渗滤液移置深度 20cm 的无色玻璃中，向下察视之，仅可现黄色，但不得带蓝色或绿色。

（12）材质

由检品抽取 24m 之棉纱，清除残留棉絮，在标准条件下（温度 21℃±1℃，相对湿度 65％±2％）4 小时以上后，以天平（准确度 0.1mg）量测其重量（G）后，依下列公式计算其棉纱支数。

$$棉纱支数 = \frac{14.173g}{G}$$

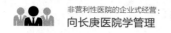

续表

> （13）X 线检验
>
> 取检品以 X 线照射观察其反应情形。
>
> （14）阻射线之鉴定
>
> 精确抽取本品相当于 $BaSO_4$ 阻射线部分（重量 $0.5\sim0.62g$）置已知重量的铂坩埚中灰化之放冷加入 Na_2CO_3 和 K_2CO_3 各 5g 混合均匀于 1000℃ 炽灼之维持此温度 15 分钟，放冷将残渣以水 150mL 移入 250mL 的烧杯中坩埚再用 6M 醋酸 2mL 洗涤液并入烧杯中置水中冷却，倾出上成层液，以滤纸过滤，尽量保留残渣于烧杯中，用 2g Na_2CO_3 洗涤至洗液不呈硫酸盐反应，弃去洗液，将盛残渣之烧杯置漏斗，漏斗上加 2M HCl 5mL 使洗液流入烧杯中再用水洗漏斗，使洗液流入烧杯中，然后加盐酸 5mL 使成 100mL，续加 40g 醋酸铵 10mL，10g 重铬酸钾溶液 25mL 及尿素 10g 后加盖置干燥箱中于 $80\sim85$℃ 加热 16 小时，趁热用 4 号漏砂过滤后用重铬酸钾溶液洗涤，最后用水 2mL 洗涤置 105℃ 干燥箱中示恒量称定，所得硫酸钡量乘以 0.9213 即为 $BaSO_4$ 之重量。

依标准制造、供应即可，不但可由原单项材料供应商直接加工制作"处置包"，免去单项材料转运次数及转售利润（20％）所增加的成本，且成本得以确保；此外，制作程序将各单项材料集中在一起组合成单一包，因而原各单项材料的包装，消毒等成本可不必重复发生，降低其制作成本。

总之，通过上述检讨改善，将供应品改采即弃式的组合"材料包"交由专业制造商制作供应，不但可提高服务品质、符合使用部门作业的便利性及简化材料管理部门管理作业，同时医院可降低成本、制造商可增加利润并提升产业层次。

（二）供应作业流程的检讨改善

长庚医院的医疗供应作业流程包含材料的开发引入、存量管制、采购、检验、付款、收料及自动补充等作业（参见附图 4-2）。这些作业均依已建立的标准交由电脑处理，尤其药品、材料、布类品等医疗供应库存管制作业，无任何人员的配置，全由电脑运作，所以医嘱输入电脑后，先是自动计价，后即接存量管制作业。存量管制作业包括自动补充、扣抵库存、计算请购点、计算经济订购量（EOQ）、计算订购至到货的前置期及交货期等，存货量降到请购点即自动列印请购单并详列所需的品名规格，长庚医院只有电脑知道什么时候该买什么东西。请购单列印后原是邮寄给

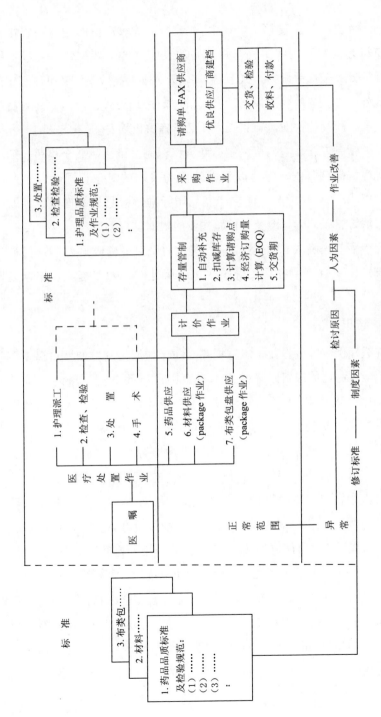

附图 4-2　长庚医院医疗供应品质管制度

供应厂商（优良厂商已建档于电脑中），经检讨改善后已改由电脑直接转成传真资料方式并利用线路符合较离峰的夜间（传送效率较高且成本较低）传送厂商，较原采邮寄方式节省2~3天，既提高效率，又可降低库存成本。此外，货款的给付采用自动汇入供应商账户方式，厂商不必派员前来领取货款，既简化作业、节省人力，又可确保货款安全。

在品质管制方面，应与相关制造商洽谈试制，确认品质合格后，纳入电脑"优良厂商档"内，作为以后电脑自动采购的对象；同时订立产品"品质标准"及"验收规范"详定产品品质标准，检验的取样规定、取样及检验方法等，以此为材料交货检验作业的依据。

如此于事前先确认"优良厂商"，交货后又以"验收规范"进行检验的作业方式，不但使供应品质得以双重确保且作业效率提高、库存成本降低。

三、结果

医院医疗供应服务作业，本着提高品质，增加使用方便性，提高作业效率及消除不必要的浪费以降低成本等原则进行改善后，全院供应品项目124项中，除其中31项器械包因用量较少且尚无"即弃式"用品可供替代，维持由医院自行制作、处理、供应外；其余93项都改采"即弃式"用品，并由厂商制作、供应。通过上述检讨改善完成并试行近一年来，初步结果：就使用部门而言已可完全适应，不但医疗品质及作业效率提升且人力精简，成本降低；就医疗供应服务部门而言由于供应项目由124项减为31项减少93项（−75％）。故不论在人力、供应成本、作业空间、设备等各方面都有大幅的节省。其中用人方面因业务大量简化，原"课"的组织机能已不存在，经检讨后予以废除，原负责全科庶务管理的间接人员4人（含课长、书记、领班、主办）亦全部精简，原管理功能则通过简化后由直接工作人员运作；而工作量亦因由25908当量减为9600当量，减少16308当量（−62.9％），故直接工作人员由37人减为13人，合计人员（含直、间接）由41人减为13人，精简28人（−63.4％），人员精简详见附表4-4。

附表 4-4　医疗供应服务作业改善前、后人员配置比较表

院区 职称	改善前 间接人员				改善前 直接人员 制作人员		改善前 直接人员 消毒分送员		合计(A)	改善后 间接人员				改善后 直接人员 制作人员		改善后 直接人员 消毒分送员		合计(B)	精简量 人数(C)	精简量 %(C)/(A)%
	课长	书记	领班	主办	包盘	敷料	消毒	分送		课长	书记	领班	主办	包盘	敷料	消毒	分送			
林口	1	1	1	—	*6	*6	*3	4	22	—	—	—	—	5				*5	17	77.3%
台北	—	—	—	—	3				3	—	—	—	—	1				1	2	66.7%
基隆	—	—	—	—	4				4	—	—	—	—	3				3	1	25.0%
高雄	—	—	—	1	7			4	12	—	—	—	—	4				*4	8	66.7%
合计	1	1	1	1	37				41					13				13	28	68.3%

注：1. * 表示含基层主管。

2. 改善后保留之人力主要为基层之包盘、消毒及分送人员。

改善前、后空间需求由 586 坪（供分送作业周转及部分消毒作业）减少 400 坪（−68.3%），参见附表 4-5。

附表 4-5　医疗公用服务作业改善前、后空间需求比较表　单位：坪

院区	项目　区分	改善前	改善后	差异	备注
台北林口基隆	制作	231	70	178	
	分送准备	17			
	消毒	53	53	0	主要是消毒或布品用
	合计	301	123	178	
高雄	制作	243	36	222	
	分送准备	15			
	消毒	27	27	0	主要是消毒或布品用
	合计	285	63	222	
总计		586	186	400	

各"处置包"的材料项目通过合并、简化及预先组合同时由专业制造商直接制作供应，免除层层剥削；经此改善后，每月全院总材料成本由 646 万元新台币降为 421 万元新台币，降低 225 万元新台币（−34.8%）。另制作的设备也已报损而待汰旧换新的部分，因无需再投资购置，共计节省 229 万元新台币。有关各项改善效益汇总如附表 4-6。

附表 4-6　医疗供应服务作业改善效益汇总表

期别 项目	改善前 1991 年 6 月（A）	改善后 1992 年 6 月（B）	差异 （A）－（B）＝（C）	百分比 （C）/（A）×100%	备注
用人/人	41	13	28	68.3%	
空间/坪	586	186	400	68.3%	
材料/千元新台币	6461	4212	2249	34.8%	
设备/千元新台币	2287	0	2287	100%	不需要投资

鸣　谢

在"两岸清华自主科研计划基金"（2011Z23150）的资助下，本书选择长庚医院作为单一案例，采用史实追踪与实地访谈、理论探索加实务总结等方法，全面剖析了台湾长庚纪念医院经营管理模式的全部内容，总结了其经营绩效在近40年的成长历程中久盛不坠的成功经验。

本书作者多次往返海峡两岸，得到了台塑集团和长庚医院等单位的各级主管、专家学者的大力支持和帮助。他们出色的技术能力、管理水平和人格魅力给作者留下了终生难忘的记忆和印象。他们把崇高的"以病患为中心"的理想与实际的管理工具结合起来，使至少几百万台湾百姓接受了精细周到的医疗照顾。

本书作者真诚感谢长庚决策委员会前主委吴德朗医师、长庚决策委员会主委陈昱瑞医师、林口总院前院长陈敏夫医师、林口总院院长翁文能医师、长庚大学医学院前院长魏福全医师、高雄分院院长陈肇隆医师、基隆分院院长程文俊医师、桃园分院院长黄美涓医师、嘉义分院前院长王正义医师。他们都是世界级医疗专家，其伟大人格、精湛医术和办院理念均让本书作者时刻铭记于心！

本书作者要特别感谢长庚纪念医院行政中心主任龚文华教授、行政中心黄铭隆执行长、行政中心杨丽珠副主任、经营管理总组徐复春组长、人力资源发展部钟惠如组长、医务管理部潘延健组长、资讯管理部陈世哲组长、北京清华长庚医院蔡连福执行长、长庚养生文化村李陈青渊主任、倪同芳高专，以及郭德望、薛证蓬、朱永立、刘炳志、吴玳琳、叶贵丽、邱俊杰等众多行政中心高专、专员。本书作者钦佩他们的伟大人格和刻苦耐劳，惊叹他们对长庚医院管理，乃至整个台湾医院管理所做出的巨大贡献！他们不仅为作者耐心讲解创办人王永庆先生的经营理念、管理思想和实践经验，同时也在作者访台期间给予了无微不至的生活关照！

本书作者要感谢明志科技大学校长刘祖华教授、长庚大学校长包家驹教授，他们不仅是教育家，同时也是教育管理专家，剑及履及"勤劳朴实"的教育理念，数次屈尊与本书作者促膝长谈，给作者留下了刻骨铭心的记忆和印象！

本书的出版得到了出版社各位领导和专家的具体指导和大力帮助，感谢杨晔教授、祝勇梅教授及相关编辑所付出的辛勤劳动。本书作者当然还要感谢本书所参考与引证其文献和资料的所有专家和学者。

本书仅是有关长庚医院经营管理领域的第一阶段成果，相关更为深入和广泛的研究工作仍在进行之中。由于能力有限，本书必然会有不少缺陷和缺点，恳请各位读者老师和专家批评指正。